小児の細菌感染症

東京慈恵会医科大学附属柏病院
院長 久保 政勝 編著

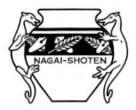

永井書店

編　集

久保　政勝　　東京慈恵会医科大学附属柏病院（小児科）　院長

執筆者（執筆順）

岩田　　敏　　国立病院東京医療センター小児科

黒崎　知道　　千葉市立海浜病院小児科

城　　宏輔　　埼玉県立小児医療センター　副院長

鈴木　　仁　　福島県立医科大学医学部小児科学教室　教授

久保　政勝　　東京慈恵会医科大学附属柏病院（小児科）　院長

佐々木りか子　国立小児病院皮膚科　医長

藤田　晃三　　札幌市衛生研究所　所長

武井　修治　　鹿児島大学医学部小児科学教室　講師

高松　　勇　　大阪府立羽曳野病院アレルギー小児科

豊島協一郎　　とよしま小児科（前：大阪府立羽曳野病院アレルギー小児科）

中野　貴司　　国立療養所三重病院小児科

神谷　　齊　　国立療養所三重病院小児科

山下　直哉　　前：慶應義塾大学医学部小児科　助教授

松原　知代　　山口大学医学部小児科学教室　講師

藤村　智之　　山口大学医学部小児科学教室

古川　　漸　　山口大学医学部小児科学教室　教授

玉置　尚司　　東京慈恵会医科大学附属柏病院小児科

豊永　義清　　山梨赤十字病院小児科

序文

　1996年夏の腸管出血性大腸菌O-157による大規模な集団発生は，感染症に対する考え方を国家の危機管理の面からも認識させるような出来事になった．一時期，先進国では抗菌剤の発達により感染症は解決済み，という感があったが，1973年以後にレジオネラ肺炎，TSS, AIDS, 腎症候出血熱，O-157などの新たな感染症も発見され，1990年代初めよりWHOは，新たな感染症の問題を提起して新興，再興感染症という概念を導入し精力的に取り組み始めた．

　一方，わが国では明治30年に制定された伝染病予防法の下で感染症の対策，予防が管理されていたが，平成11年に「感染症の予防及び感染症の患者に対する医療に関する法律」（感染症新法）として100年ぶりに制定され，わが国の感染症対策が21世紀に向けて新たな歩みを始めることになった．

　このような状況下でこの度，「今日の治療シリーズ」で小児の細菌感染症のお話を頂いたことは実に時を得た企画と考え，浅学非才を省みず，編集を引き受けた次第である．

　従来の感染症の単行本では，化学療法や起炎菌別抗菌療法を主体とした企画が多く見受けられた．細菌感染症の診断は臓器別には比較的可能だが，起炎菌はなかなか同定できないことがあるので今回は現在の臨床の場に合った分け方を行い，それぞれの専門分野の先生方に執筆をお願いした．また最近ではいろいろなタイプの多剤耐性菌の出現もあるが，抗菌剤の進歩により殺菌することが可能となりつつある．そしてそのとき遊離される毒素や細胞壁成分は生体に過剰な炎症反応を起こさせ，多臓器に障害を残したり，重症化の要因にもなっている．またO-157の集団発生時にみられたごとく，感染症の対策は院内感染対策上はもちろん，国家危機管理上でも大変重要であることを鑑み，細菌感染症を引き金とする免疫反応の異常と防御対策の項目を加えさせて頂いた．

　本書が小児科診療の現場では研修医や勤務医，あるいは開業医の先生方，さらに医学生にも役に立って頂ければ編者として望外の喜びである．

　本書の完成にあたり，多くの小児科医並びに皮膚科の先生方にご協力頂いた．ここに厚く御礼申し上げるとともに，企画から完成までの長い間，辛抱強く，そして力強く激励して頂いた永井書店の柳澤則雄氏に心から御礼申し上げる．

2000年6月

久　保　政　勝

目　　次

第Ⅰ章　敗血症・感染性心内膜炎　………………………………岩田　　敏…1
1．敗　血　症…1
1) 疾患の概念および定義…1
2) 病　態　生　理…3
3) 原　因　菌…4
4) 臨　床　症　状…6
5) 診断と検査…6
　(1) 原因菌の検出…6
　(2) 補　助　診　断…7
6) 治　　　療…7
　(1) 原発感染病巣の処置…7
　(2) 抗菌薬による化学療法…7
　(3) 補　助　療　法…8
7) 予　　　防…9

2．感染性心内膜炎…10
1) 疾患の概念…10
2) 病　態　生　理…10
3) 原　因　菌…11
4) 臨　床　症　状…11
5) 診断と検査…12
6) 治　　　療…12
　(1) 抗菌薬による化学療法…12
　(2) 外科的治療…12
7) 予　　　防…14

第Ⅱ章　呼吸器系細菌感染症　………………………………黒崎　知道…17
1) 咽　頭　炎…17
　(1) 概念・定義…17
　(2) 病　　　因…17
　(3) 病態・症候…17
　(4) 診断と鑑別診断…17
　(5) 治　　　療…18
　(6) 予　　　後…19
2) クループ症候群(咽頭蓋炎，細菌性気管炎)…19
　(1) 急性喉頭蓋炎…20
　(2) 細菌性気管炎…22
3) 気　管　支　炎…24
　(1) 概念・定義…24
　(2) 病　　　因…24
　(3) 病　　　態(症候)…24
　(4) 診断と鑑別診断…25
　(5) 治　　　療…25
　(6) 予　　　後…26
4) 肺　　　炎…27
　(1) 概念・定義…27

　　　　(2) 病　　因…27
　　　　(3) 病態・症候…29
　　　　(4) 診断と鑑別診断…29
　　　　(5) 治　　療…30
　　　　(6) 予　　後…33
　　5） 中耳炎・副鼻腔炎…34
　　　　(1) 中　耳　炎…34
　　　　(2) 副 鼻 腔 炎…35

第III章　消化器細菌感染症　……………………………………………城　　　宏　輔… 39

　1．細菌性胃腸炎…40
　　1） 下痢原性大腸菌…40
　　　　(1) 腸管病原性大腸菌（EPEC）…40
　　　　(2) 腸管毒素原性大腸菌（ETEC）…41
　　　　(3) 腸管細胞侵入性大腸菌（EIEC）…42
　　　　(4) 腸管出血性大腸菌（EHEC）…43
　　　　(5) 腸管凝集性大腸菌（EAggEC）…44
　　2） 細菌性赤痢…45
　　3） サルモネラ腸菌…47
　　4） カンピロバクター腸炎…48
　　5） エルシニア腸炎…49
　　6） ビブリオ腸炎…50
　　7） Clostridium difficile による腸炎…51
　　8） 黄色ブドウ球菌性胃腸炎…52
　　9） その他の細菌性腸炎…53
　　　　(1) セレウス菌食中毒…53
　　　　(2) ウェルシュ菌食中毒…53
　2．Helicobacter pylori と胃炎，消化性潰瘍…54
　3．ボツリヌス症…55
　4．肝・胆道感染症…56
　　1） 胆管炎，胆嚢炎…56
　　2） 肝　膿　瘍…57

第IV章　泌尿器細菌感染症　………………………………………………鈴　木　　　仁… 59

　　1） 概　　論…59
　　2） 臨床症状からみた診断の進め方…59
　　3） 細菌尿をきたす疾患…60
　　　　(1) 膀　胱　炎…60
　　　　(2) 膀胱尿管逆流現象…60
　　　　(3) 腎 盂 腎 炎…61
　　　　(4) 水腎症，尿管水腫…61
　　4） 検査の進め方とその意義…61
　　　　(1) 採尿法と検体保存法…61
　　　　(2) 検　　尿…62
　　　　(3) 起　因　菌…63
　　　　(4) 病巣の部位診断…63
　　　　(5) 特 殊 検 査…64
　　5） 経過観察中にチェックすべき検査項目…64
　　　　(1) 尿　検　査…64
　　　　(2) 尿所見の悪化をみた場合…65
　　　　(3) 血 液 検 査…65

　　　　(4) その他の検査…65
　6) 治　療　方　針…66
　　　　(1) 一　般　療　法…66
　　　　(2) 化　学　療　法…66
　　　　(3) 再燃，再発に対する治療…66
　　　　(4) 予　防　投　薬…67
　　　　(5) 治療中止の時期…67
　　　　(6) 患児と親に対する指導事項…68
　　　　(7) 学校への働きかけ…68
　7) 予　　　　　　後…69

第Ⅴ章　神経系細菌感染症－細菌性髄膜炎－　　　　　　　　　　　久保　政勝…71

　1) 定義・概念…71
　2) 疫　　　　学…71
　　　　(1) 化膿性髄膜炎の頻度と起炎菌…71
　　　　(2) 新生児期の起炎菌…73
　3) 病　　　　理…74
　4) 発　症　機　序…75
　　　　(1) 細菌の髄腔内に侵入する機序（感染の成立機序）…75
　　　　(2) 発症の病態…76
　　　　(3) 宿主側の要因…77
　5) 臨　床　症　状…78
　6) 診　　　　断…78
　7) 合　　併　　症…81
　8) 治　　　　療…82
　　　　(1) 抗菌剤の選択…82
　　　　(2) 効果判定と抗菌剤投与期間…85
　　　　(3) 対　症　療　法…85
　9) 予　　　　防…86
　10) 後遺症と予後…87

第Ⅵ章　伝染性膿痂疹　　　　　　　　　　　　　　　　　　　　佐々木りか子…91

　1) 黄色ブドウ球菌による伝染性膿痂疹…91
　　　　(1) 原　　　　因…91
　　　　(2) 好　発　年　齢…91
　　　　(3) 好　発　時　期…91
　　　　(4) 症　　　　状…91
　　　　(5) 診　　　　断…91
　　　　(6) 鑑　別　診　断…92
　　　　(7) 治療と生活指導…92
　　　　(8) 処　方　例…92
　2) A群β溶血連鎖球菌による伝染性膿痂疹…92
　　　　(1) 原　　　　因…92
　　　　(2) 頻　　　　度…92
　　　　(3) 症　　　　状…93
　　　　(4) 診　　　　断…93
　　　　(5) 鑑　別　診　断…93
　　　　(6) 治療と生活指導…93
　　　　(7) 処　方　例…93
　3) Blistering distal dactylitis…93
　　　　(1) 原　　　　因…93

(2) 頻　　　度…93
　　　(3) 症　　　状…93
　　　(4) 診　　　断…94
　　　(5) 鑑 別 診 断…94
　　　(6) 治　　　療…94
　　　(7) 処　方　例…94
　4） ブドウ球菌性熱傷様皮膚症候群；Ritter 新生児剝脱性皮膚炎；ブドウ球菌性中毒性皮膚壊死剝離症…94
　　　(1) 原　　　因…94
　　　(2) 頻　　　度…94
　　　(3) 症　　　状…94
　　　(4) 診　　　断…95
　　　(5) 鑑 別 診 断…95
　　　(6) 治療と生活指導…95
　　　(7) 処　方　例…95
　5） 毛　包　炎…95
　　　(1) 原　　　因…95
　　　(2) 頻　　　度…95
　　　(3) 症　　　状…96
　　　(4) 診　　　断…96
　　　(5) 鑑 別 診 断…96
　　　(6) 治療と生活指導…96
　　　(7) 処　方　例…96
　6） 癤，癤腫症…96
　　　(1) 原　　　因…96
　　　(2) 頻　　　度…96
　　　(3) 症　　　状…97
　　　(4) 診　　　断…97
　　　(5) 鑑 別 診 断…97
　　　(6) 治　　　療…97
　　　(7) 処　方　例…97
　7） 多発性汗腺膿瘍…97
　　　(1) 原　　　因…97
　　　(2) 頻　　　度…97
　　　(3) 症　　　状…97
　　　(4) 診　　　断…98
　　　(5) 鑑 別 診 断…98
　　　(6) 治療と生活指導…99
　　　(7) 処　方　例…99
　8） トキシックショック症候群…99
　　　(1) 原　　　因…99
　　　(2) 頻　　　度…99
　　　(3) 症状および診断基準…99
　　　(4) 鑑 別 診 断…100
　　　(5) 治　　　療…100
　　　(6) 処　方　例…100
　9） 皮膚非定型抗酸菌症…100
　　　(1) 原　　　因…100
　　　(2) 頻　　　度…100
　　　(3) 症　　　状…100
　　　(4) 診　　　断…100

　　　　(5) 鑑 別 診 断…100
　　　　(6) 治　　　療…100
　　　　(7) 処　方　例…101
　　10) ラ イ ム 病…101
　　　　(1) 原　　　因…101
　　　　(2) 頻　　　度…101
　　　　(3) 症　　　状…101
　　　　(4) 診　　　断…101
　　　　(5) 鑑 別 診 断…101
　　　　(6) 治　　　療…101
　　　　(7) 処　方　例…102
　　11) 猫ひっかき病…102
　　　　(1) 原　　　因…102
　　　　(2) 頻　　　度…102
　　　　(3) 症　　　状…102
　　　　(4) 診　　　断…102
　　　　(5) 鑑 別 診 断…102
　　　　(6) 治　　　療…102
　　　　(7) 処　方　例…102

第VII章　骨関節感染症　………………………………………藤田　晃三…103
　　1) 疾患の本態…103
　　　　(1) 骨髄炎の原因…103
　　　　(2) 関節炎の病因…104
　　　　(3) 起　炎　菌…104
　　2) 臨床症状，経過，および合併症…105
　　　　(1) 臨 床 症 状…105
　　　　(2) 経　　　過…105
　　　　(3) 合　併　症…105
　　3) 診断のポイント…106
　　　　(1) 臨 床 検 査…106
　　　　(2) 画 像 診 断…106
　　4) 治　　　療…107
　　　　(1) 化 学 療 法…107
　　　　(2) 外科的療法…110
　　5) 予　　　後…111

第VIII章　伝染性疾患　…………………………………………武井　修治…113
　1．溶レン菌感染症…113
　　1) 感 染 病 態…113
　　2) 臨 床 症 状…113
　　　　(1) 急性咽頭炎・急性扁桃炎…113
　　　　(2) 猩　紅　熱…114
　　　　(3) 皮膚感染症…114
　　　　(4) 全身性Ａ群レンサ球菌感染症…114
　　3) 診　　　断…114
　　　　(1) 細 菌 培 養…115
　　　　(2) Ａ型レンサ球菌迅速診断法…115
　　　　(3) 血清学的診断…115
　　4) 鑑 別 診 断…116
　　5) 治　　　療…116

        6）予　　　　防…117
        7）非化膿性続発症…118
　2．百　日　咳…118
        1）感 染 病 態…118
        2）臨 床 症 状…118
            (1) カ タ ル 期(1～2週)…118
            (2) 痙　咳　期(2～4週)…119
            (3) 回　復　期(1～2週)…119
        3）診　　　　断…119
        4）鑑 別 診 断…120
        5）治　　　　療…120
            (1) 入院の適応と重症度判定…120
            (2) 一 般 療 法…120
            (3) 薬 物 療 法…120
        6）予後と予防対策…121
　3．ジフテリア…122
        1）疫学と感染病態…122
        2）臨 床 症 状…122
            (1) 鼻ジフテリア…122
            (2) 咽頭ジフテリア…122
            (3) 喉頭ジフテリア…123
            (4) 皮膚ジフテリア…123
            (5) 外毒素による合併症…123
        3）診　　　　断…123
        4）治　　　　療…123
            (1) 抗毒素血清療法…124
            (2) 抗生剤療法…124
            (3) その他の治療…124
        5）予　　　　後…125
　4．破　傷　風…125
        1）感 染 病 態…125
        2）症　　　　状…125
            (1) 全身型破傷風…125
            (2) 新生児破傷風…126
            (3) 局在型破傷風…126
        3）診　　　　断…126
        4）治　　　　療…127
            (1) 破傷風ヒト免疫血清グロブリン…127
            (2) 抗　生　剤…127
            (3) 鎮静・抗痙攣剤…127
            (4) 呼吸管理および筋弛緩剤…127
            (5) 一 般 看 護…127
        5）予　　　　後…127
        6）予　　　　防…128

第IX章　慢性感染症

　1．結　　　　核………………………………………………………高松　勇…131
        1）結核症の進展，病型…131
        2）小児結核の特徴…132
        3）小児結核の診断…133
            (1) 感　　　　染…133

        (2) 発　　病…133
        (3) 個体の抵抗性…133
    4) 小児肺結核の短期治療…135
    5) 結核性髄膜炎の治療…137
    6) 小児結核の治療施設…138
    7) 化 学 予 防…139
  2. 非定型抗酸菌症（非結核性抗酸菌症）……………………………………豊島　協一郎…141
    1) 一般的知識…141
    2) 診　　断…142
        (1) 臨 床 症 状…142
        (2) 細菌学的診断…145
    3) 治　　療…146
        (1) 外科的治療…146
        (2) 化 学 療 法…146
    4) 関 連 知 識…147
        (1) 乳児 BCG 接種との関係…147
        (2) 結核予防法との関係…148

第 X 章　特殊病態下での細菌感染症
  1. 悪性腫瘍ならびに免疫不全症候群に伴う感染症 …………中野　貴司／神谷　齊…151
    1) 小児における免疫不全症候群…151
        (1) 免疫不全症候群の分類…151
        (2) 免疫不全症候群と細菌感染症…152
    2) 悪性腫瘍，血液疾患による続発性免疫不全症…152
        (1) 免疫不全状態をきたす理由…152
        (2) 細菌感染症の診断…154
        (3) 細菌感染症の治療…155
        (4) 細菌感染症の予防…157
    3) 重症アトピー性皮膚炎における易感染性…158
  2. 新生児感染症……………………………………………………………………山下　直哉…161
    1) 新生児期細菌感染の特徴…161
    2) 新生児敗血症…163
        (1) 敗血症の危険因子…164
        (2) 敗血症の症状…164
        (3) 検　　査…165
        (4) 治　　療…166

第 XI 章　細菌感染症を引き金とする免疫異常反応とその対策
  ………………………………………………松原　知代／藤村　智之／古川　漸…169
    1) 敗血症と SIRS…169
        (1) 定　　義…169
        (2) 敗血症および SIRS の病態…172
        (3) 対　　策…175
    2) スーパー抗原…177

第 XII 章　細菌感染症の防御対策と効果的な殺菌法と消毒法の実際
  ………………………………………………………………久保　政勝／玉置　尚司…183
    1) 病原体対策…186
        (1) 感染源の発見…186
        (2) 消　　毒…186
    2) 感染経路対策…190

　　　　（1）感染経路…190
　　　　（2）HICPAC 感染防止対策…191
　　　　（3）空気，飛沫，接触予防策の経験的使用…194
　　　　（4）免疫不全患者…194
　　　　（5）勧　　告…195
　　3）宿主の感受性…199
　　　　（1）活動免疫…199
　　　　（2）受動免疫…200
　　　　（3）化学予防…200
　　4）院内感染によるアウトブレイクを警戒すべき病原微生物…201
　　　　（1）グラム陽性菌…201
　　　　（2）腸内細菌…201
　　　　（3）緑膿菌…201
　　　　（4）非発酵菌…201
　　　　（5）クロストリジウム・ディフィシル…202
　　　　（6）レジオネラ…202
　　　　（7）結核菌…202
　　　　（8）すべての腸管感染症，食中毒の原因微生物…202

第 XIII 章　抗菌剤の使い方－選択から使用まで－　………………豊永　義清…205
　　1）抗菌薬の種類と特徴…205
　　2）汎用されている主な抗菌薬と主な起炎菌に対する抗菌力…211
　　3）抗菌薬の適応…218
　　　　（1）経口剤…218
　　　　（2）注射薬…223
　　4）抗菌剤の併用療法…228
　　5）抗菌薬の投与方法…231
　　6）抗菌薬選択のポイント…232

　　索　　引…237

I

敗血症・感染性心内膜炎

 1. 敗 血 症

はじめに

　敗血症は，抗菌化学療法の進歩した今日においても，化膿性髄膜炎と並んで難治性かつ予後不良の重症疾患である．とくに最近は，医学の進歩により以前は救命することができなかった超低出生体重児，悪性腫瘍，重度の外傷などの重症患者が救命できるようになった結果，免疫能の低下した immunocompromised host を治療する機会が増えたが，こうした患者においては，通常では病原性を持たない弱毒菌や院内由来の耐性菌が原因菌となり得るため，重篤で難治化しやすいうえに多彩な病態を呈し，多くの細菌学的ならびに臨床的問題を生じている．小児においては上記の問題点の他，肺炎球菌，インフルエンザ菌，サルモネラ菌など小児に多い原因菌がある点，年齢により原因菌の頻度が異なる点などの問題点があるため，成人とはまた違った多様性を有している．

1）疾患の概念および定義[1)~3)]

　従来より，菌血症（bacteremia）は単に血液中の細菌の存在を意味し，敗血症（sepsis, septicemia）は体内の感染巣から細菌および細菌の産生する毒素が血液中に侵入したことによる全身性の重篤な症状を伴った症候群と定義されてきた．

　しかしながら，近年のサイトカインに関する研究の進歩により，敗血症の発症や種々の病態の発現に各種の炎症性メディエーターの関与していることが明らかにされ，感染症以外の同様の病態を示す疾患も含めたかたちの全身性炎症反応症候群（systemic inflammatory response syndrome：SIRS）という新しい概念が

提唱されている．この概念は，1991年に開催されたアメリカ胸部疾患医学会（American College of Chest Physicians：ACCP）とアメリカ集中治療医学会（Society of Critical Care of Medicine：SCCM）の合同カンファレンスにおいてはじめて提唱された[2)3)]．それによると，SIRSは感染，外傷，熱傷，膵炎などの侵襲により免疫担当細胞や炎症細胞などで産生されたサイトカインによって惹起される全身性炎症反応と定義されており，SIRSの症例では経過中にショック，DIC，ARDS，多臓器不全（multiple organ dysfunction syndrome：MODS）を合併する頻度が高い．敗血症は感染によって起きたSIRSのことで，必ずしも菌血症が証明される必要はないとされている．この新しい概念の特徴は，臨床徴候を重視している点にあり，救急医療や集中治療の現場において，重症化する症例の早期発見，早期治療，治療効果判定などに有用である．SIRSと敗血症の関係，診断基準を図1および表1に示した．

小児科では，SIRSの定義に用いられている体温，脈拍，呼吸数，白血球数の各項目の正常値が成人とは大きく異なるため，この定義をそのまま当てはめること

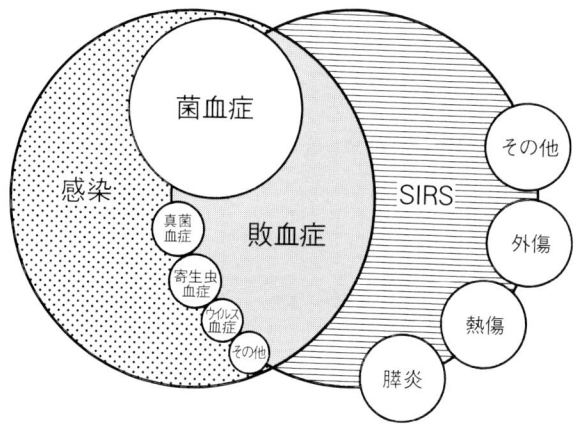

図1 全身性炎症反応症候群（SIRS）および敗血症の定義
Members of the American College of Chest Physician/Society of Critical Care Medicine consensus conference committee, 1992[2)]; The ACCP /SOCM consensus conference committee, 1992[3)]

表1 全身性炎症反応症候群（SIRS）および敗血症の定義

全身性炎症反応症候群（SIRS）	：種々の重篤な臨床上の障害に対する全身性の炎症反応で，以下の2項目以上を満足するもの 　1）体温　　　36℃以下または38℃以上 　2）脈拍　　　90/分以上 　3）呼吸数　　20/分以上またはPaCO$_2$32mmHg以下 　4）白血球数　12,000/mm^{3}以上または4,000/mm^{3}以下またはimmature cellが10％以上
敗血症（sepsis）	：感染によって起きたSIRS
菌血症（bacteremia）	：血液中に細菌が存在している状態
感染（infection）	：正常細菌叢内または微生物の存在しない組織に侵入した病原微生物により引き起こされる現象

(Members of the American College of Chest Physician/Society of Critical Care Medicine consensus conference committee, 1992[2)]; The ACCP /SOCM consensus conference committee, 1992[3)]より引用，改変)

はできないが，重症感染の際に体内で起きていることに成人と小児の間で極端に大きな違いはないはずであり，理論的には小児に対しても導入可能な概念であると考えられる．

2）病態生理

　成人領域においては，敗血症は血液疾患，悪性腫瘍，胆嚢炎，腎盂腎炎，血管内や尿路へのカテーテル留置，高齢者などの基礎疾患を持つ症例に発症する場合がほとんどである．小児科領域においても成人と同様に，各種基礎疾患はリスクファクターとなり得るが，新生児・乳児を中心に基礎疾患のない症例も多いことが特徴である．

　敗血症の原因となる細菌は，細菌の感染により生じた感染病巣や，粘膜，皮膚に形成されている常在細菌叢のなかから血中に侵入すると考えられている．

　感染病巣では大量に細菌が増殖した結果，血管系，リンパ系を介して流血中に細菌が侵入し，菌血症，敗血症を引き起こす．流血中に細菌が侵入しても，通常は食細胞や網内系などの感染防御機構の働きで細菌が補捉されてしまい，敗血症を発症することはないが，感染防御能が低下していたり，生体の処理能力を超える大量の細菌が侵入したような場合には，敗血症を発症する．

　一方，常在細菌叢は，皮膚や粘膜などの生体が外界と接する部分に形成され，通常は体外からの病原微生物の侵入・増殖を防いだりするなど，生体の感染防御や生理機能の維持に役立っているが，感染防御能の低下した状態や，常在細菌叢のバランスが崩れて異常な細菌叢が形成されたような場合には，常在細菌叢を構成する細菌が血中に侵入し，敗血症を発症する．常在細菌叢の未発達な新生児期には，皮膚や粘膜に純培養状に異常な細菌叢が形成され，そこから細菌が侵入して敗血症を起こすことも珍しくない．図2に示した症例[4]は，在胎26週，出生体

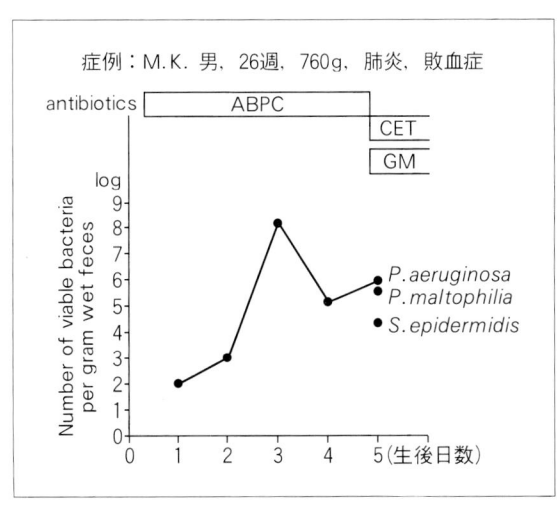

図2　腸内細胞菌叢が形成されない新生児の重症感染症

（堀田昌宏，1983[4]）

重760gの超低出生体重児で，気管内挿管による呼吸管理，臍動脈カテーテルの留置，アンピシリンの静脈内投与を行っていた．順調に経過していたが，日齢5に緑膿菌による肺炎，敗血症を併発して死亡した．糞便からは日齢1から緑膿菌がほぼ純培養状に検出されており，この症例では新生児で腸内細菌叢が形成されていないところへ緑膿菌が定着し，抗菌薬の投与も誘因となって腸管内で異常増殖した結果，全身感染症に発展したものと考えられる．

こうして発症した敗血症においては，前項で触れたように，細菌感染による侵襲により単球，マクロファージが活性化された結果，炎症性サイトカインが産生され，そのサイトカインによって誘導される，腫瘍壊死因子（tumor necrosis factor：TNF）やインターロイキン-1（interleukin-1：IL-1）をはじめとするサイトカイン，スーパーオキサイド，プロスタグランジン，好中球エラスターゼなどの炎症性メディエーターによってショック，血管内皮細胞の障害，DIC，臓器障害などが引き起こされる．

3）原　因　菌（表2，3）

本邦における小児敗血症に関する広範な調査は，1980～1984年に藤井ら[5)6)]によって行われているが，その調査成績によると，グラム陽性菌が45.7％，グラム陰性菌が50.9％とグラム陰性菌が若干多く，その他嫌気性菌が1.4％，真菌が1.9％であった．グラム陽性菌のなかでは黄色ブドウ球菌が最も多く17.6％，続いて肺炎球菌7.9％，表皮ブドウ球菌5.6％，B群溶血性レンサ球菌群4.4％の順であった．グラム陰性菌では大腸菌が最も多く16.8％，続いてインフルエンザ菌7.4％，緑膿菌6.7％，クレブシエラ5.8％の順であった．またわが国においては，グラム陽性短桿菌のリステリアが，頻度は少ないが新生児やimmunocompromised host以外の症例においても一定の割合で認められているのが特徴である．最近の報告[7)8)]においても，主要な原因菌の種類に大きな違いはないが，グラム陽性菌では肺炎球菌，グラム陰性菌ではアシネトバクター，エンテロバクターなどの分離頻度が高くなる傾向が認められている．

小児の敗血症では，頻度の高い原因菌の種類が年齢により異なっているのが特徴であるが，これらの菌種を年齢群別に見てみると，新生児期には，グラム陽性菌ではB群溶血性レンサ球菌とブドウ球菌が，グラム陰性菌では大腸菌，クレブシエラ，エンテロバクターなどの腸内細菌，および緑膿菌，アシネトバクターなどのブドウ糖非発酵グラム陰性桿菌が多く，乳幼児期には，グラム陽性菌では黄色ブドウ球菌，肺炎球菌が，グラム陰性菌ではインフルエンザ菌，大腸菌，サルモネラ菌などが中心となる．乳幼児期の大腸菌による敗血症は尿路感染症に伴うurosepsisのかたちをとる場合が多い．学童期以降は白血病や悪性腫瘍などの基礎疾患を有するimmunocompromised hostに発症する場合が多いため，グラム

表 2 小児敗血症の主要原因菌

原因菌	藤井ら[2] (1980〜1984)	佐藤ら[6] (1985〜1994)	佐藤[7] (1981〜1997;新生児) 先行抗菌薬 あり	佐藤[7] (1981〜1997;新生児) 先行抗菌薬 なし	著者 (1987〜1998)
グラム陽性菌	354(45.7)	38(37.3)	17(53.1)	7(28.0)	22(52.4)
黄色ブドウ球菌	137(17.6)	13(12.7)	11(34.4)	5(20.0)	5(11.9)
表皮ブドウ球菌	43(5.6)	1(1.0)	2(6.3)	1(4.0)	4(9.5)
肺炎球菌	58(7.9)	9(8.8)			9(21.4)
A群溶血性レンサ球菌	14(1.8)				1(2.4)
B群溶血性レンサ球菌	34(4.4)	6(5.9)	2(6.3)		
緑色レンサ球菌	20(2.6)	1(1.0)			1(2.4)
腸球菌	21(2.8)		1(0.3)	1(4.0)	
リステリア	4(0.5)	2(2.0)	1(0.3)		1(2.4)
その他	18	6			1(2.4)
グラム陰性菌	394(50.9)	62(60.8)	15(46.9)	16(64.0)	20(47.6)
インフルエンザ菌	57(7.4)	17(16.7)	1(0.3)		4(9.5)
大腸菌	130(16.8)	11(10.8)	3(9.4)		9(21.4)
サルモネラ菌	24(3.1)				5(11.9)
クレブシエラ	45(5.8)	6(5.9)	3(9.4)	1(4.0)	
エンテロバクター	20(2.6)	2(2.0)	2(6.3)	8(32.0)	1(2.4)
セラチア	22(2.8)		2(6.3)	2(8.0)	
緑膿菌	52(6.7)	12(11.8)	2(6.3)	3(12.0)	1(2.4)
ブドウ糖非醱酵菌	32(4.1)	10(9.8)	2(6.3)	2(8.0)	
その他	12	4			
嫌気性菌	11(1.4)				
真菌	15(1.9)	2(2.0)	4		
計	774	102	32	25	42

( )内は%

表 3 小児敗血症の年齢別主要原因菌

年齢群	主要原因菌
新生児	黄色ブドウ球菌 B群溶血性レンサ球菌 腸内細菌(大腸菌,クレブシエラ,エンテロバクター) 緑膿菌,アシネトバクター 真菌
乳児	黄色ブドウ球菌 肺炎球菌 インフルエンザ菌 大腸菌 サルモネラ菌
幼児	黄色ブドウ球菌 肺炎球菌 インフルエンザ菌 サルモネラ菌
学童	黄色ブドウ球菌 コアグラーゼ陰性ブドウ球菌 クレブシエラ 緑膿菌

陽性菌ではMRSAを含む黄色ブドウ球菌,コアグラーゼ陰性ブドウ球菌が,グラム陰性菌では緑膿菌,クレブシエラなどが問題となる.一方,カンジダをはじめとする真菌が原因となる敗血症は,新生児およびimmunocompromised host において菌交代症として発症する場合が多い.

4）臨床症状

　発熱，悪寒・戦慄，全身倦怠感，筋肉痛，関節痛，腹痛，発疹，ショックなどの多彩な症状を呈する．病状が進行すると，乏尿，アシドーシス，心不全，チアノーゼ，黄疸，出血傾向，血小板減少などの多臓器不全，DIC の症状が見られるようになる．

　新生児期には特徴的な症状に乏しく，何となく元気がない，哺乳力低下，無呼吸，腹部膨満，嘔吐，不安定な体温（発熱，低体温），易刺激性，黄疸の増強，皮膚色がすぐれないなどの非特異的な症状を示す場合が多いので注意が必要である．

5）診断と検査

(1) 原因菌の検出

a．血液培養

　新しい概念では，感染症が誘因となって SIRS の状態，すなわち高熱あるいは低体温，頻脈，多呼吸（または呼吸性アルカローシス），白血球増多もしくは白血球減少もしくは好中球の左方移動の各項目のうち 2 項目以上を満足する状態，が認められれば敗血症と診断してよいことになる．しかし，小児では SIRS の診断基準となる項目の正常値が成人とは異なるため，そのまま当てはめることはできないし，今日においても，血液培養による病原体の証明が最も重要な診断根拠であることに変わりはない．したがって，診断の確定には，前項にあげた臨床症状に加えて，無菌的採血による血液培養を実施し，原因菌を検出することが必要である．

　血液培養の採取時期は抗菌化学療法の開始前が大原則であるが，前投抗菌薬がある場合には，血中濃度の最も低い時間帯に採血するか，余裕のある場合には 24〜48 時間休薬した後に採血するようにする．採取部位は動脈でも静脈でもかまわないが，鼠径部は汚染しやすいのでなるべく避けるようにする．また検出率を上げるためには，必ず複数回（できれば 3 回以上）実施し，1 回の採血量（1 カルチャーボトル当たりの採血量）は 0.5ml 以上（できれば 1ml 以上）が望ましい．

b．原発感染巣からの原因菌の検出

　局所の感染が全身に広がりやすい新生児では，敗血症が疑われた場合，血液以外にも鼻腔，咽頭，胃液，便，尿，皮膚，髄液などの培養を同時に実施しておくと原因菌を推定する際に役立つ．また乳児では尿路感染症から敗血症に発展する場合が少なくないので，検尿と尿培養は必ず実施するようにする．

　ハイリスク新生児も含めた immunocompromised host においては，腸管内や口腔内の常在細菌が原因菌となる場合が多いので，これらの常在細菌叢を定期的に培養する監視培養も原因菌の推定に有用である．

　血管内留置カテーテルを挿入された症例における敗血症では，カテーテルから

採取した血液培養や抜去したカテーテル先端部の塗抹，鏡検，培養が病因診断に有用である．

c．病原体成分の検出

グラム陰性菌由来のエンドトキシンの検出や，血中のカンジダ抗原，クリプトコッカス抗原，D-アラビニトール，β-Dグルカンの検出などの真菌に対する血清学的診断が実施されている．今後はPCR法を用いた各種細菌の遺伝子診断や，各種サイトカインの測定なども臨床の場に応用されるようになると思われる．

(2) 補助診断

白血球増多，白血球減少，核の左方移動，CRP陽性，赤沈亢進，シアル酸の高値などが細菌感染症の補助診断，重症度の判定，治療効果の判定に有用である．感染に対して最も敏感な変動を示すのが白血球数と白血球百分率で，白血球の動きにやや遅れてCRPが変動する．赤沈値とシアル酸の値はほぼ同じタイミングで変動するが，白血球やCRPの動きに較べるとやや遅れる．その他，TNFやインターロイキンなどのサイトカインも，今後一般の検査室レベルで測定が可能となれば良い指標になるものと考えられる．

6) 治　　療

(1) 原発感染病巣の処置

病原体の侵入門戸，原発感染病巣が明らかな場合には，可能であればそれに対する局所的な処置を行う．例えばカテーテルの抜去，膿瘍の切開排膿などである．

(2) 抗菌薬による化学療法

細菌感染症としての敗血症治療の中心となるのは，いうまでもなく抗菌薬による化学療法である．化学療法を開始するにあたっては，前述のとおり年齢によって頻度の高い原因菌が異なる点を十分に考慮し，原因菌として可能性の高い菌が何であるかを常に想定しながら，適切な抗菌薬を選択する必要がある．新生児・未熟児では大腸菌，エンテロバクターなどのグラム陰性桿菌，B群溶血性レンサ球菌，ブドウ球菌など，乳児期以後は肺炎球菌，インフルエンザ菌，黄色ブドウ球菌などが多い．免疫能の低下した症例では緑膿菌，真菌を想定する必要がある．

敗血症を疑った場合には，血液培養を行った後（少なくとも2～3回）ただちに抗菌薬を開始する．この場合，年齢や基礎疾患の有無を念頭において抗菌薬の選択を行うことが重要であるが，原因菌が確定するまでは，とりあえず抗菌スペクトラムが広く，抗菌力の強い第3世代セフェム系薬やカルバペネム系薬を中心とした選択を行い，原因菌判明後に最も適切な薬剤に変更する．原因菌としてメチシリン耐性黄色ブドウ球菌（MRSA）の関与が疑われる場合にはバンコマイシンを併用する．2～3日投与しても改善が見られない場合は他剤に変更するが，その場合，必ず血液培養を行い，菌の変化や感受性の変化に注意する．投与期間

表4 敗血症の初期治療に対する抗菌薬の選択（年齢別）

<新生児>
① アンピシリン＋セフォタキシム
　日齢3まで　各40〜50 mg/kg/日　分2　静注
　日齢4以降　各60〜100 mg/kg/日　分3〜4　静注
② イミペネム/シラスタチン
　日齢3まで　20〜40 mg/kg/日　分2　点滴静注
　日齢4〜7　20〜60 mg/kg/日　分3　点滴静注
　日齢8以降　20〜80 mg/kg/日　分3〜4　点滴静注
③ セフタジジム
　日齢3まで　40〜60 mg/kg/日　分2〜3　静注
　日齢4以降　60〜80 mg/kg/日　分3〜4　静注
　　＋
　バンコマイシン
　日齢7まで　20〜30 mg/kg/日　分2　点滴静注
　日齢8以降　30〜45 mg/kg/日　分3　点滴静注
　（MRSAの関与が疑われる場合）

<乳児>
① アンピシリン＋セフォタキシム
　各100 mg/kg/日　分3〜4　静注または点滴静注
② パニペネム/ベタミプロン
　30〜60 mg/kg/日　分3　点滴静注
③ セフタジジム
　100 mg/kg/日　分4　静注または点滴静注
　　＋
　バンコマイシン
　40 mg/kg/日　分4　点滴静注
　（MRSAの関与が疑われる場合）
④ フルコナゾール（FLCZ）*
　3〜6 mg/kg/日　分1　点滴静注
　（真菌の関与が疑われるとき追加）

<幼児・学童>
① セフピロム
　60〜80 mg/kg/日　分3〜4　静注または点滴静注
　　＋
　トブラマイシン
　4〜6 mg/kg/日　分2〜3　点滴静注
② パニペネム/ベタミプロン
　30〜60 mg/kg/日　分3　点滴静注
③ セフタジジム
　100 mg/kg/日　分4　静注または点滴静注
　　＋
　バンコマイシン
　40 mg/kg/日　分4　点滴静注
　（MRSAの関与が疑われる場合）
④ フルコナゾール*
　3〜6 mg/kg/日　分1　点滴静注
　（真菌の関与が疑われるとき追加）

*国内では小児に対する適応未承認

は14日間を目安とするが，解熱後もCRPが陰性化するまで投与を続ける．先天性心疾患やリウマチ性心疾患に敗血症を併発した症例では感染性心内膜炎に準じて28日間の投与が必要である．また，化膿性髄膜炎の場合にはCRP陰性化後1週間は投与を続ける．

　原因菌判明前の初期治療に使用する薬剤の処方例を表4に，主要原因菌別の抗菌薬の選択を表5に示す．

(3) 補助療法

　免疫グロブリン製剤の投与，顆粒球減少患者に対する顆粒球コロニー刺激因子（G-CSF）の投与，播種性血管内凝固症候群（DIC）を合併した症例に対する抗DIC療法，敗血症性ショックに対するドパミン，ドブタミンなどの投与，血漿交換・交換輸血などが行われている．血漿交換・交換輸血はhumoral mediatorの除去という意味でも有用と考えられる．その他エンドトキシンやサイトカインに対する特異的免疫療法として，抗エンドトキシン療法，抗サイトカイン療法が試みられている．

表5　敗血症に対する抗菌薬の選択（主要原因菌別）

原因菌		抗菌薬
黄色ブドウ球菌	ペニシリン感性	ペニシリンG
表皮ブドウ球菌	ペニシリン耐性	スルバクタム／アンピシリン*
	メチシリン感性	セファゾリン
		パニペネム／ベタミプロン　or　イミペネム／シラスタチン
	メチシリン耐性	バンコマイシン
肺炎球菌	ペニシリン感性	ペニシリンG　or　アンピシリン
	ペニシリン耐性	パニペネム／ベタミプロン　or　イミペネム／シラスタチン
A群，B群溶血性レンサ球菌		ペニシリンG　or　アンピシリン
緑色レンサ球菌		ペニシリンG　or　アンピシリン
腸球菌		パニペネム／ベタミプロン
Streptococcus bovis		
リステリア		アンピシリン
		パニペネム／ベタミプロン　or　イミペネム／シラスタチン
インフルエンザ菌		セフォタキシム　or　セフトリアキソン
大腸菌		セフォタキシム　or　セフトリアキソン
サルモネラ菌		
クレブシエラ		
セラチア		
エンテロバクター		ラタモキセフ
		パニペネム／ベタミプロン　or　イミペネム／シラスタチン
		上記のβ-ラクタム薬とアミノ配糖体との併用
緑膿菌		セフタジジム
ブドウ糖非醗酵菌		パニペネム／ベタミプロン　or　イミペネム／シラスタチン
		上記のβ-ラクタム薬とアミノ配糖体との併用
真菌		フルコナゾール**
		アンホテリシンB

*　スルバクタム／アンピシリンに敗血症，感染性心内膜炎の適応はないが，現在本邦では耐性ブドウ球菌用のペニシリンが単剤としては販売中止となったためやむを得ず使用
**　国内では小児に対する適応未承認

7）予　　　防

　市中感染症としての敗血症を予防するためには，外来診療における各種感染症に対する適切な抗菌薬の使用の他，小児の敗血症の主要な原因菌であるb型インフルエンザ菌および肺炎球菌に対するワクチンの導入が重要である．

　菌交代症としての敗血症の頻度を減らすためには，広域抗菌薬の使用を最小限にとどめることが重要で，とくに投与期間は2週間以内とすることが望ましい．

　新生児の場合，病原微生物の侵入門戸としては，臍帯，未熟で脆弱であり，常在細菌叢形成の不十分な皮膚・粘膜，気管内挿管・胸腔ドレーン・各種カテーテルの留置・経静脈的栄養などの侵襲的主義などがあげられる．また，乳児期以降の年齢においても，気道粘膜や消化管，皮膚が病原微生物の侵入門戸となっている場合が多い．敗血症の発症予防とは若干意味合いが異なるが，このようなルートから侵入する病原微生物をより早期に検出し，感染症が発症した場合により早期に適切な化学療法を開始するという意味で監視培養は有用である．具体的には，長期入院を必要とする病的新生児や感染防御能の低下した小児に対して，定期的に気道の培養と便培養を行い，優勢菌種の種類と薬剤感受性を把握しておくようにする．

2　感染性心内膜炎[9)~11)]

1）疾患の概念

　感染性心内膜炎（infective endocarditis：IE）は，心臓の弁，心内膜表面に感染巣を有する感染症で，従来は細菌性心内膜炎（bacterial endocarditis：BE）といわれていたが，一般細菌以外の真菌，クラミジア，ウイルスなどによる場合もあるのでIEと呼ばれるようになった．化学療法の進歩した今日においても，一度発症した場合には化膿性髄膜炎と並んで重症かつ難治性で，大量の薬剤を長期間投与する必要があり，また経過によっては弁置換などの外科的処置が必要となる場合もある疾患である．近年は弁置換術後のIEや耐性菌によるIEが増加して問題となっている．本稿ではIEの大半を占める細菌性のものについて述べる．

2）病態生理

　IEは心内膜の損傷と菌血症が同時に存在した場合に成立する．心内膜の損傷は，各種先天性心疾患やリウマチ性心疾患に起因する血液の高速ジェット流，心腔内へのカテーテル挿入，急性熱性疾患などにより引き起こされる．心内膜が損傷されると内皮細胞から組織因子が放出されフィブリンと血小板が沈着するが，この部分に血液中に侵入した細菌が接着し疣贅（vegetation）を形成する．疣贅は次第に増大し，弁の機能不全や破壊を来したり，疣贅の一部が離脱して血中に細菌がばらまかれ，各種臓器に細菌性の血栓を起こしたり，敗血症性ショックを起こしたりする．疣贅中の細菌はフィブリンと血小板に覆われているため，白血球，免疫グロブリン，補体などの攻撃を受けにくく，また疣贅中には毛細血管がなく抗菌薬が作用しにくいため難治性である．

　IEの多くは先天性心疾患やリウマチ性心疾患の患者に発症するが，小児では先天性心疾患を基礎疾患として有する症例に発症する場合が圧倒的に多い．IEを起こすリスクの高いのは，左心系に病変があり，病変を介して高速の血流が生じる心疾患で，心室中隔欠損症，動脈管開存症，ファロー四徴症，大血管転位症，大動脈弁狭窄症，僧帽弁逸脱症などが代表的な疾患である．また，弁置換術後は年齢にかかわらずIE発症のリスクが高い．

　IEの誘因となる菌血症は，抜歯や歯周囲の出血を伴う処置，気道や消化管の内視鏡検査，尿道カテーテル挿入などの泌尿器科的処置などにより引き起こされるため注意が必要である．

3）原因菌

　IEの主な原因菌を表6に示した．分離頻度の高いのは，口腔内常在菌である緑色レンサ球菌（viridans streptococci），黄色ブドウ球菌，コアグラーゼ陰性ブドウ球菌，腸球菌で，弁置換をしていない症例に起きるnative valve endocarditis（NVE）では緑色レンサ球菌，弁置換後の症例に起きるprosthetic valve endocarditis（PVE）ではコアグラーゼ陰性ブドウ球菌，黄色ブドウ球菌の頻度が高い．細菌の侵入経路によって原因となる細菌の特徴があり，口腔内の処置に起因する感染では緑色レンサ球菌が多く，尿路や消化管由来の感染では腸球菌が多い．緑膿菌や真菌によるIEは欧米では薬物依存患者に多いが，わが国では免疫能の低下した患者，心臓手術後の患者などで問題となる．最近ではNVEにおける黄色ブドウ球菌の増加，PVEにおけるMRSAをはじめとする耐性菌の増加が注目されている．

　IEのうち5～10％は血液培養から原因菌が分離されないculture negative endocarditisで，この場合には，(1)抗菌薬使用後，(2)右心系のIE，(3)遅発育成菌（*Haemophilus sp., Actinobacillus actinomycetemcomitans, Cardiobacterium hominis, Eikenella corrodens, Kingella kingae*：HACEK），ブルセラ属，レジオネラ属，緑色レンサ球菌の栄養学的変異株などによるIE，(4)リケッチア，クラミジアなどの細胞内寄生病原体によるIE，(5)真菌によるIE，(6)壁内性心内膜炎，(7)非感染性心内膜炎などの可能性を考える．

表6　小児感染性心内膜炎の主要原因菌

原因菌	頻度(%)
緑色レンサ球菌	40.3
腸球菌	4.0
肺炎球菌	3.3
β溶血性レンサ球菌	2.7
その他のレンサ球菌	1.1
黄色ブドウ球菌	23.8
表皮ブドウ球菌	4.7
グラム陰性好気性桿菌	4.0
真菌	1.1
その他の細菌	2.4
培養陰性	12.6

(Starke JR, 1998[9]）より引用，改変）

4）臨床症状

　感染症状としては発熱，悪寒・戦慄，脾腫など，塞栓症状としては中枢神経症状，網膜出血（Roth斑）など，心臓症状としては新たな心雑音，心不全症状，不整脈など，皮膚症状としてはOsler痛斑（手，足指先の有痛性発疹），出血斑などがあげられる．

5) 診断と検査

血液からの原因菌検出と，断層心エコー（UCG）による疣贅の証明がIEの診断上最も重要な検査所見である．

血液培養は24から48時間の間に6回実施することが望ましいが，少なくとも3回は実施する必要がある．抗菌薬の前投与がある場合には，抗菌薬の影響がなくなるまで一定の休薬期間をおいてから血液培養を行うことも必要である．

UCGでは2mm以上の大きさの疣贅を確認することが可能であるが，UCGで疣贅が確認できなくてもIEは否定できないので，IEのリスクファクターとなる心疾患を持つ患者が敗血症を起こした場合には，IEを起こしているものと考えて診断，治療にあたる必要がある．

Culture negative endocarditisのうちリケッチア，クラミジア，レジオネラでは血清抗体価の測定が有用である．

その他，一般的な検査所見は敗血症の場合と同様である．

6) 治　　療

(1) 抗菌薬による化学療法

IEと診断した場合には，速やかに抗菌薬による化学療法を開始する．IEでは，原因菌が抗菌薬の到達しにくい疣贅内に存在するため，殺菌力の強い抗菌薬を用いて薬剤のserum bactericidal activityを十分に高く保ち（serum bactericidal testで1：8以上），長期間（4〜8週間）投与することが必要である．通常の敗血症と異なり，経験的にβ-ラクタム系薬とアミノ配糖体系薬の併用が広く行われている点が特徴である．近年はIEの主要な原因菌である緑色レンサ球菌，黄色ブドウ球菌，コアグラーゼ陰性ブドウ球菌，腸球菌などで各種抗菌薬に耐性を示す菌株が増加しているので，原因菌の薬剤感受性を考慮した抗菌薬の選択が必要となる．

原因菌別の化学療法の処方例を表7に示す．

原因菌不明の場合にはスルバクタム/アンピシリンもしくはバンコマイシンとゲンタマイシンの併用を行う．

カンジダやアスペルギルスなどの真菌による場合には，アンホテリシンB 0.75 mg/kg/日と5 FC 150 mg/kg/日で6〜8週間の治療を行う．

(2) 外科的治療

IEのうち弁置換術などの外科的処置の適応となるのは，(1)弁の逆流の増悪に伴い心不全が悪化した場合，(2)化学療法に抵抗性を示す場合，(3)血栓症状を繰り返す場合，(4)弁閉塞，弁輪膿瘍などが認められた場合，0.5〜1cm大以上の巨大な疣贅がある場合などである．弁を破壊する傾向の強い黄色ブドウ球菌，MRSAなどの耐性菌，カンジダやアスペルギルスによる真菌性心内膜炎では，化学療法に抵

表7 感染性心内膜炎に対する化学療法(主要原因菌別)

原因菌	抗菌薬	投与量・投与方法	投与期間(週)
緑色レンサ球菌 *Streptococcus bovis*	ペニシリンG ＋ ゲンタマイシン	20〜30万単位/kg/日　分6静注 3〜7.5 mg/kg/日　分3点滴静注	4〜6 2
緑色レンサ球菌 腸球菌 (ペニシリンGのMIC>0.5μg/ml)	ペニシリンG or アンピシリン ＋ ゲンタマイシン	20〜30万単位/kg/日　分6静注 300 mg/kg/日　分4〜6静注 3〜7.5 mg/kg/日　分3点滴静注	4〜6 4〜6 4〜6
緑色レンサ球菌 *Streptococcus bovis* (ペニシリンアレルギー)	バンコマイシン ＋ ゲンタマイシン	40〜60 mg/kg/日　分2〜3点滴静注 3〜7.5 mg/kg/日　分3点滴静注	4〜6 4〜6
黄色ブドウ球菌 (ペニシリン感性)	ペニシリンG or アンピシリン ＋ ゲンタマイシン	20〜30万単位/kg/日　分4〜6静注 300 mg/kg/日　分4〜6静注 3〜7.5 mg/kg/日　分3点滴静注	6〜8 6〜8 2
黄色ブドウ球菌 (ペニシリン耐性,メチシリン感性)	スルバクタム/アンピシリン* or セファゾリン or パニペネム/ベタミプロン ＋ ゲンタマイシン	150〜200 mg/kg/日　分3〜4静注 100 mg/kg/日　分3〜4静注 100 mg/kg/日　分4点滴静注 3〜7.5 mg/kg/日　分3点滴静注	6〜8 6〜8 6〜8 2
黄色ブドウ球菌 (メチシリン耐性) (ペニシリンアレルギー)	バンコマイシン ＋ ゲンタマイシン	40〜60 mg/kg/日　分2〜3点滴静注 3〜7.5 mg/kg/日　分3点滴静注	6〜8 2
コアグラーゼ陰性ブドウ球菌 (表皮ブドウ球菌)	バンコマイシン ＋ ゲンタマイシン	40〜60 mg/kg/日　分2〜3点滴静注 3〜7.5 mg/kg/日　分3点滴静注	6〜8 2
グラム陰性桿菌	セフタジジム or パニペネム/ベタミプロン ＋ ゲンタマイシン	100〜150 mg/kg/日　分4静注 100 mg/kg/日　分4点滴静注 3〜7.5 mg/kg/日　分3点滴静注	4〜6 6〜8 2
HACEK**	セフトリアキソン or アンピシリン ＋ ゲンタマイシン	60〜120 mg/kg/日　分2静注 300 mg/kg/日　分4〜6静注 3〜7.5 mg/kg/日　分3点滴静注	4 4 4

* スルバクタム/アンピシリンに敗血症,感染性心内膜炎の適応はないが,現在本邦では耐性ブドウ球菌用のペニシリンが単剤としては販売中止になったためやむを得ず使用.

** *Haemophilus sp*, *Actinobacillus actinomycetemcomitans*, *Cardiobacterium hominis*, *Eikenella corrodens*, *Kingella kingae*

最大1日投与量:ペニシリンG2000万単位,アンピシリン12g,スルバクタム/アンピシリン6g,セファゾリン6g,パニペネム/ベタプロン2g,セフトリアキソン4g,ゲンタマイシン80mg,バンコマイシン2g

抗を示す症例が多く外科的治療が必要となる場合が多い[12].

7）予　　防

先天性心疾患，人工弁置換術後，シャント術後，リウマチ性心臓弁膜症，肥厚性心筋症，IEの既往，僧帽弁逆流を伴う僧帽弁逸脱などの患者が，抜歯，歯石除去などの歯科処置，扁桃およびアデノイド摘出などの小手術，消化管や泌尿器・生殖器の内視鏡検査および各種カテーテル挿入などの一過性の菌血症を伴うような処置を行う場合には，必ず抗菌薬の予防投与を行う．米国心臓病学会が推奨するIE予防のための抗菌薬予防投与の方法[13]を表8に示した．上記の予防投与の対象となるような患者に対しては，日頃から十分な歯の手入れと口腔内の衛生管理を行うよう指導することも重要である．

なお，心房中隔欠損症（二次孔欠損），術後6ヵ月以上経過しシャントの遺残が認められない心房中隔欠損症，心室中隔欠損症，動脈管開存症および冠動脈バイパス術後，機能性心雑音，弁の機能不全を伴わない川崎病もしくはリウマチ熱の既往，ペースメーカー装着，埋め込み式の除細動機器は，IEのリスクファクターとして問題とならないので予防内服の必要はない．

表8　感染性心内膜炎予防のための抗菌薬予防投与の方法

A．抜歯などの観血的歯科処置，扁桃摘出，アデノイド摘出，硬性気管支鏡など口腔内および上気道の手術，処置を行う場合	
通常の方法	アモキシシリン50 mg/kg（成人2g）を処置の1時間前に経口投与
経口投与ができない場合	アンピシリン50 mg/kg（成人2g）を処置前30分以内に静注または筋注
ペニシリンアレルギーの場合	クリンダマイシン20 mg/kg（成人600 mg）を処置の1時間前に経口投与 or セファレキシン50 mg/kg（成人2g）を処置の1時間前に経口投与 or クラリスロマイシン or アジスロマイシン15 mg/kg（成人500 mg）を処置の1時間前に経口投与
ペニシリンアレルギーでかつ経口投与ができない場合	クリンダマイシン20 mg/kg（成人600 mg）を処置前30分以内に静注 or セファゾリン25 mg/kg（成人1g）を処置前30分以内に静注
B．内視鏡，導尿などの消化器，泌尿生殖器の手術，処置を行う場合	
ハイリスク患者*	アンピシリン50 mg/kg（成人2g）＋ゲンタマイシン1.5 mg/kg（Max. 120 mg）を処置前30分以内と処置の6時間後に筋注または静脈内投与
ハイリスクでかつペニシリンアレルギーの場合	バンコマイシン20 mg/kg（成人1g）を1～2時間で点滴静注 ＋ ゲンタマイシン1.5 mg/kg（Max. 120 mg）を筋注または静脈内投与 上記を処置前30分以内に完了するように投与
中等度リスク患者**	アモキシシリン50 mg/kg（成人2g）を処置の1時間前に経口投与 or アンピシリン50 mg/kg（成人2g）を処置前30分以内に静注または筋注
中等度リスクでかつペニシリンアレルギーの場合	バンコマイシン20 mg/kg（成人1g）を1～2時間で点滴静注 上記を処置前30分以内に完了するように投与

*　　ハイリスク患者：弁置換術後，感染性心内膜炎の既往，チアノーゼ型複雑心奇形，シャント術後
**　中等度リスク患者：上記以外のほとんどの先天性心疾患，後天性弁膜症（リウマチ熱）

(Bernstein Dら, 1999[10]；Dajani ASら, 1997[13]より引用，改変)

文　献

1) Kaplan SL : Bacteremia and septic shock. In : Textbook of pediatric infectious diseases (Feigin RD, Cherry JD, ed), 4 th ed, pp 807-820, WB Saunders, Philadelphia, 1998.
2) Members of the American college of Chest Physician/Society of Critical Care Medicine consensus conference committee : Difinitions for sepsis and organ failure and guidelines for the use of innovative therapies in sepsis. Crit Care Med 20 : 864-874, 1992.
3) The ACCP/SOCM consensus conference committee : Difinitions for sepsis and organ failure and guidelines for the use of innovative therapies in sepsis. Chest 101 : 1644-1655, 1992.
4) 堀田昌宏：新生児の腸内細菌叢と感染．感染症学雑誌 57：405-418, 1983.
5) 藤井良知，西村忠史：小児敗血症の現況(1980-1984年) 第1報 本邦48施設におけるアンケート調査成績．年度，年齢別頻度ならびに原因菌について．感染症学雑誌 60：7-13, 1986.
6) 藤井良知，西村忠史：小児敗血症の現況(1980-1984年) 第2報 本邦48施設におけるアンケート調査成績．予後，基底疾患ならびに合併症について．感染症学雑誌 60：167-175, 1986.
7) 佐藤達也，和田靖之，岡崎　実ほか：過去20年間に経験した小児敗血症の臨床的検討 第1報　原因菌の解析．感染症学雑誌 70：775-783, 1996.
8) 佐藤吉壮：敗血症（新生児を含む）．小児科臨床 52：309-314, 1999.
9) Starke JR : Infective endocarditis. In : Textbook of pediatric infectious diseases (Feigin RD, Cherry JD, ed), 4 th ed, pp 315-338, WB Saunders, Philadelphia, 1998.
10) Bernstein D : Infective endocarditis. In : Nelson textbook of pediatrics (Behrman RE, Kliegman RM, Jenson HB, ed), 16 th ed, pp 1425-1428, WB Saunders, Philadelphia, 2000.
11) 竹田周吾，山下直哉：心内膜炎・心筋炎．小児科臨床 52：302-308, 1999.
12) 岩田　敏，山下行雄，岩井英人ほか：メチシリン耐性黄色ブドウ球菌による感染性心内膜炎の幼児例―治療経過と検出菌の薬剤感受性の解析―．感染症学雑誌 61：178-188, 1987.
13) Dajani AS, Taubert KA, Wilson W, et al : Prevention of bacterial endocarditis. Recommendations by the American Heart Association. JAMA 277 : 1794, 1997.

［岩　田　　敏］

II 呼吸器系細菌感染症

1）咽 頭 炎

(1) 概念・定義

咽頭炎は，口蓋垂や軟口蓋を含めた咽頭の粘膜と粘膜下組織の炎症である．咽頭炎の起炎微生物の大部分はウイルスであり，細菌性で問題になるのはA群溶連菌（*group A streptococcus*：*GAS*）による急性咽頭炎である．

(2) 病　　因

急性咽頭炎の起炎微生物は，アデノウイルス，インフルエンザウイルス，パラインフルエンザウイルス，EBウイルス，エンテロウイルス，肺炎マイコプラズマなどの非細菌性によるものと，*GAS*によるものに分かれる．Roweら[1]は，発熱，咽頭痛を主訴に来院した2,158例中426例(21.4％)が*GAS*によるものであったと報告しており，一般的にも*GAS*は急性咽頭炎の15～20％前後を占める[2]．このほか，インフルエンザ菌（*Haemophilus influenzae*：*Hi*），髄膜炎菌もときに原因になることがあるが頻度は少ない．以下，GAS感染について述べる．

(3) 病態・症候

通常は発熱，咽頭痛を伴って急激に発症する．*GAS*による急性咽頭炎では，扁桃の著しい発赤腫脹と所属リンパ節の圧痛が有意に多く（図3）[3]，Roweらも，咽頭痛，口蓋の出血斑，所属リンパ節の腫脹，猩紅熱様の発疹は*GAS*性を示唆し，咳嗽，嗄声は非溶連菌性を示唆する所見であると述べている．

(4) 診断と鑑別診断

発赤，滲出物，出血点，小潰瘍が局所にあれば，その部位から扁桃炎，咽頭炎と診断される．

細菌学的診断法として咽頭培養があるが，迅速診断として*GAS*抗原の検出キットが実用化されており，患者を前にしてその場での確定診断が可能である．表9に現在臨床応用されている*GAS*迅速抗原検出キットを挙げる．ラテックス凝集反応の3キットの感度は，免疫クロマトグラフィーよりも若干感度が落ち

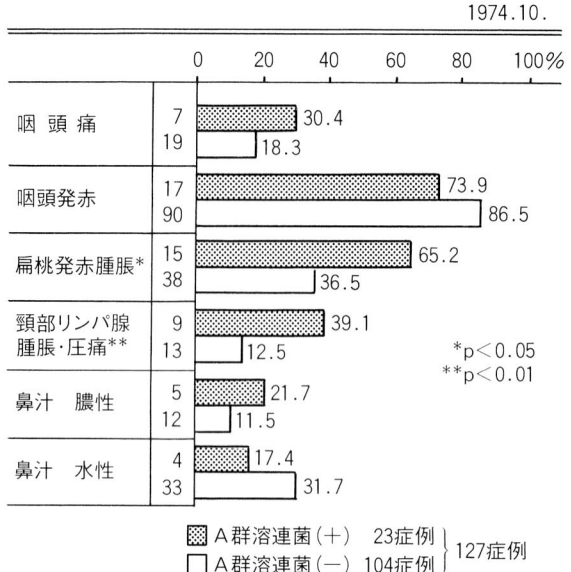

図3　上気道炎患児よりのA群溶連菌検査成績と局所所見
（上原すゞ子ら，1976[3])）

表9　A群レンサ球菌迅速抗原検出キット

検査法	キット名	販売会社	操作所要時間	培養との一致率
ラテックス凝集反応	1．ストレップID	日本ケミファ ダイアヤトロン 日研化学	約10分	80〜94%
	2．セロダイレクト 栄研ストレプトA	田辺製薬	約10分	82〜94.8%
	3．AストレプトAD 生研	デンカ生研	約10分	
酵素免疫法	4．ベントレスクリーン strep A	MBL	約7分	94.7%
	5．ストレップA キャンパクトワコー	和光純薬	約5分	97%
リポゾーム免疫測定法	6．Qテストストレップ	日本ケミファ	約3分	95.7%
金粒子凝集法	7．ピリカパック ストレプトA	極東製薬	約8分	92.3〜93.1%
免疫クロマトグラフィー	8．ストレップA テストパック プラス	ダイナボット 塩野義製薬	約6分	98.1〜98.8%
	9．クリアビュー ストレッブA	関東化学 富士製薬	約8分	90.8〜92.5%

（藤川敏，1997[4)]，目黒英典，1997[5)] より作表）

る[4)5)]．これらGAS迅速抗原検出キットは咽頭培養の実施し難い診療所における検査に適しており，とくに治療開始前の検査には適している．しかし，治療後の再検，保菌者の調査には菌量が少なく偽陰性を呈することがあり，治療後の除菌の有無の判定には咽頭培養を行うべきである．

(5) 治　療

　GAS性咽頭炎の第一選択薬はペニシリンVであるが，日本では製品がなく，ベンジルペニシリンベンザチン（商品名：バイシリンG）2〜5万単位/kg/日が使

用されている．本剤はペニシリンG（PCG）より良好な酸安定性を有し，乳児や年少の小児において液剤として今日なお投与されている．PCVの投与期間は5日では不十分であり，10日間必要である．服薬しながら通園・通学することの多い年長児，学童では1日3～4回10日間の服薬は励行されがたい．1日2回投与で有効か否かは診療上重要な問題であるが，1日の投与回数が2～4回で除菌率や臨床効果に差がなく1日2回投与でもよい[6]．

経口セフェム薬とPCVの有効性を比較検討[7]して，除菌不成功・再排菌率に関して，経口セフェム薬では約8％，PCVでは約18％であり，臨床的に不応例は，経口セフェム薬では約5％，PCVでは約14％と，経口セフェム薬，とくに第3世代の経口セフェム薬の有用性が報告されている．しかも，経口セフェム薬の治療期間は4～7日と短縮されている．この有効性の相違は，口腔内に常在するα溶血性連鎖球菌の持つGASの咽頭粘膜への付着を阻害する作用による．α溶血性連鎖球菌に対する抗菌力は第3世代セフェム薬に比してペニシリン剤のほうが強く，口腔内常在菌の乱れを誘発しやすい．その結果，GASの咽頭粘膜への付着をきたしやすく，GASの再感染が起こりやすくなるとされている．

ペニシリンアレルギーのある症例に対して，マクロライド系薬剤を用いる．エリスロマイシン（20～40 mg/kg/日，分2～4）が用いられる．最近，クラリスロマイシン（CAM，商品名：クラリス，クラリシッド），今後，わが国でも市販されるであろうアジスロマイシンの有用性が報告されている[8]．CAMは，食事摂取の有無に関わらず，扁桃組織移行が良好なことから，1日分2，10日間投与で良好な治療成績が得られている．

PCV 10日間の治療で治療不成功の症例は一般的に約10％ある．これらのなかには常在菌の産生するβ-ラクタマーゼによってペニシリンが不活化され，除菌できない（Indirect pathogenicity）症例も含まれるが，われわれの検討では臨床的にあまり問題にはならない．これらの症例に対して，同一抗微生物薬で2クールめの治療を行うのではなく，経口セフェム薬の治療を行う．

現時点では，安価で他の細菌への影響が少なく，リウマチ熱予防効果の確立しているペニシリン薬を第一選択剤とすべきである．

(6) 予　　後

GAS感染の2次症として，リウマチ熱，急性糸球体腎炎などがあるが，武田ら[9]は最近23年間で経験したGAS感染症2,200例中リウマチ熱はきわめて稀で5例（0.23％）であり，急性糸球体腎炎は129例（5.86％）であったと報告している．

2）クループ症候群（喉頭蓋炎，細菌性気管炎）

後天性で喉頭を中心とする急激な上気道狭窄を示す疾患に対し慣用的に「クル

ープ」の名称が用いられている．しかし，病因からみると細菌性，ウイルス性，アレルギー性があり，病変部位からみると声門上，声門，声門下，気管があり，疾患の本態からみると炎症，異物，腫瘍があり，これら疾患群が「クループ」と呼称されている．したがって，一時的な診断名としてクループ症候群とし，診断が確定した段階で正式疾患名を用いるべきである[10]．本稿は細菌性呼吸器感染症についてであり，喉頭蓋炎[11)〜13)]と細菌性気管炎[11)13)14)]について述べる．

(1) 急性喉頭蓋炎

a．概念・定義

喉頭蓋炎は声門上炎（Supraglottitis）とも呼ばれるように喉頭蓋のみでなく披裂喉頭蓋襞，披裂軟骨，下咽頭など声門上部全体に及ぶ炎症性浮腫である．症状は発熱，咽頭痛，気道閉塞症状が電撃的に進行し，かつ重篤であり，2〜7歳の小児に多く，とくに3歳に発症のピークがある．

b．病　　因

起炎菌の大部分はインフルエンザ菌 b 型（*Hib*）であり，稀に肺炎球菌（*Streptococcus pneumoniae*：*Pn*），GAS，黄色ブドウ球菌（*Staphylococcus aureus*：*Sa*）による報告がある．血液培養から高頻度（小児では80％以上）に *Hib* が分離され，血液培養は必須である．

c．病態・症候

乳幼児期では気道の発達が不十分であり，炎症による反応性浮腫，気道上皮の線毛運動障害，炎症性分泌物の気道内面付着により気道内径は小さくなり，年長児と比較して気道断面積の減少率は相対的に大となり，容易に狭窄症状をきたす．その結果，喘鳴を伴う吸気性呼吸困難をきたす．呼吸数は増加し，努力性呼吸の徴候として鼻翼呼吸，陥没呼吸，肩呼吸などを認める．

急性喉頭蓋炎では喉頭蓋がサクランボ状に腫脹し，気道狭窄をきたす．気道の狭窄を少しでも軽減させるために患児は頸部を伸展させ，顎を前方へ突出させ，開口して舌を出し流涎を伴う特有な姿勢をとる．自分自身で立位をとれない乳児では後弓反張様に項部を過伸展させた姿勢をとる場合がある．流涎は咽喉頭の炎症により痛みが強く，唾液も嚥下できないために起こる．われわれは *Hib* による急性喉頭蓋炎4例と黄色ブドウ球菌による細菌性気管炎1例の計5例の細菌性クループ症候群を経験しているが，全例この特有な姿勢をとっており，早期に細菌性クループ症候群を疑うべき所見であった[15]．

d．診断と鑑別診断

臨床症状からクループ症候群の診断は容易であるが，咳嗽を伴わず急速に進行する吸気性喘鳴があり，流涎・下顎を突き出した特有な姿勢を呈する症例は急性喉頭蓋炎を疑うべきである．表10に本症の理学的検査所見を示すが，声帯には病変が及ばず嗄声，犬吠様咳嗽は一般に認めない場合が多い．

表10 急性喉頭蓋炎の症状，理学的所見の出現頻度

呼吸困難	80%	吸気性喘鳴	80%
発　熱	57%	頸部リンパ節腫脹	50%
咳　嗽	30%	囁き声	79%
流　涎	38%	咽頭炎	73%
嚥下障害	26%	前頸部の圧痛	38%
咽頭痛	50%		

(Mayo-Smith MF ら，1995[12] より作表)

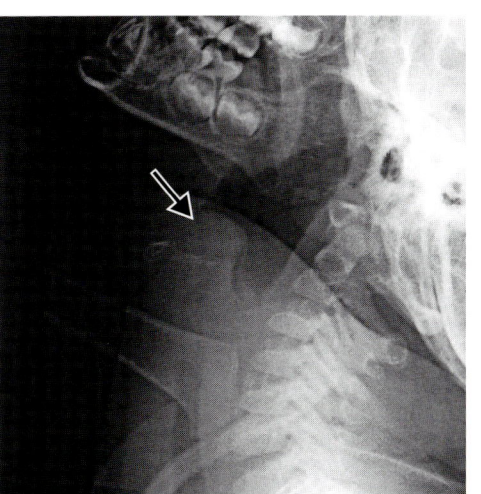

図4　Hib による急性喉頭蓋炎
腫脹した喉頭蓋陰影（↑）を認める．

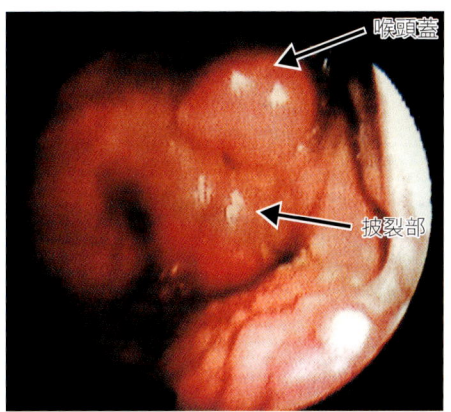

図5　Hib による急性喉頭蓋炎
腫脹した喉頭蓋と披裂部により著明な気道狭窄をきたしている．

　頸部側面X線や喉頭ファイバースコープにて診断を確定する必要があるが，以下，診断に際し注意すべき点を述べる．
　患児を刺激したときに突然呼吸停止することがあり患児を刺激しないようにすることが原則である．したがって，血液ガス測定は確定診断前に行う必要はなく，パルスオキシメーターによる酸素飽和度の測定は非侵襲的であり有用である．急性喉頭蓋炎が疑われた場合，仰臥位は重力により喉頭蓋の変位をきたし呼吸困難がさらに増強するので禁忌である．舌圧子による視診は，反射により喉頭攣縮をきたし突然気道閉塞症状が極度となり，呼吸停止，心停止が起こる場合があり，この診断法は気道確保の準備が十分でない状況下では行ってはいけない．以上述べた点に注意し診断を進めるが，重篤な場合，気道確保を優先させることは言うまでもない．
　急性喉頭蓋炎では血液培養にて起炎菌が分離されることが多く血液培養は必須である．ラテックス凝集法（商品名：スライデックステスト）や共同凝集法（商

品名：ファデレクトテスト）による細菌抗原診断は，濃縮尿を検体として迅速診断が可能であり，緊急性を要求される本症の起炎菌診断に有用である[15]．

- 頸部側面X線像：腫脹した喉頭蓋陰影（thumb sign）を認める（図4）．
- 喉頭ファイバースコープ：声門上の紅斑と浮腫，および，サクランボ状に腫脹した喉頭蓋を（図5）を認める．

e．治　　療

治療の遅れは窒息死に至る危険性が高いため，本症を疑ったら起炎菌として β-ラクタマーゼ産生 *Hi* を考慮し，β-ラクタマーゼに安定な抗微生物薬で治療開始すべきである．

Hi の抗菌薬感受性に関して，最近 β-ラクタマーゼ非産生アンピシリン耐性菌（BLNAR）の若干の増加傾向[16]，さらに稀ではあるが β-ラクタマーゼ産生 AMPC/CVA 耐性菌（BLPACR）[17)18)] の出現がある．幸い下記薬剤にはまだ感受性があり，これらを選択する．

（処　方　例）
- セフォタキシム(CTX，商品名：セフォタックス，クラフォラン)50〜100 mg/kg/日，分3〜4
- セフトリアキソン（CTRX，商品名：ロセフィン）20〜60 mg/kg/日，分2

エピネフリン吸入やステロイド剤投与などクループ症候群で一般的に行われる治療は無効とされている．疾患の性質上，注意深い気道管理が必須であり，耳鼻咽喉科医，麻酔科医との連携が大切である．気管内挿管が一般的に行われているが，通常は2〜3日で抜管可能である．

(2)　細菌性気管炎

a．概念・定義

喉頭蓋炎を含む他のクループ症候群と同様の臨床症状を呈するが，喉頭蓋に病変は無く，炎症による気管の腫脹，剥離した気管粘膜(偽膜)，多量の膿性分泌物などにより，ときに致死的な気道閉塞をきたす細菌感染症である．年長児にも起こりうるが3歳以下の小児に多い．

b．病　　因

起炎菌の大部分は *Sa* であり，このほか *Hi*，モラキセラ・カタラーリス（*Moraxella catarrhalis*：*Mc*），GAS などによる報告がある[14]．本症は，パラインフルエンザウイルス，インフルエンザウイルス感染後に発症しやすく，細菌による1次感染症というよりは，主に上気道炎に続発する2次感染として発症する．

c．病態・症候

細菌性気管炎では主病変は気管であり，声門下から気管支までに厚い粘膿性分泌物や偽膜が付着し，その結果，気道狭窄症状をきたす．membranous laryngotracheobronchitis や pseudomembranous croup とも言われる所以である．上

気道感染後から本症発症までは5時間から6日と若干幅がある．

d．診断と鑑別診断

診断に際し注意すべき点は，急性喉頭蓋炎の項で述べた．一般検査のなかで注意すべき点は白血球増多はないが核左方移動が著明であることである．一般的に血液培養は陰性であり，起炎菌確定のためには気管内分泌物の培養，グラム染色は必須である[14]．

- 頸部側面X線像：気管内に剥離した粘膜，偽膜を示す不規則な濃淡陰影を認める（図6）．
- 喉頭ファイバースコープ：声門下に黒く変色した気管内分泌物を認める（図7）．本症を疑ったら，この検査は必須とされている．

合併症として，気胸，トキシックショック症候群がある．

e．治　療

気道確保がほぼ全例で必須であり，これまでの報告例の84.7％(100/118)の症例で気管内挿管を施行し，11.9％(14/118)の症例で気管切開術を要している[14]．気道確保後，気管内分泌物の除去を行う．初期抗微生物薬療法は，SaとHiをカバーできる薬剤となる．

（処　方　例）

- アンピシリン/クロキサシリン（ABPC/MCIPC，商品名：ビクシリンS）

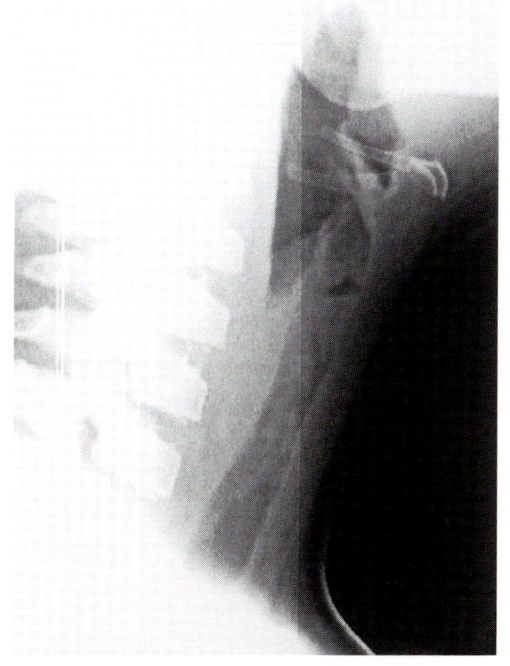

図6　S. aureusによる細菌性気管炎
気管内に剥離した粘膜，偽膜を示す不規則な濃淡陰影を認める．

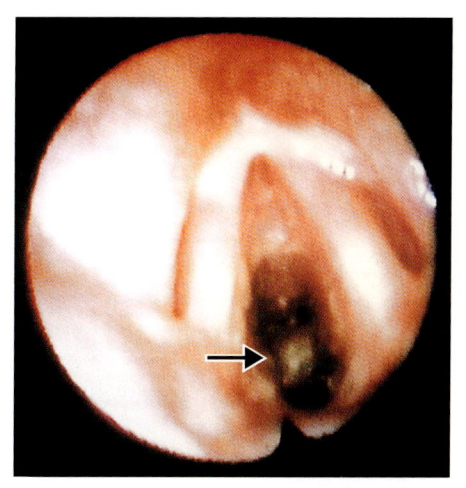

図7　S. aureusによる細菌性気管炎
声門下に黒く変色した気管内分泌物を認める．

50〜100 mg/kg/日，分3〜4とCTXあるいはCTRXの併用
・バンコマイシン（VCM，商品名：バンコシン）40 mg/kg/日，分2〜4

　起炎菌判明後，適合抗微生物薬に変更する．気管内分泌物は夥しく，かつ稠厚性であり，気道狭窄をさらに悪化させないためにも気道の加湿を行う必要がある．適切な治療により3〜5日以内に気道分泌物は減少してくる．ファイバースコープにて気道分泌物の減少，浮腫の軽減が認められれば抜管を考慮する．

3）気管支炎
(1) 概念・定義

　気管支炎は，咳嗽，主に湿性咳嗽を主徴とし，気管および主気管支の炎症性疾患である．

　しかし，本症は上気道をはじめとし他の気道にも同様な病変を伴っていることが多く，一つの独立した疾患単位であることは稀である．

　病因からウイルス性，肺炎マイコプラズマ性，細菌性，クラミジア性などに分類される．

　これとは別に，経過により急性（1週間，長くて3週間），遷延性（急性と慢性の中間），慢性と反復性（年4回以上）に便宜上分類される．

　慢性気管支炎の定義に関して，湿性咳嗽が2年以上，年間に少なくとも3ヵ月以上続き，心疾患などの基礎疾患を有さないものという成人の定義は，国際的に小児では受け入れられていない[19]．わが国では6ヵ月以上続く湿性咳嗽を有し，気管支拡張症や喘息によらないものという定義がある[20]．小児では免疫異常，解剖学的異常，異物，喘息，副鼻腔気管支症候群，線毛異常症，気管支拡張症などの基礎疾患の有無の検索が重要である．

(2) 病　　因

　急性気管支炎のうち，非細菌性ではアデノウイルス，インフルエンザウイルス，パラインフルエンザウイルス，RSウイルス，ライノウイルス，コロナウイルスと肺炎マイコプラズマによるものが多い[21]．細菌性気管支炎はウイルス感染に続発する．洗浄喀痰培養を用いて小児下気道感染症（気管支炎のほか肺炎例も含む）の起炎菌を検討した結果では，*Hi*，*Pn*，*Mc* などが主要起炎菌である[22)23]．慢性気管支炎では細菌感染が主体であり，急性気管支炎と比較して *Hi* の関与する割合が高くなる[24]．

(3) 病　　態（症候）

　病原体の気管・気管支粘膜への感染により粘膜の炎症が起き，線毛上皮の破壊と気道分泌物の増加をきたす．その結果，気管内へ喀痰が貯留し，咳レセプターを刺激し，湿性咳嗽がでてくる．2〜3歳までの乳幼児では，気管支の炎症に伴う内径の狭小化，増加した気管支分泌物の喀出能が未熟であることなどから，低

音性喘鳴が夜間睡眠時あるいは早朝に聴かれることがあるが昼間は消失している．ウイルス感染により破壊された気管・気管支粘膜の修復には数日要するため，咳嗽は 7 〜 10 日続くことが多い．

(4) 診断と鑑別診断

診察時に胸部の理学的所見がなくとも，湿性の咳を確認できれば気管支炎と診断する．乳幼児は自分で意図的に咳をすることはできないので，人工誘発法（拇指の先端で喉頭直下を左右に強くこするように刺激して咳嗽を誘発する）により咳の性状を確認する必要がある[25]．胸部X線像は，気管支の炎症による気管支壁および肺門組織の充血・血流量の増加のよる肺門陰影および肺紋理の増強をみる．しかし，これら所見は個人差があり，病的所見との鑑別は必ずしも容易ではない．

細菌性気管支炎に関してであるが，洗浄喀痰培養で起炎菌になりうる細菌が有意に分離された場合に本症と診断する．洗浄喀痰培養の方法の実際はすでに解説してある[26)27)]ので参照されたい．小児では成人と異なり喀痰採取が困難な場合があり，その際には咽頭培養ではなく鼻咽腔培養で起炎菌を推定すべきである[26)27)]．

(5) 治　　　療

細菌性気管支炎に対しては抗微生物薬が適応になり，*Hi*，*Pn*，*Mc* を念頭に置き，主に経口抗微生物薬を選択する．

β-ラクタマーゼに安定な経口セフェム剤の一部は *Pn* に抗菌力が弱く，PCG耐性肺炎球菌（PRSP）の分離率を助長させた事実があるが，新しい経口セフェム剤のうち，セフジトレン（CDTR），セフカペン（CFPN）などは PRSP にも抗菌力が強い．PRSP の耐性機構は，ペニシリン結合蛋白（PBP）の変異によることが判明している．*Pn* の PBP に関して，試験管内耐性獲得試験においてセフェム系薬剤では PBP2x 遺伝子の変異が生じ，PBP2x の結合親和性が低下する．一方，ペニシリン系薬剤では PBP2b 遺伝子の変異を単独で惹起することは困難であるが，あらかじめ変異 PBP2x が存在する場合にはその限りではないことが判明している．すなわち，PBP2x の変化を契機として以後の PBP の変化が引き起こされ，その結果として β-ラクタム剤への耐性度を強め，PRSP の出現を来すとされている．*Hi* の BLNAR，BLPACR の耐性機序も MRSA，PRSP に次いで同様に PBP の変化によっており，BLNAR の最近の増加傾向もセフェム系薬剤の繁用によるとされている．*Hi*，*Pn* が口腔内常在菌であることを考えると耐性菌選択の場は，呼吸器感染症におけるセフェム系薬剤の繁用，とくに，AMPC と比較して数分の一の低い濃度しか得られない経口セフェム剤の外来における繁用が影響していると考えられる．洗浄喀痰培養で PRSP が優位に分離された大部分の PRSP 性気管支炎に対してわれわれ検討では，AMPC で対応可能である．したがって，一部の抗菌力の強い新しい経口セフェム剤は第 2 選択薬として保持しておきたい．

Hi の β-ラクタマーゼ産生菌に対してはアモキシシリン・クラブラン酸

表11 洗浄喀痰培養成績からみた気管支炎の化学療法

1. AMPC　　　20〜40 mg/kg/日　分3
   ↓ β-ラクタマーゼ産生菌

2. β-ラクタマーゼに安定な薬剤
   - CVA/AMPC　　30〜60 mg/kg/日　分3〜4
   - SBTPC　　　　15〜30 mg/kg/日　分3
   - CFTM-PI　　　9〜18 mg/kg/日　分3
   - CPDX-PR　　　9〜13 mg/kg/日　分3
   - CDTR-PI　　　9 mg/kg/日　分3
   - CFPN-PI　　　9 mg/kg/日　分3
   - CZX（坐剤）　20〜70 mg/kg/日　分3〜4

ただし,
(1) ペニシリン耐性肺炎球菌には，経過によりAMPC増量か，FRPM15（〜30）mg/kg/日　分3〜4
(2) インフルエンザ菌でBLNAR, BLPACRには，β-ラクタマーゼに安定なセフェム系薬剤を選択
(3) 黄色ブドウ球菌にはCVA/AMPC, SBTPCの他に第二世代セフェムを選択

- AMPC：アモキシシリン（商品名：アモリン，サワシリン，パセトシン，ワイドシリンなど）
- CVA/AMPC：クラブラン酸アモキシシリン（商品名：オーグメンチン）
- SBTPC：スルタミシリン（商品名：ユナシン）
- CFTM-PI：セフテラム（商品名：トミロン）
- CPDX-PR：セフポドキシム（商品名：バナン）
- CDTR-PI：セフジトレン（商品名：メイアクト）
- CFPN-PI：セフカペン（商品名：フロモックス）
- CZX（坐剤）：セフチゾキシム（商品名：エポセリン）
- FRPM：ファロペネム（商品名：ファロム）

（AMPC/CVA），スルタミシリン（SBTPC）が選択薬になるが，AMPCで治療開始したβ-ラクタマーゼ産生 *Hi* 下気道感染症例を対象として抗微生物薬変更するまでの経過を検討したところ，一部軽快傾向がある症例はあるものの増悪した症例がなかったことより，細菌性気管支炎の第一選択剤はAMPCでよく，起炎菌判明後に適合抗微生物薬に変更しても遅くはなく，表11のような選択を行う．

最近になり耐性パターンが多様化してきた *Hi* に関してであるが，BLNAR, BLPACRにはβ-ラクタマーゼに安定な経口セフェム薬に変更する．

PRSPによる気管支炎，とくに，慢性気管支炎では，検査上比較的良好な感受性を示すCDTR, CFPNなども組織中濃度はそれほど高くならないため，期待されるほどの臨床効果が得られない場合がある．その際，ファロペネム（FRPM, 商品名：ファロム）の経口投与，または，入院のうえ，パニペネム（PAPM/BP, 商品名：カルベニン）などのカルバペネム系薬剤の経静脈投与を行う．このほか，CTRXの非経口投与も推奨されている．

(6) 予　　後

予後に関して急性気管支炎では，合併症が起こらない限り良好であるが，乳幼児期の下気道感染症は後年の呼吸機能障害の素因になっているとの報告[28]があ

り，注意深いフォローアップを要する．

4）肺　　炎
(1)　概念・定義
　肺炎とは，肺の炎症であり，感染症以外の種々の病因によるものを含むが，一般的には病原微生物の感染によって生じる滲出炎を指している．肺炎の分類は，起炎微生物による病因分類と，大葉性肺炎，区域性肺炎などの形態発生的分類がある．

(2)　病　　因
　Moffet は肺炎の起炎菌診断の評価として，われわれが日常診療でよく用いている喀痰，鼻咽腔，咽頭の細菌培養は，上気道の常在菌のため意義がなく，確実なものは血液，胸水，肺穿刺であると述べている（表 12）[29]．本邦において血液培養，胸水培養により起炎菌が確定された肺炎の実態は上原の全国調査[30]以外には見当たらない．その実態を図 8 に示す．

1984～1986 年と 1993～1994 年を比較してみると，*Sa* の減少，*Pn*, *Hi* の増加が一目瞭然である．しかし，注目すべき点は例数でわが国全体で 1985 年 137 例，1993～1994 年にはわずか 68 例に過ぎず，これでは一般臨床に則したものとは言いがたい．千葉大学小児科では洗浄喀痰培養を用いて下気道感染症の起炎菌診断を行ってきた[26]．洗浄喀痰培養を用いて検討した肺炎の起炎

表12　肺炎の細菌培養検査とその評価

1．決定的な結論が得られるもの
　　血　液
　　胸　水
　　肺穿刺
2．比較的有意義なもの
　　経（皮）気管吸引物
　　気管切開吸引物
　　経気管支鏡吸引物
　　（洗浄喀痰）←
3．意義が不確実なもの　　　＊
　　気管吸引物
　　喀痰
　　鼻・鼻咽腔
　　咽頭

＊：上原すゞ子加筆（Moffet HL, 1989[29]）

血液・胸水・肺穿刺からの分離菌　　　　　　　　　全国調査

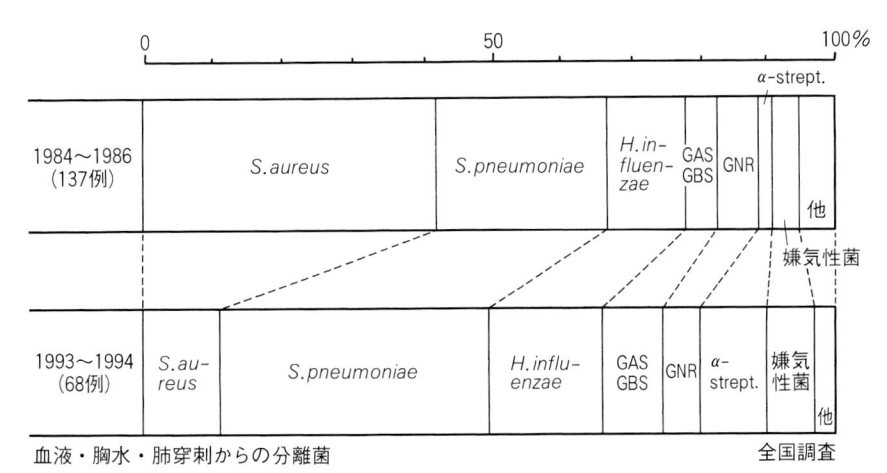

図 8　わが国の小児肺炎原因菌の推移（上原すゞ子，1997[30]）

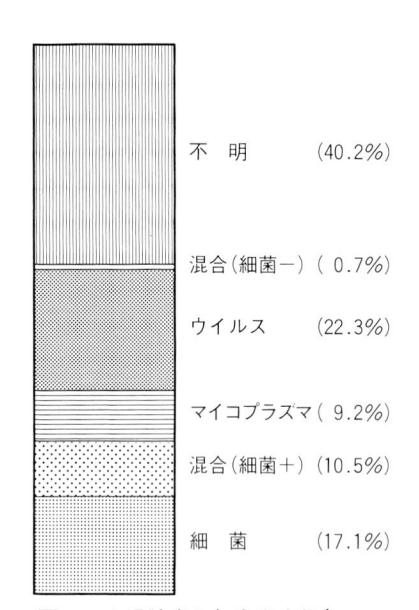

図9 小児肺炎と起炎微生物(1986, 1990, 1993, 1995年の計1070件を対象—千葉市立海浜病院小児科)

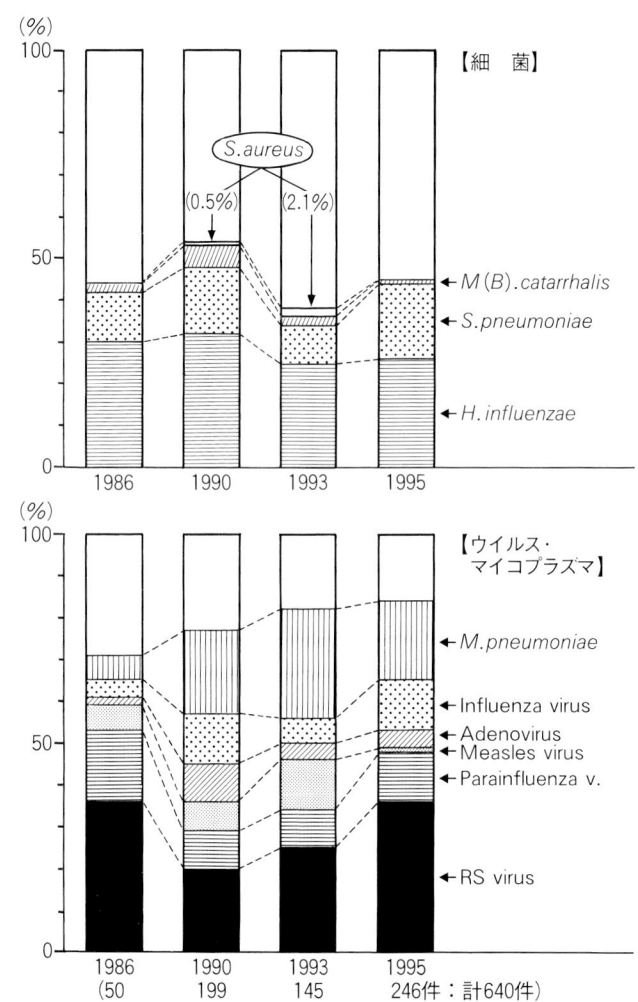

図10 小児肺炎の起炎病原体の推移(各微生物関与数/起炎病原体判明数)
(千葉市立海浜病院小児科：1070件中起炎病体判明数640件を対象)

菌の実態[31]を紹介する．1986年，1990年，1993年，1995年に千葉市立海浜病院小児科に入院した小児肺炎の合計は1,070件あった．そのうち洗浄喀痰培養，血液培養，尿中細菌抗原検出，血清抗体価測定にて起炎微生物の判明した件数は640件（59.8％）あった．その内訳は，細菌性17.1％，細菌とその他の微生物との混合感染10.5％で細菌の関与する肺炎は27.6％であった．肺炎マイコプラズマ9.2％，ウイルス性22.3％であり，起炎微生物不明例は40.2％であった（図9）．起炎微生物別にみると，細菌性では*Hi*, *Pn* が主体で，*Mc* がこれら2菌種に続き，非細菌性では，RSウイルス，肺炎マイコプラズマが主要起炎微生物である（図10）．このほか別項で述べられるが，肺結核は最近減少率が鈍化し，多剤耐性菌の増加と相まって，肺炎の起炎菌診断に際し注意が必要である．

(3) 病態・症候

 肺炎に罹患すると，その炎症部位では，肺コンプライアンスが低下し，その結果，肺胞腔へ空気が十分に入らず肺胞低換気をきたす．広範になると，PaO_2 の低下，$PaCO_2$ の上昇が起こり，その結果として不穏状態，努力性呼吸を呈し，さらに進行するとチアノーゼが出現する．また，分泌物を除去するための呼吸運動である咳嗽はほとんど必発である．肺炎に併発するのは気道のびらんであるが，その結果として，ときに胸痛，血痰をきたす場合がある．各病原体によって咳嗽の性状は異なり，湿性咳嗽で膿性の痰やときに血性の痰の見られる場合には細菌性肺炎，持続性で乾性の咳はマイコプラズマ肺炎でみられ，これは経過により湿性咳嗽に変わる．ウイルス性肺炎では乾性咳嗽が多い．気道の狭小化をきたすことにより喘鳴を伴う場合があるが，ウイルス性で多い．肺血管病変が広範に及んだ場合には，ショック，虚脱を呈する．

(4) 診断と鑑別診断

a. 一般細菌培養

 血液培養で細菌が分離されれば起炎菌としてよい．このほか，洗浄喀痰培養で起炎菌になりうる細菌が有意に分離された場合に細菌性と診断する．喀痰採取が困難な場合，咽頭培養ではなく鼻咽腔培養で起炎菌を推定すべきであることはすでに気管支炎の項で述べた．

b. 起炎病原体と検査所見

 肺炎，即，抗微生物薬の適応とならないことは言うまでもない．従来細菌性とウイルス性とでは炎症反応の強弱によって鑑別可能とされていたが，最近鑑別不可能との報告[32)33)]もある．われわれのような二次病院ではすでに抗微生物薬が投与されてから紹介入院になることが多く，より鑑別が困難であると考えられる．そこで，前投薬のある症例も含め入院時の検査成績を検討したところ，白血球数では，マイコプラズマ性が細菌性，ウイルス性と比較すると有意に低値を示した．CRP値ではマイコプラズマ性が細菌性，ウイルス性と比較すると高値（$P<0.05$）を示したが，細菌性とウイルス性とでは有意差がなかった．赤沈値でもマイコプラズマ性が細菌性，ウイルス性と比較すると赤沈値の亢進（$P<0.05$）を認めたが，細菌性とウイルス性とでは有意差がなかった．以上より細菌性とウイルス性とを明確に鑑別することは不可能ではあるが，CRP値，赤沈値の亢進はあるものの白血球数が若干減少ないし増多のない症例はマイコプラズマ肺炎を考慮する[34)]．

c. 胸部X線像

 Swischukらの鑑別方法（表13）[35)] とKhamapiradらのスコアによる鑑別方法（表14）[36)] を用いて入院時胸部X線像の検討を行った．
 Swischukらの報告では，気管支周囲のみの浸潤陰影はウイルス性，マイコプラ

表13　Swischukらの胸部X線像パターン

(1) 肺門部および気管支周囲のみの浸潤陰影	：ウイルス性，マイコプラズマ性
(2) 均質な肺葉性の浸潤影	：細菌性，マイコプラズマ性
(3) 一つの肺葉に限局した網状結節状陰影	：マイコプラズマ性
(4) 末梢まで及ぶ両側のびまん性浸潤影	：細菌性
(5) 末梢の浸潤影を伴う肺門部および気管支周囲のみの浸潤陰影	：ウイルス性＋細菌性
(6) その他	

(Swischuk LE, et al. Pediatr Radiol 16：278, 1986 より)

表14　胸部X線像からみた肺炎のスコア

特　徴	スコア
浸潤陰影	
・境界鮮明，大葉性，小葉性，肺区域性（球状）	＋2
・境界不鮮明，斑状	＋1
・間質性，気管支周囲	－1
部　位	
・一肺葉性	＋1
・多肺葉性，境界鮮明	＋1
・多発性，気管支周囲，境界不鮮明	－1
胸腔内貯留	
・横隔膜肋骨角の鈍化	＋1
・明らかな胸水	＋2
膿胸，気瘤または空洞	
・疑い	＋1
・明瞭	＋2
無気肺	
・亜区域性（通常多発性）	－1
・右中葉または右上葉	－1
・大葉性，他葉を含む	0
平均スコア：細菌性＋4.5，ウイルス性－1.9	

(Khamapirad T, et al：Semin Respirat Infect 2：130, 1987 より)

ズマ性でのみ認められるとされているが，われわれの結果[37]では細菌性肺炎の約75％に認められた．Khamapiradらのスコアによる鑑別方法によると細菌性はプラススコア，ウイルス性はマイナススコアを示すとされているが，われわれの検討では，細菌性－1.2，ウイルス性－1.3，マイコプラズマ性は＋1.3であった．彼らとわれわれの検討結果の相異は，Swischukらの病原体決定は主に炎症反応から推定しており，Khamapiradらは細菌性に関しては血液培養陽性，胸水培養陽性例と比較的重症例のみを対象としており，病原体検索方法の違い，さらには，前投薬の影響が関係していると考えられる．

しかし，起炎菌不明例も含め炎症反応の強い症例では，われわれの検討でもプラススコアを示した例が多く（表15），Swischukら，Khamapiradらの胸部レントゲン像を参考にすることは，抗微生物薬療法を開始するか否かの判断の一助になる．

(5) 治　　療

a．抗微生物薬の適応

表15 CRP≧6.8mg/dl, 赤沈値≧40mm/hr の肺炎例と胸部X線診断との比較（n=26）

a) Swischuk らの胸部X線パターン
・肺門部および気管支周囲のみの浸潤影 : 4例（15.3%）
・均質な肺葉性の浸潤影 : 8例（30.8%）
・一つの肺葉に限局した網状結節状陰影 : 0例（0%）
・末梢まで及ぶ両側のびまん性陰影 : 2例（7.9%）
・末梢の浸潤影を伴う肺門部および気管支周囲の浸潤影 : 10例（38.4%）
・その他 : 2例（7.6%）

b) Khamapirad らのスコア：平均＋1.4
・−2≦スコア＜0 : 5例（19.2%）
・0≦スコア＜＋3 : 11例（42.4%）
・＋3≦スコア : 10例（38.4%）

（千葉市立海浜病院小児科）

徴候	陷没呼吸（＋）	陷没呼吸（−） 多呼吸（＋） ≧50/分（2月〜＜12月） ≧40/分（1歳〜4歳）	陷没呼吸（−） 多呼吸（−）
分類	重症肺炎	肺炎	肺炎なし
治療	・直ちに病院へ ・入院 ・抗菌薬投与	・家庭での注意点を母親に助言 ・抗菌薬投与	・咳嗽が30日以上続くなら再度病院へ ・症状があれば耳鼻咽喉科領域感染症の評価・治療

肺炎で抗菌薬を投与された小児は2日後，再受診

（WHO/ARI/91）

図11 2ヵ月〜4歳児の呼吸器感染症の管理基準

　WHOでは低開発国の呼吸器感染症の致命率を低下させるため肺炎の管理基準[38]を出している（図11）．それによると，多呼吸，陷没呼吸の有無によって抗微生物薬の適応を考慮すべきとしている．そこで，洗浄喀痰培養で起炎菌が分離された症例の入院時の呼吸数，陷没呼吸の有無についてWHO管理基準に当てはめてみた．多呼吸についてみると1歳未満では50％，1〜4歳では82.2％の症例が洗浄喀痰培養にて優位細菌が分離され，抗微生物薬適応ありに入っていた．一方，陷没呼吸は，1歳未満では0％，1〜4歳では3.4％に認められたにすぎなかった．われわれは遷延する発熱・咳嗽，胸部所見によりX線診断を行っているため，軽症のうちに肺炎の診断が下されていると考えられる．

　多呼吸について洗浄喀痰培養で起炎菌が分離された症例を細菌性，洗浄喀痰培養で優位の起炎菌が見いだせなく，かつ抗微生物薬未使用で治癒した症例をウイルス性として感度，特異度をみてみると，1歳未満では感度50.0％，特異度69.2％であり，1〜4歳では感度82.2％，特異度71.9％であり，抗微生物薬投与を考慮するにあたって，呼吸数測定は1〜4歳の幼児例では有用である[39]．

b．抗微生物薬療法

表16 ABPC静注から他の抗菌薬へ変更した症例のABPC治療中の臨床経過(n=21)

増 悪	不 変	軽 快	変更後の抗菌薬
2*	5	8	β-ラクタマーゼ阻害薬/PCs
	1		β-ラクタマーゼ阻害薬/PCs ＋ロイコマイシン
		1	ロイコマイシン
	2		ミノサイクリン
1**			パニペネム
1***			セフォタキシム
4 (19.0%)	8 (38.1%)	9 (42.9%)	計 (%)

* ：症例1．湿性咳嗽↑，CRP 3.4→7.0 mg/dl
　　症例2．chest X-P：増悪，CRP 13.7→10.1 mg/dl
** ：起炎菌は PCG 耐性肺炎球菌（PCG-MIC 2 μg/ml）
*** ：起炎菌は PCG 耐性肺炎球菌（PCG-MIC 0.5 μg/ml），再発熱

(千葉市立海浜病院小児科，1995)

a）初期治療薬 基礎疾患がなく院外発症の肺炎 (community-acquired pneumonia) の起炎菌として *Pn*，*Hi* が多く，従来，初期治療薬として ABPC，AMPC が第一選択薬であった．しかし，下気道感染症の治療に際して *Hi* の β-ラクタマーゼ産生，BLNAR，BLPACR の問題，*Pn* の PCG 耐性の問題があり，抗微生物薬選択の上で一長一短がある．

PCG 耐性肺炎球菌（PRSP）による血液培養陽性の肺炎は，髄膜炎と異なり PC 剤投与量の増量で対応可能である[40)41)]．われわれの検討で血液培養陰性でかつ洗浄喀痰培養で PRSP が優位に分離された大部分の PRSP 性下気道感染症に対しても同様に PC 剤投与量の増量で対応可能であった．*Hi* の β-ラクタマーゼ産生菌に対しては β-ラクタマーゼ阻害剤とアンピシリンの合剤が選択薬になるが，合剤であるがゆえに PC 投与量は3分の2に減少してしまい相反することになる．入院例382件で化学療法の転帰を検討したところ，ABPC 静注，AMPC 内服で治癒した症例は49.8%，マクロライド・テトラサイクリンでは9.1%，抗微生物薬投与せず治癒した症例は27.5%あった．起炎菌判明後 ABPC 静注から別の抗微生物薬に変更した症例は21件(5.5%)あり，このうち ABPC 投与中に増悪した症例は4件(4/382 1.05%)のみであった(表16)．したがって，小児肺炎の治療に際し初期治療選択剤は ABPC 静注でよいが，経過が急で重篤な症例では敗血症を伴う肺炎であることがあり，より抗菌スペクトラムが広く PRSP，*Sa* も確実にカバーできるカルバペネム系薬剤で治療開始し，起炎菌判明後に至適抗微生物薬に変更するほうがよい．

b）起炎菌判明後の抗微生物薬療法 3主要起炎菌は，*Hi*，*Pn*，*Mc* である．表17に選択薬剤の一覧を呈示する．このなかで PRSP に対する治療が問題となる．*Pn* の PCG 耐性の基準は髄膜炎を想定したものであり，薬物の体内動態が異なる下気道感染症に関して耐性の基準は異なる．本菌に対する治療は PC 剤の増量で対応可能といわれているが，血液培養陽性例で ABPC の増量により一見軽快

表17 肺炎の主な原因菌と抗微生物薬の選択

細 菌	抗微生物薬（略語）	用 法
グラム陽性菌		
肺炎球菌		
ペニシリン感受性	アンピシリン（ABPC）	50～100 mg/kg/日，分3～4
ペニシリン中等度耐性	ABPC	100～150 mg/kg/日，分3～4
	セフォタキシム（CTX）	50～100 mg/kg/日，分3～4
	セフトリアキソン（CTRX）	20～60 mg/kg/日，分3～4
ペニシリン耐性	CTX，CTRX	
	パニペネム（PARM/BP）	20～60 mg/kg/日，分3 点滴静注
溶血性連鎖球菌	ABPC	
嫌気性連鎖球菌	クリンダマイシン（CLDM）	15～25 mg/kg/日，分3～4 点滴
黄色ブドウ球菌		
メチシリン感受性	アンピシリン・クロキサシン（ABPC/MCIPC）	50～100 mg/kg/日，分3～4
メチシリン耐性	バンコマイシン（VCM）	40 mg/kg/日，分2～4 点滴
グラム陰性菌		
インフルエンザ菌		
β-ラクタマーゼ（−）	アンピシリン（ABPC）	
β-ラクタマーゼ（＋）	アンピシリン・スルバクタム（ABPC/SBT）	60～150 mg/kg/日，分3～4
	CTX，CTRX	
BLNAR，BLPACR	CTX，CTRX	
百日咳菌	エリスロマイシン（EM）	40～50 mg/kg/日，分3～4 内服
	クラリスロマイシン（CAM）	10～15 mg/kg/日，分2～3 内服
	ペントシリン（PIPC）	100～125 mg/kg/日，分3～4
モラキセラ・カタラーリス	EM，ABPC/SBT	
肺炎桿菌（クレブシエラ）	CTX，CTRX	
大腸菌	セファゾリン（CEZ）	50～100 mg/kg/日，分3～4
	CTX，CTRX	
緑膿菌	セフタジジム（CAZ）	40～100 mg/kg/日，分3～4
	トブラマイシン（TOB）	3～6 mg/kg/日，分2～3 点滴
レジオネラ	EM，CAM	

しているように見えていても再燃し，より抗菌力の強いCTXで治癒している症例の経験がある[39]．しかし，一方で，血液培養陰性の肺炎（洗浄喀痰培養陽性例）ではPC剤の増量で対応が可能である．したがって，血液培養陽性例と陰性例とでは選択薬剤を変えるべきであり，局所感染症である血液培養陰性の肺炎ではまだPC剤の増量でよいが，全身感染症である血液培養陽性例ではPCG耐性の程度によってCTX，CTRXもしくはカルバペネム系薬剤を選択する．

Hiに関して，前述のごとくBLNAR，BLPACRが問題になりつつあるが，これら耐性菌も現時点ではCTX，CTRXもしくはβ-ラクタマーゼ安定な経口セフェム薬（薬の種類は表11参照）に対し良好な感受性を有している[18]．

鎮咳剤の投与は咳嗽がひどく睡眠できない場合には用いるが，あまり強力に咳嗽を抑えると，喀痰排泄の障害が起こるため，去痰剤と気管支拡張剤を中心に処方し，鎮咳剤は原則として投与しない．脱水傾向になると喀痰が粘稠になり喀出障害が起こるので水分投与を十分に行うよう指導することが大切である．

(6) 予　後

肺炎の予後に関しては，おおむね良好であり，1980年代の検討でわが国主要病

院の小児肺炎による死亡率[42]は，肺炎入院児の0.56％である．起炎病原体別でみると，組織侵襲の著しい Sa 肺炎では，予後不良の場合が多い．

5）中耳炎・副鼻腔炎
(1) 中耳炎
a．概念・定義

耳痛，耳漏を主徴とする中耳液の貯留と定義されている．経過より急性，慢性（症状持続期間：1ヵ月以上）に分かれる．反復する中耳炎は基礎に滲出性中耳炎がある場合が多い．慢性および滲出性中耳炎は耳鼻咽喉科の専門的な加療を要するので，ここでは急性中耳炎に限って述べる．感染経路は，経耳管，経外耳道，血行感染があるが，経耳管感染が多く，ほとんどの急性中耳炎はこの経路で感染する．上気道感染が先行する場合が多い．

b．病　　因

以前は Sa が主体と言われていた時代もあったが，最近の杉田の報告[43]では Pn は小児急性中耳炎の42.3％，Hi は38.8％，Mc は4.4％を占め，Pn と Hi が2大起炎菌である．

急性化膿性中耳炎の起炎菌診断について注意すべき点は，鼓膜切開例と自然穿孔例を分けて検討すると，Sa は鼓膜切開例では2.8％，自然穿孔例では15.5％と差があり[44]，外耳道の常在菌である Sa が起炎菌として過大評価される場合がある．単に培養結果を見るだけでなくどのように採取された検体であるのか，すなわち，下気道感染の起炎菌診断の際と同様に，常在菌の可能性の有無に注意する必要がある．

c．病態・症候

乳幼児では十分な訴えをすることができない．丸山らの報告[45]では0歳児の中耳炎の主訴は発熱，耳漏，耳を触るが多く，87.2％を占めていた．このほかには，不機嫌，夜泣きなどがあり，咳嗽，鼻汁などの上気道症状が先行することが多い．

d．診　　断

発熱，耳痛などの全身症状のほか，鼓膜の発赤，腫脹，膿性鼻漏などの炎症所見を有するものを急性中耳炎と診断するが，耳鏡による鼓膜所見が中心であり，その他の検査はあまり診断の助けにならない．診察は耳痛を訴えていない側から行い，患児に痛いことはしないという安心感をもたせるよう配慮することが診察に際し大切である．

e．治療と予後

鼓膜切開などの耳鼻咽喉科的処置に加え，抗微生物薬の投与が必要である．起炎菌と感受性を考慮して抗微生物薬を選択するが，AMPC を第一選択薬[40,41,46]としている．その理由として，工藤[46]は経口セフェム薬の多用が PRSP の増加と関

連している点，耐性の割合からしても，まだ急性中耳炎の60％以上はPC系薬剤に感受性があることを挙げている．さらに臨床的に重要な点は，初診時に耳漏や鼓膜切開時の細菌培養検査を行い，再診時に，処方した抗微生物薬が適切であったか否かの判断を行い，適宜変更しても臨床的に遅くはないと述べている．すなわち，気管支炎の抗微生物薬療法とほぼ同様の考えで抗微生物薬を選択してよい．治療期間は合併症のない急性中耳炎であれば，5～7日でよい[47]．しかし，PRSPによる中耳炎で，検査上比較的良好な感受性を示すCDTR，CFPNなどは組織中濃度がそれほど高くならず，期待されるほどの臨床効果が得られない場合がある．その際，ファロペネム（FRPM），またはクリンダマイシン（CLDM，商品名：ダラシン）が感性ならば用い得る抗微生物薬である[41]．このほか，中耳炎の場合不完全な治療は，反復性中耳炎，さらに滲出性中耳炎で鼓膜チューブ留置の必要が生じる症例もあることから，入院の上PAPM/BPなどの経静脈投与を行う．CTRXの非経口投与も推奨されている．

(2) 副鼻腔炎

a．概念・定義

副鼻腔の炎症である副鼻腔炎は，耳鼻咽喉科領域の代表的感染症であり，粘膿性の鼻汁，鼻閉，後鼻漏などの炎症症状の持続期間により急性，亜急性，慢性に分けられる．急性型は，成人では8週間未満のものと定義されるが，小児では12週間未満と定義されている．慢性型は従来8～12週間以上症状の持続するものと規定されていたが，最近，適切な内科的治療にもかかわらず炎症を示す画像陽性所見が4週間以上持続するものと定義された[48]．一方で，急性型は症状の持続期間が10～30日，亜急性は30日～3ヵ月，慢性型は3ヵ月を超えて症状の持続するものとの定義があり[49]，一定していない．

慢性副鼻腔炎は，気管支喘息との合併が少なからずあり，小児日常診療でも本症の存在に注意が必要である．

b．病因

急性は細菌感染の関与が多いが，亜急性，慢性は細菌感染を契機に急性炎症が生じた後，サイトカインの関与によるアレルギー性機序によって浮腫性，肥厚性の粘膜病変をきたすと言われている．小児における急性，亜急性副鼻腔炎の起炎菌は，気管支炎と同様に *Pn*，*Hi*，*Mc* が主要起炎菌であり，*Pn* 30％，*Hi* 20％，*Mc* 20％，*GAS* 4％などである[48]．小児慢性副鼻腔炎では急性型と比較して，*Hi* の検出率が高くなるという報告がある[50]．一方で，細菌の関与が明らかではない[48]という報告もある．

c．病態・症候

感染を契機に炎症産物の生成・貯留が起こり，粘膿性の鼻汁，鼻閉，後鼻漏，頭重感，さらに慢性型では遷延性咳嗽などが生じる．慢性副鼻腔炎の発生には，

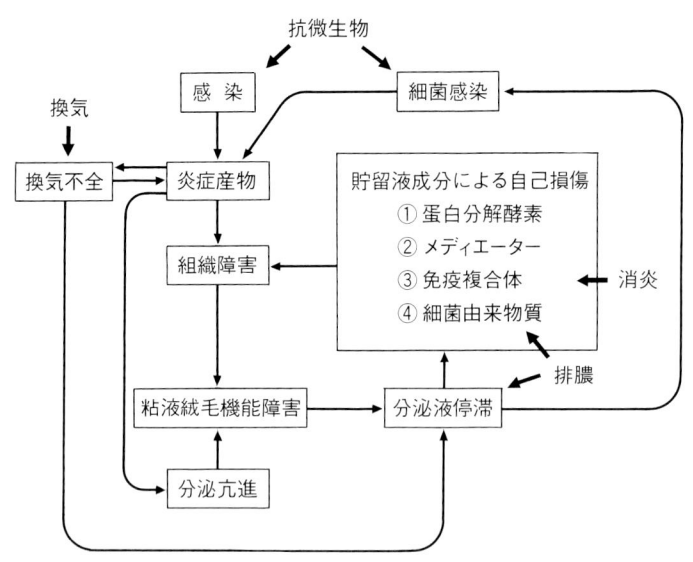

図12 慢性副鼻腔炎の成因とその対策 (間島雄一, 1995[51])

炎症産物による粘液繊毛機能障害をきたし,洞への分泌液の停滞を惹起するが(図12)[51],これには,副鼻腔とくに上顎洞の排泄孔が洞底より高位にあるという解剖学的排泄機構の弱点の関与が挙げられる.

d. 診　　断

自覚症状として鼻閉,粘膿性の鼻汁や後鼻漏が必発である.ときに頭重感や嗅覚障害を伴う場合がある.後鼻漏は開口させると咽頭後壁に認める.確定診断をつけるためにはX線診断で副鼻腔に陰影を認めなければならない.単純X線撮影はウォータース位とコールドウェル位があるが,冠状断CT像との比較による過剰診断率,過小診断率の結果より,一次医療機関であれば自覚症状とウォータース位による上顎洞陰影の陰影の評価で診断を下してよいとされている[51].

e. 治　　療

急性,亜急性型では,起炎菌の種類,頻度および経済性,臨床的有効性よりAMPCが初期治療薬として推奨されている[48].AMPC投与にて改善しない症例で,β-ラクタマーゼ陽性菌にはCVA/AMPC,CPDXなど,PRSPにはCFPN,CDTRのほか感受性によってはCLDMなどが選択薬剤になる.慢性副鼻腔炎の急性増悪の際には急性型に準じて前述の抗菌薬療法を行うが,慢性副鼻腔炎では細菌の関与が明らかではなく,抗微生物薬療法の必要性は議論がある.抗微生物薬としてではなく抗炎症薬としてマクロライド少量長期投与 (EM 8〜12 mg/kg/day, CAM 4〜8 mg/kg/day を2〜3ヵ月投与) が約70〜80％の症例で有効である.

抗微生物薬療法のほか酵素製剤の投与,末梢血管収縮剤の投与 (急性期7日以内に限って使用) も有効であるが,局所投与を含めたステロイド剤の有効性に関

しては十分な結論が得られていない．鼻漏の排泄を促すために鼻をかむことは大切な治療法の一つであるが，小児では慣れていない場合があり，左右別々に鼻をかむよう指導することも大切である．さらに，オリーブ管を用い家庭で簡単に鼻汁を吸引できる鼻アスピレーターの使用も有用である[52]．

文　献

1) Rowe RT, Stone RT : Streptococcal pharyngitis in children. Difficulties in diagnosis on clinical grounds alone. Clin Pediatri 16 : 933-935, 1977.
2) Bisno AL : Acute pharyngitis : etiology and diagnosis. Pediatrics 97 : S949-S954, 1996.
3) 上原すゞ子, 寺嶋　周, 野本泰正ほか：気道感染症　細菌感染．小児科診療 39：20-32, 1976．
4) 藤川　敏：A群レンサ球菌迅速診断法の比較．小児科 38：339-342, 1997．
5) 目黒英典：A群レンサ球菌迅速診断キットの有用性．小児科臨床 50：593-597, 1997．
6) Gerber MA, Spadaccini LJ, Wright LL, et al : Twice-daily penicillin in the treatment of streptococcal pharyngitis. AJDC 139 : 1145-1148, 1985.
7) Pichichero ME : Cepharosporins are superior to penicillin for treatment of streptococcal tonsillopharyngitis : is the difference worth it? Pediatr Infect Dis J 12 : 268-274, 1993.
8) Shulman ST : Evaluation of penicillins, cepharosporins, and macrolides for therapy of streptococcal pharyngitis. Pediatrics 97 : S955-S959, 1996.
9) 武田修明, 河村一郎, 田中陸男ほか：最近23年間のA群溶連菌感染症と分離株のT血清型別について．小児感染免疫 11：363-368, 1999．
10) 市村恵一, 田中利善, 田久保正道ほか：いわゆる「クループ」の概念の再整理．日気食会報 40：276-283, 1989．
11) Orenstein DM : Acute inflammatory upper airway obstruction. In : Nelson Textbook of Pediatrics (Behrman RE, et al, ed), 15th ed, pp 1201-1205, WB Saunder, Philadelphia, Tokyo, 1996.
12) Mayo-Smith MF, Spinale JW, Donskey CJ, et al : Acute epiglottitis. An 18-year experience in Rhode island. Chest 108 : 1640-1647, 1995.
13) Cressman WR, Myer III CM : Diagnosis and management of croup and epiglottitis. Ped Clin North Am 41 : 265-276, 1994.
14) Donnelly BW, McMillan JA, Weiner LB : Bacterial tracheitis : Report of eight new cases and review. Rev Infect Dis 12 : 729-735, 1990.
15) 鈴木伸代, 黒崎知道, 玉井和人ほか：細菌によるクループ症候群—*H. influenzae* type b による急性喉頭蓋炎と *S. aureus* による細菌性気管炎．小児感染免疫 9：186-187, 1997．
16) 中村　明, 石川信泰, 鈴木　宏ほか：12年間に分離した小児呼吸器感染症由来インフルエンザ菌の検討．日児誌 99：1234-1241, 1995．
17) Doern GV, Brueggemann AB, Pierce G, et al : Antibiotic resistance among clinical isolates of *Haemophilus influenzae* in the United States in 1994 and 1995 and detection of β-lactamase-positive strains resistant to amoxicillin-clavulanate : Results of a national multicenter surveillance study Antimicrob Agents Chemother 41 : 292-297, 1997.
18) Ishiwada N, Kuroki H, Ishikawa N, et al : Characteristics of β-lactamase producing and amoxicillin-clavulanate resistant strains of *Haemophilus influenzae* isolated from pediatric patient. J Infect Chemother 4 : 112-115, 1998.
19) Stern RC : Chronic bronchitis. In : Nelson Textbook of Pediatrics, (Behrman RE et al, ed), 15th ed pp 1210-1211, WB Saunder, Philadelphia, Tokyo, 1996.
20) 上原すゞ子：I．慢性気管支炎．新しい考え方による小児気道疾患の日常診療（久保政次編）, pp 124-133, 南山堂, 1981．
21) Gwaltney, Jr JM : Acute bronchitis. In : Principals and practice of Infectious Diseases (Mandel GL, et al, ed), 4th ed, pp 606-608, Churchill Livingstone, New York, 1995.
22) 黒崎知道：呼吸器感染症—気管支炎・肺炎の原因菌．New Mook 小児科 4 小児の感染症と化学療法—最近の話題（砂川慶介編）, pp 32-39, 金原出版, 1993．
23) 黒木春郎, 黒崎知道：呼吸器感染症におけるインフルエンザ菌の役割（小児）．化学療

法の領域 14：79-84，1998．

24) Uehara S, Terashima I, Nakamura A, et al : The role of *Haemophilus influenzae* in lower respiratory infections in childhood. Acta Paediatr Jpn 27 : 94-101, 1985.
25) 久保政次：痰の組成ととり方，各種疾患の細胞像．新しい考え方による小児気道疾患の日常診療（久保政次編），pp 12-24，南山堂，1981．
26) 上原すゞ子：小児呼吸器疾患の診断法，新小児医学大系 9A（小林登他編），pp 240-261，中山書店，1982．
27) 黒崎知道，上原すゞ子：小児呼吸器感染症の診断と治療Ｉ．細菌　日本小児呼吸器疾患学会誌 5(2)：68-73，1994．
28) Schroeckenstein DC, Busse WW : Viral "bronchitis" in childhood : relationship to asthma and obstructive lung disease. Semin Respir Infect 3 : 40-48, 1988.
29) Moffet HL : Pneumonia syndromes. in Pediatric Infectious Disease-A problem oriented approach. 3rd ed, pp 146-196, Lippincott, 1989.
30) 上原すゞ子：呼吸器細菌感染症．小児科学（白木和夫，前川喜平編）．pp 607-614，医学書院，東京，1997．
31) 黒崎知道，太田文夫，玉井和人ほか：小児肺炎の実態と治療に関する検討．日児誌 101：323，1997．
32) Turner RB, Lande AE, Chase P, et al : Pneumonia in pediatric outpatient : cause and clinical manifestations. J Pediatr 111 : 194-200, 1987.
33) 黒崎知道，鳥羽　剛，斉藤能厚ほか：最近の小児肺炎．小児科 29：1361-1369，1988．
34) 石和田稔彦，黒崎知道，鳥羽　剛ほか：小児肺炎の現況―第2報―炎症反応，臨床症状，理学的所見からの検討．感染症誌 69：284-290，1995．
35) Swischuk LE, Hayden CK Jr : Viral vs. bacterial pulmonary infections in children (Is roentgenographic differentiation possible?) Pediatr Radiol 16 : 278-284, 1986.
36) Khamapirad T, Glezen WP : Clinical and radiographic assessment of acute lower respiratory tract disease in infants and children. Semin Respir Infect 2 : 130-144, 1987.
37) 石和田稔彦，黒崎知道，鳥羽　剛ほか：小児肺炎の現況―胸部Ｘ線像の検討―日児誌 98：2012-2016，1994．
38) World Health Organization : Programme for the control of acute respiratory infections : technical bases for the WHO recommendations on the management of pneumonia in children at first-level health facilities. WHO/ARI/91.20
39) 黒崎知道，石和田稔彦：起炎病原体別からみた小児肺炎．日本小児呼吸器疾患学会誌 9(2)：124-134，1998．
40) Schreiber JR, Jacobs MR : Antibiotic-resistant pneumococci. Ped Clin North Am 42 : 519-537, 1995.
41) Bradley JS, Kaplan SL, Klugman KP, et al : Consensus : management of infections in children caused by *Streptococcus pneumoniae* with decreased susceptibility to penicillin. Pediatr Infect Dis J 14 : 1037-1041, 1995.
42) 上原すゞ子，中村　明：小児急性呼吸器感染症の病原診断と予後―わが国における死亡例の検討―．抗研誌 37：177-185，1985．
43) 杉田麟也：小児急性中耳炎検出菌と薬剤感受性．JOHNS 13：1139-1145, 1997．
44) 黒崎知道，桜井信清，中村　明ほか：小児急性中耳炎の起因菌と薬剤感受性について．小児科 24：917-921，1983．
45) 丸山　純，有友　宏，稲木匠子ほか：0歳児の急性中耳炎の臨床的研究．日耳鼻 99：402-410，1996．
46) 工藤典代：急性中耳炎，急性乳突炎．JOHNS 14：555-560, 1998.
47) Dowell SF, Marcy SM, Phillip WR, et al : Ottitis media-principles of judicious use of antimicrobial agents. Pediatrics 101 : S155-S171, 1998.
48) Kaliner MA, Osguthorpe JD, Fireman P, et al : Sinusitis : Bench to bedside. Current finding, future directions. J Allergy Clin Immunol 99 : S829-S848, 1997.
49) O'Brien KL, Dowell SF, Schwartz B, et al : Acute sinusitis-principles of judicious use of antimicrobial agents. Pediatrics 101 : S174-S177, 1998.
50) 藤森　功，菊島一仁：副鼻腔炎の細菌学．日胸 55：S 20-S 25，1996．
51) 間島雄一：小児の慢性副鼻腔炎．小児科 36：1333-1340，1995．
52) 杉本和夫：経口交感神経刺激剤の使用法と気道分泌物．小児内科 25：663-667，1993．

［黒　崎　知　道］

III

消化器細菌感染症

　消化器細菌感染症はその発症機序より，感染型，毒素型，生体内毒素型（中間型）に分類できる．感染型は食物に汚染しそこで増殖した原因菌が摂取され，腸管に感染するか直接作用して起こすものをいう．毒素型は，汚染した微生物が食物内で増殖し，その際産生した毒素により起こるもので，発症までの時間が短い．生体内毒素型は原因菌の汚染した食物を摂取することにより感染を起こし，感染自体とその菌が腸管内で産生する毒素の両方によって発症するものである．

　原因菌の感染力の面からは赤痢菌，腸管出血性大腸菌，チフス菌，パラチフスA菌といった感染力の強いものと，腸炎ビブリオや一般のサルモネラのように感染力の比較的弱いものがあり，行政上前者によるものは「感染症の予防及び感染症の患者に対する医療に関する法律」の二類あるいは三類感染症として扱われ，後者によるものは細菌性食中毒として扱われる．

　治療法の選択はその疾患の重症度，感染性，抗菌薬の有効性などによって決められる．細菌性赤痢，腸チフスや一部のサルモネラ感染症，感染型の食中毒の重症なものなどでは抗菌薬の使用が必要とされ，毒素型の食中毒，軽症の感染型食中毒では抗菌薬の使用は必要ない．腸管出血性大腸菌感染症に抗菌薬が有効であるかどうかについてはまだ議論が残されている．

　嘔吐や腹痛を伴わない軽度の下痢だけの食中毒では生菌製剤（ビオフェルミン，ラックB，ビオスリーなど）のみの投与で経過を見てよい．下痢が中等度以上のときはソリタT3顆粒やスポーツ飲料で水分を補充し，次第にミルクや食事に切りかえていく．腸管運動抑制性の止痢剤は使用しないほうがよい．嘔吐，腹痛の激しいもの，脱水，血便の著しいもの，発熱の持続など全身症状の強いものは入院治療の対象とする．

　嘔吐，下痢の激しいものには補液が必要となり，初期の脱水補正にはソリタT1または乳酸ナトリウム加リンゲルを用い，その後ソリタT3にて維持する．腹痛の激しいときはブスコパン（小児5mg/kg/回，成人）あるいはペンタジン（小児5〜10mg/回，成人15mg/回）の皮下注または静注を用いてもよい．

感染型や生体内毒素型食中毒の多くは自然治癒するので対症療法だけで済むことが多いが，感染力の強いもの，全身症状のあるもの，幼若乳幼児や免疫の低下した患者では治療が必要となる．多くは経口投与をするが，全身感染の疑われるときや嘔吐の強いときは静脈内投与をする．

抗菌薬の種類は原因菌の性状と薬剤感受性，薬剤の腸管吸収性，期待される腸管内濃度，これまでの臨床経験による除菌率などを参考にして選択する．原則的には原因菌が特定され薬剤感受性が分かった時点で選択するべきであるが，症状が激しくそれ以前に使用しなければならない場合，経験的に最も効果が期待できるものを選ぶ．ホスホマイシン，ニューキノロン剤（小児ではノルフロキサシン）は幅広い食中毒菌に抗菌力を示し現在のところ耐性菌も少なく，これらの経口投与がこの目的には用いやすい．このときはできるだけ早く原因菌とその薬剤感受性について必ず確認する必要がある．投薬のルートは基本的に経口投与であるが，全身感染を起こすもの，経口摂取が不可能なものでは胆汁排泄性を考慮して経静脈投与を用いる．

◆ 1 細菌性胃腸炎

1）下痢原性大腸菌[1]

大腸菌のうちほとんどの株は非病原性であるが，一部は病原性を示す．大腸菌が起こす疾患は腸管感染，尿路感染，髄膜炎，敗血症，溶血性尿毒症症候群，など多岐にわたり，一つの菌種が基本的に一つの疾患を起こすコレラ菌や赤痢菌と対照的である．その病原性は菌の獲得した病原遺伝子の産生物質によって決まり，病原因子の種類によって病態が異なると考えられている．腸管感染を起こすものは下痢原性大腸菌または病原大腸菌と呼ばれ，その症状と関与する病原因子から現在5種のグループに分類されるが，これはO抗原とH抗原でも分類できる（表18）．各下痢原性大腸菌の持つ病原因子はそれぞれ特異的で，明らかに異なる機序で下痢が発症する．

(1) **腸管病原性大腸菌（enteropathogenic E. coli：EPEC）**

腸管病原性大腸菌（EPEC）はHEp-2細胞に粘着するのが特徴で，この菌による症状は毒素によるより菌の腸管上皮への直接侵襲によると考えられている．腸管上皮への接着には線毛を介した上皮への接着，上皮の微絨毛の破壊，細胞表面への密着というAいわゆるattaching-effacing傷害の過程を経ることが知られ，程度は腸管凝集性大腸菌のものより強く侵襲性，炎症性である．この過程に必要であるのがインチミン（intimin）と呼ばれる外膜蛋白（分子量94～97 kDa；eaeA

表18　下痢原性大腸菌の分類と血清型

腸管病原性大腸菌	腸管毒素原性大腸菌	腸管細胞侵入性大腸菌	腸管出血性大腸菌	腸管凝集性大腸菌
O44：H34	O6：H−, 12, 16, 40	O28：H−	O26：H−, 11	O3：H2
O55：H6, 7, 32	O8：H−, 9	O29：H−	O103：H2	O6：H1
O86：H2, 34	O25：H−, 42	O32：H−	O104：H21	O11：H16
O111：H2, 7, 12	O27：H7	O42：H−	O111：H−	O15：H21
O114：H2	O29：H21	O112：H−	O118：H2	O44：H18
O119：H6	O63：H−, 12	O121：H−	O119：H19	O77：H18
O124：H?	O78：H11, 12	O124：H−	O128：H2	O89：H−
O125：H21	O117：H4	O136：H−	O145：H−	O92：H23
O126：H2, 5	O128：H21	O143：H−	O157：H−, 7	O111：H21
O127：H4, 6, 21	O153：H45	O144：H−		O125：H30
O128：H2	O159：H4, 21	O152：H−		O126：H10, 27
O142：H6, 34	他	他		O127：H2
O158：H23				O128：H8, 35
				O146：H39
				O148：H28

遺伝子産物）で，後述の腸管出血性大腸菌と共通のものであることは良く知られている．EPEC は HEp-2 細胞に対する粘着性をもって確定診断するが，粘着因子 EAF を持つことは DNA プローブによって確認できる．

　このグループの大腸菌はもともと乳幼児の集団下痢の原因菌として発見されたもので，途上国における乳幼児の下痢と死亡の原因として最も多いものである．菌の摂取後3〜16時間で軽度の下痢が始まり，大量の水様下痢，腹痛，悪心，嘔吐，発熱を呈すようになり約2日間続く．明らかな粘液，血便を伴うことはないが，菌血症を合併することもある．

　治療は，大量の下痢があるので補液で水分と電解質の補充と維持をすることが最も需要で，抗菌薬の投与を必要とすることは少ない．幼若乳児や免疫低下のある患者で症状の強いものではホスホマイシン 40〜120 mg/kg/日，ナリジクス酸 50 mg/kg/日，またはノルフロキサシン 6〜12 mg/kg/日を分3で経口投与する．

(2)　**腸管毒素原性大腸菌**（enterotoxigenic *E. coli* : ETEC）

　腸管毒素原性大腸菌（ETEC）は小腸上皮に粘着するが，細胞の形態的変化，粘膜の侵襲，炎症をきたすことなく，毒素を産生することによって下痢を起こす．この菌の病原性は2つのエンテロトキシン，易熱性エンテロトキシン（heat-labile enterotoxin; LT）および耐熱性エンテロトキシン（heat-stable enterotoxin; ST）の産生と，この菌が小腸遠位端に定着増殖するとき必要な colonization factor antigen I, II（CFA I，CFA II）による．LT には LT-I と LT-II の2種があり，LT-I はコレラ毒素と非常に近似している．LT-II は動物からの分離菌が産生しており，ヒトでの病原性は証明されていない．ST は単一ではなく一群の小さいペプタイドで，産生遺伝子は LT-I，CFA と同じプラスミドにある．ST には STa と STb の2種があり STa が下痢の主たる原因である．STa はグアニルサイクレースを刺激し細胞内 cGMP を増加させることによって下痢を起こす．

ETEC は LT および ST の産生をもって診断する．LT は免疫学的方法か DNA プローブを用いて検出される．ST の検出には乳のみマウス胃内投与法によるが唯一の信頼できる方法とされてきたが，最近では ELISA 法が可能となった．

　この菌による下痢は途上国における下痢の 20〜30％を占めており，このような地域を訪れた旅行者下痢症の大部分を占めているが，いわゆる先進国では見られることは少ない．感染が成立するためには 10^8 個の菌の摂取が必要である．

　潜伏期間は 14〜50 時間，粘液，血液を含まない頻回，大量の水様下痢を呈する．小児では発熱を伴うが成人では発熱はないことが多く，嘔吐は伴わない．稀に重症の場合，コレラ様の下痢と表現されるような米のとぎ汁様の水様便で，脱水を伴うこともある．症状の重さは摂取菌量と相関する．

　多くの場合，大量の下痢があるので補液を必要とすることが多い．旅行者下痢症では抗菌薬が症状の期間を短縮することが知られているので，症状の強いものではホスホマイシン 40〜120 mg/kg/日，分 3 の経口投与が適当である．

(3) 腸管細胞侵入性大腸菌 (enteroinvasive E. coli : EIEC)

　この菌は，大腸粘膜に定着，腸管上皮細胞に侵入し，さらに隣接する細胞へ感染して発熱，粘血便を呈することがあるという赤痢菌と同様の特性を持つ．この他にも細菌学的性状が赤痢菌と類似しており，O 抗原も赤痢菌と多くの共通部分を持つ．この菌が産生する 63-kDa の蛋白毒素は証明されているが，志賀毒素の産生はなく溶血性尿毒症症候群の合併もない．感染性は赤痢菌に比べると弱く，感染が成立するには 10^8 個の菌が必要であるので伝染性疾患というよりも食中毒菌と見なされる．

　EIEC の診断にはモルモットの眼結膜炎形成能をみる Sereny 試験か HeLa 細胞や HEp-2 細胞に対する侵入性試験が行われるが，最近では，細胞侵入に必要な菌体外膜蛋白を ELISA によって検出するか，その遺伝子を DNA プローブで確認することもできるようになっている．

　病原因子が赤痢と類似しており，当初，症状が赤痢と類似すると記載されたが，実際には粘血便，高熱を呈することは少なく，水様便と軽度の発熱のみを示すことのほうが多い．感染後 12〜24 時間で発熱，頭痛，水様便が始まり，まもなく粘血便，腹痛，便意頻回を呈するようになるが，著しい血便，テネスムスとなることはない．通常は約 1 週間で軽快する．

　重症例では抗菌薬の投与が必要であるが赤痢菌と同じく細胞侵入性であるので，カナマイシンやコリスチンのような腸管吸収の悪い薬剤は適当でない．ホスホマイシン 40〜120 mg/kg/日，ノルフロキサシン 6〜12 mg/kg/日，分 3，ST 合剤 25〜50 mg (sulfamethoxazole)/kg/日，分 3 の経口投与が適当で，アンピシリンの経静脈投与が有効という報告もある．

(4) 腸管出血性大腸菌 (enterohemorrhagic E. coli : EHEC)[2]

　腸管出血性大腸菌(EHEC)感染は特異な出血性大腸炎を起こし，溶血性尿毒症症候群 (HUS) や脳症という重症な合併症を伴うことのある，最近とくに注目されている疾患である．志賀毒素1 (Stx1)，志賀毒素2 (Stx2) のいずれかまたは両方を産生し，これがこの菌の主たる病原因子である．したがって EHEC は志賀毒素産生性大腸菌（Shigatoxin-producing E. coli : STEC）とも呼ばれる．Stx は細胞表面のグリコリピド(Gb3)をレセプターとし，細胞の蛋白合成を阻害することにより病原性を発揮する．

　出血性大腸炎では粘膜下の出血，腸管壁の著しい浮腫，フィブリンの浸出が見られ，HUS を起こすような重症例では加えて潰瘍，出血，血栓がみられる．HUS を起こした場合，腎における所見は糸球体と尿細管に主としてみられ，下痢を伴わない HUS が細動脈病変と皮質の壊死が主であるのと対照的である．特徴的な所見は，糸球体における血管内皮細胞の膨化，内皮細胞下腔の拡大，メサンギウム細胞の膨化，血管内腔の狭小化，血栓，閉塞，尿細管の壊死で，電顕像では内皮細胞下腔にフィブリン，脂質の沈着を認める．免疫染色では毛細血管壁，メサンギウム細胞，内皮細胞下腔に IgM，C3 の沈着を認める．

　脳，肺，心臓，肝臓，膵臓にも軽度の血栓を認めることが多い．早期に脳症により死亡した例では著しい脳浮腫を認めるのみで明らかな脳炎や血管障害の所見がみられないことが多い．

　EHEC の感染では軽症の下痢から重症のものまでさまざまな症状を呈しうるが，出血性大腸炎と診断できるような典型例では，頻回の水様便(10～20回/日)，血便，強い腹痛があり，明らかに持続する発熱を伴わないのが特徴的な症状である．潜伏期間は3～5日で水様便は初期症状としてみられることも泥状便から次第に移行することもある．血便も初期からみられることがあり，次第に増強し，最終的にはほとんど血液のみとなることが多い．腹痛は疝痛と表現される激しいもので，これが他の症状に先行することもある．症状の強さは血清型，菌株によって，また同じ菌株でも摂取の量によって異なるようである．それぞれの症状の程度が強いほど重症度が高く，合併症発症の可能性も高いと考えられる．発熱は発症初期に一過性にみられることがあり，経過中に高熱をみたときは合併症発症の可能性がある．嘔吐を伴うこともある．

　HUS や脳症など重症合併症は下痢が始まった5～7日後発症する．合併症の発症の可能性は各症状が強いほど高いと考えられ，上記のような典型的な出血性大腸炎の症状を呈している場合は20～30％の確率である．

　HUS は細血管障害性溶血性貧血，血小板減少，腎不全を3主徴とする．元気がない，顔色が悪い，尿量が少ない，などの症状で始まり次第に進行する．検査所見では尿蛋白と潜血反応陽性，血小板減少，白血球増多，血清 LDH 値上昇，血清

ビリルビン値上昇，貧血と血清BUN値，クレアチニン値の上昇がみられる．このなかでは尿所見の異常，血小板減少，白血球増多がより早期にみられる傾向にある．

中枢神経合併症が起きるときはHUSとほぼ同時期に見られる．痙攣，昏睡から傾眠，不眠，多弁などまで症状はさまざまである．しかし，中枢神経症状の合併は重症であることを示しており，注意が必要である．

EHECの診断には便より大腸菌を分離し血清学的にO抗原とH抗原で同定する．世界的に最もしばしば分離されるEHECは*E. coli* O157：H7であるが，わが国では他にO26：H11，O26：H-，O111：H-，O118：H2も分離されている．大腸菌の多くはソルビトールを分解するが，O157：H7は分解しないか分解が遅い．これを利用して，O157：H7については乳糖の代わりにソルビトールを加えたマッコンキー寒天培地（マッコンキー・ソルビトール寒天）を用い，ソルビトール非分解菌を選択すると検出しやすい．最終的な診断には志賀毒素産生能を確認する必要がある．志賀毒素の検出には本来ベロ細胞に対する細胞毒性試験が用いられてきたが，必ずしも特異的でないため，他の方法が考案されている．現在モノクローナル抗体を用いたラテックス凝集法やELISA法，DNAプローブ法やPCR法を用いたDNA診断法が開発されている．

合併症を呈する以前では血液検査所見で本症に特徴的なものはない．本症では大腸壁の著しい肥厚がみられるので，腹部超音波検査は診断に有用で，腸管壁の明らかな肥厚が見られた場合，本症である可能性は高い．腸管壁の肥厚は腹部単純X線写真で確認できるときもある．

EHEC感染の治療の目的は出血性大腸炎をできるだけ軽度に抑えHUS，脳症など重症合併症の発症を予防することと，2次感染を予防することである．抗菌薬が有効かどうかについてはまだ議論が残っているが，発症早期（3日以内）に適切な抗菌薬を用いると合併症発症の危険性を減少できると考えられる．抗菌薬は発症早期ではホスホマイシン40～120mg/kg/日，ノルフロキサシン6～12mg/kg/日，分3，経口投与か，カナマイシン50～100mg/kg/日，分4，経口投与，それ以降はミノサイクリン4mg/kg/日，分2，経口投与，いずれも5日間投与する．経口投与ができない場合はホスホマイシンまたはミノサイクリンを経静脈投与する．

HUS，脳症の予防には志賀毒素吸着剤，Synsorb Pk，の経口投与が有効とされ，現在わが国でも限られた医療機関で検討されている．胃腸症状開始後4日以内にSynsorb Pk，500mg/kg/日を分4で7日間経口投与する．

(5) 腸管凝集性大腸菌（enteroaggregative *E. coli*：EAggEC）

腸管凝集性大腸菌（EAggEC）は比較的新しく分類された大腸菌で，ETECと同じく水様の下痢を起こすが，その期間は2週間以上と長いのが特徴である．免

疫不全のある患者ではさらに長期化し栄養状態の悪化をもたらすことがある．この菌は小腸上皮細胞に粘着し細胞内に侵入することなく細胞を変性させることもない点でも ETEC と似ている．ただ細胞への粘着が ETEC のように均一に起きるのではなく凝集して起きるところが異なっている．病原因子としては GVVPQ fimbriae と呼ばれる粘着因子と，EAST（enteroaggregative ST）と呼ばれる耐熱性毒素が知られている．感染性は弱く $10^8 \sim 10^{10}$ 個の摂取がないと症状は起こらない．

　臨床症状に関する報告は少なく明らかではないが，ボランティアを用いたヒトの感染実験では下痢，疝痛，腹鳴があるとされており，たまに血便を伴うことがあるらしい．

　下痢が遷延したときの抗菌薬の有効性は明らかでない．このとき，二次性の乳糖不耐症となっていることがあるので乳糖の除去，その他経腸栄養剤なども考慮しなければならない．

2）細菌性赤痢[3]

　赤痢菌の経口感染によって起きる大腸炎で，とくに直腸，S字結腸にカタル性，潰瘍性の病変を作り発熱と粘血便を伴う下痢を呈する．赤痢菌は非運動性，通性嫌気性のグラム陰性桿菌で，感染力が強く，汚染食物からの感染のみならず汚染した飲料水や他の水から，あるいはヒトからヒトへの水平感染をする伝染性の疾患である．ハエが足や腸管で菌を運搬して食物を汚染し集団感染の原因となることもあり得るとされている．食物の中では約1ヵ月も生存できる．

　赤痢菌は血清学的，生化学的にA群；*S. dysenteriae*，B群；*S. flexneri*，C群；*S. boydii*，D群；*S. sonnei* の4群に分けられ，さらに40以上の血清型に分類される．なかでは *S. dysenteriae* type 1 が志賀毒素を産生し，もっとも毒性が強く，また感染力も強い．*S. flexneri* はそれよりも弱く，*S. boydii*，*S. sonnei* は一般に self-limiting な経過をとる．理由は明らかでないが先進国では *S. sonnei* が検出される率が高く，わが国でも最もよく検出される．途上国では *S. flexneri* の検出率が高く，*S. dysenteriae* type 1 も時々流行が見られている．

　年齢では1～4歳の小児がもっともかかりやすく重症化しやすいが，6ヵ月未満の乳児が罹患することは少ない．成人よりも小児に発症が多いのは，腸管免疫の未熟性と個々の衛生が保ちにくい事情によるものと思われる．サルモネラと異なり，基本的にはヒトのみが被感染者で感染の伝搬もヒトによる．感染は10～200個の菌数で起こりうる．これはコレラ菌などに比べて耐酸性が強く，胃を容易に通過することによる．集団感染の際の発症率は約50％である．

　サルモネラなどの食中毒菌と違い夏季に増加するわけでなく，通年性に発生は見られる．そのなかで，外国由来例群は年末年始と夏期休暇時に増加し，幼稚園

学校例群では11月から2月にかけ増加する傾向がある．

共通の特性は大腸上皮細胞に対し侵入性であることである．この遺伝情報は120〜140MDの大きいプラスミドに組み込まれている．赤痢菌は一般に腸管上皮など成熟した細胞には粘着せず，最初の侵入門戸はパイエル板のM細胞と考えられている．M細胞はもともと貪食性の細胞であるので，この細胞に取り込まれることによって初めて体内に侵入する．M細胞を通過した菌は下部のほうから腸管上皮細胞に感染，侵入し細胞を死に至らしめる．

腸管に進入した菌はまず小腸で増殖し，その後菌が大腸で増殖することにより大腸炎症状を示す．大腸のなかでも直腸，S字結腸，下降結腸がより強く冒されやすい．侵襲を受けた大腸は粘膜の潰瘍，出血，粘膜浮腫，発赤，びらん，を起こす．局所の多核球，単核球浸潤は著しく，粘膜下に小膿胞を形成する．

サルモネラと違い健康保菌者となることはほとんどなく，抗菌薬を用いなくても1週間，遅くとも1ヵ月以内に便中への排菌はなくなり，抗菌薬を用いた場合は1〜4日でなくなるが，栄養不良の患児などではさらに長く排菌することもあり得る．また，流行地では無症状の排菌者もあり得る．

典型的な赤痢症状では，12〜48時間の潜伏期間の後，発熱，大量の下痢，疝痛で発症し嘔吐を伴うこともある．これを小腸期と呼び約48時間続く．その後大腸期に移行し，便量は少なく粘血便となり，便意頻回，しぶり腹を呈する．しかし症例によっては小腸期の症状が長く続くこともあれば，最初から大腸症状で始まることもある．合併症のない場合，これらの症状は自然に7〜10日で軽快するが，抗菌薬の投与で短縮することができる．しかし，適切な抗菌薬療法を行っても数ヵ月にわたる慢性感染となることも稀にある．患児は中毒症状を示し，下腹部の圧痛，腸音の昂進がみられ，脱水症状を示していることもある．また直腸脱を呈することもある．

中等症，重症例では脱水となり補液を要する．これは約3日で治まることもあるし，合併症として S. dysenteriae type 1 の産生する志賀毒素により HUS や脳症が起こることもあるということはよく知られている．それ以外の群でも入院を要するような中等症以上の症例，とくに高熱を伴う乳児では全身性の痙攣がみられる．年長児では嗜眠，幻覚，見当識障害を呈することがある．痙攣やこれらの神経症状は疾患のごく初期に見られることが多く通常は重篤なものではない．稀に S. sonnei, S. flexneri で劇症の経過をたどることもある．

わが国では過去にきわめて劇症の脳症，高熱を伴い死に至る赤痢を疫痢として報告された．これらの症例はHUS，DIC，重症脱水のいずれにも当てはまらず，発症病理は不明のままである．しかし最近はこのような症例は見られなくなっている．

抗菌薬の投与により症状の改善と排菌期間の短縮がみられるので，抗菌薬療法

は一般に認められている．赤痢菌の多剤耐性化は進んでおり，アンピシリン，クロラムフェニコール，テトラサイクリン，ホスホマイシン，ST合剤に対しては35〜85％が耐性と考えてよい．また抗菌力と臨床的有効性は必ずしも一致しない．現在ではニューキノロン剤が最も耐性率が低く臨床的効果が高いので勧められ，年長児ではノルフロキサシン6〜12mg/kg/日を分3で5日間経口投与する．菌が感受性を示せばホスホマイシン40〜120mg/kg/日を分3で経口投与しても良い．カナマイシン，セフェム系薬剤に対する耐性菌は多くないが，臨床的効果は期待できない．抗菌薬投与後1週間は便中からの菌の消失を確認する必要がある．

　赤痢菌はトイレットペーパーを通して容易に手を汚染するので，患者のいる家庭の便所の周囲は汚染されていると考えてよい．したがって，患者や患者の世話をする者の手洗いは感染予防上きわめて大切である．抗菌薬の予防投与はしない．

3）サルモネラ腸炎[4]

　サルモネラは運動性のグラム陰性桿菌で人畜共通の病原菌である．その分類は複数の異なったシステムで行われるので，正確な表現は複雑で紛らわしいが，ここでは臨床的に使い慣れている血清型で表し，たとえばチフス菌は *Salmonella cholerasuis subspecies cholerasuis* serotype Typhi であるが，ここでは S. Typhi と記載する．ヒトではサルモネラ感染症は，①チフス症，②病巣感染を伴うまたは伴わない菌血症，③胃腸炎，④無症状保菌者の4型を呈する．チフス症を呈するのは主として S. Typhi でその他 S. Pratyphi A, S. Cholerasuis も起こしうる．菌血症を起こしうるのは上記の3血清型以外に S. Typhimurium, S. Enteritidis, S. Heiderberg, S. Saint-Paul, S. Newport, S. Panama, S. Dublin, S. Oranienburg である．胃腸炎は S. Typhimurium, S. Enteritidis の他，多くの血清型によって起きる．

　疾病を起こすための摂取菌量は 10^5〜10^{10} 個であるが，乳幼児や免疫低下のある者ではさらに少量でも感染しうる．小腸に入った菌は腸管上皮に粘着，取り込まれて細胞内で増殖する．細胞内の菌はこれら毒素様腸毒素を産生し細胞内cAMPを増加，腸管内に水分を移行させる．次いで小腸パイエル板のM細胞に取り込まれ，さらに腸管膜リンパ節，その他の網内系のマクロファージで生存を続ける．

　サルモネラによる胃腸炎は腸炎ビブリオ，ブドウ球菌によるものとともに三大食中毒の一つであったが，最近ではサルモネラによるものが多くなりつつある．なかでも S. Enteritidis による胃腸炎は急激に増加している．主たる感染源は鶏肉と鶏卵で養鶏の技術の変化とともに汚染率が高くなっていると考えられている．鶏卵では殻に汚染しているのみならず，体内で殻が形成される前に中身に汚染しうることが知られている．

原因菌に汚染された食物あるいは水を摂取すると6～72時間後嘔気，嘔吐，腹痛が始まり，次いで下痢となる．下痢の量はさほど多くなく，血液が混入することもある．発熱，頭痛，筋痛，倦怠感もしばしば見られる．通常は抗菌薬を用いなくとも1週間位で軽快するが，幼若乳児や免疫低下のある者では重症化することがある．

　サルモネラ感染では S. Typhi, S. Paratyphi A, S. Cholerasuis 以外では自然治癒することが多く，抗菌薬の使用がいたずらに排菌期間を延長するともいわれており，症状の強い症例や幼若児，免疫の低下した者以外は抗菌薬は使用しないで経過を見るのがよい．この場合，ビオフェルミン，ラックビー，またはビオスリーを1～3g/day，分3で菌の消失を確認するまで使用する．

　しかし，S. Enteritidis や S. Typhimurium でも菌血症を起こすことはあり，とくに乳幼児や免疫低下のある患者が発熱など全身症状を示している場合は抗菌薬の使用を考慮せざるをえないことも少なくない．抗菌薬としてアンピシリン，アモキシシリン，クロラムフェニコール，またはST合剤が奨められていたが，最近ではホスホマイシン，ニューキノロン剤による治療経験が増えており，とくにニューキノロン剤は優れた臨床効果と除菌率が確認されつつある．ノルフロキサシンは現在小児に適応が認められている唯一のニューキノロン剤で，腸管から吸収されて胆汁からの排泄もあり，比較的高い腸管内濃度が期待できるので本症には適切な薬剤である．ただし，5歳未満の小児には注意して使用し，乳児では使用しないとされているので小児での使用は慎重でなければならない．したがって，乳幼児にはホスホマイシン40～120mg/kg/日，分3で，年長児ではノルフロキサシン6～12mg/kg/日，分3で7日間，経口投与する．

　ときどき，幼児でホスホマイシンの効果が不十分のためノルフロキサシンの使用を考慮せざるを得ないときがある．その際は錠剤を粉末にし注意しながら5日間を目安に用いる．また，乳幼児や免疫低下のある患者で菌血症が疑われるときは抗菌薬を経静脈投与することもある．現在わが国でサルモネラ感染症に適応のある静注薬はクロラムフェニコールだけであるが，米国ではセフォタキシム，セフォトリアクソンも勧められている．

4）カンピロバクター腸炎[5]

　Campylobacter jejuni および *C. coli* は先進国においてヒトの腸炎の原因菌としてしばしば検出されるグラム陰性桿菌である．途上国では無症状の健常人からもよく検出される．ニワトリ，畜牛，豚など多くの家畜の腸管に生息しており，これらの糞便で汚染された食肉，とくに鶏肉を摂取することによって腸炎が起きる．犬，猫など愛玩動物が感染源になることもあるが，牛乳や水から感染することは少ない．

この菌による腸炎は夏から秋にかけて集団食中毒として発生することが多く，約30％は学校給食によるものである．その他飲食店，宿泊施設でも発生している．

感染性は比較的強く，500個程度の菌の摂取で感染は成立するといわれている．潜伏期は3日（1～7日）で，発熱，水様下痢，腹痛で始まり，2～4日後には粘血便を呈するようになる．30～50％の例では腹痛，倦怠感，筋痛，頭痛で始まる．ときに強い腹痛のみで始まり，急性腹症や虫垂炎と間違えられることや発熱のみで始まることがある．粘血便を呈するときは細菌性赤痢，サルモネラ症，細胞侵入性大腸菌感染と鑑別する必要がある．多くの場合，症状は2日以内に，遅くとも1週間以内に軽快するが，再発あるいは遷延する例もある．

下痢や血便を起こす機序としていくつかの毒素が考えられているが実際の関係は明らかでない．

抗菌薬を投与しない場合，便中への排菌は2～3週間続くが，適切な抗菌薬の投与で短縮される．感染を受けた場合，成人よりも幼若小児のほうが症状を呈しやすく，感染した場合，排菌量が多く排菌期間も長い．また母乳による保育が感染を予防すること，免疫不全のある患者で症状が重症化，遷延化すること，などから免疫による防御機構があることは予想されるが不明の点も多い．

全身感染を起こすことは稀であるが，合併症として感染後1～3週でギラン・バレー症候群が発症することがある．またギラン・バレー症候群の患者の12～60％ではカンピロバクターの先行感染が証明される．反応性関節炎，ライター症候群，結節性紅斑が発症したことも報告されている．

軽い下痢のみの場合は抗菌薬を使用する必要はないが，発熱，腹痛，血便などの症状が激しいとき，乳幼児の場合，食物を取り扱う者の場合は必要となる．多くの場合，入院は必要ない．抗菌薬を使用する場合，早期であるほど効果が高い．第一選択の抗菌薬はエリスロマイシン30～50 mg/kg/日，分3，5日間で早期に除菌され，下痢の減少，解熱，腹痛の軽減が24～36時間以内に見られる．その他のマクロライド，ホスホマイシン40～120 mg/kg/日，分3，5日間も用いられるが，ニューキノロン剤は最近耐性菌が多くなり本症には適当でない．

菌血症を疑えるような重症な場合は，アンピシリン，イミペネム，アミノ配糖体の静注も使用できる．

5）エルシニア腸炎[6]

エルシニアは基本的には動物寄生性のグラム陰性，球桿菌である．豚をはじめ牛，羊，ウマ，犬，猫，モルモットなどのほ乳類，カエル，魚類などから検出されるが，鳥類から検出されることは少ない．人に腸管感染を起こしうるのは *Yersinia enterocolitica* と *Y. pseudotuberculosis* の2種で，ほとんどは *Y. enterocolitica* によるものである．4℃の低温でも増殖できる．保菌する動物の糞便に汚

染した食物や水を摂取することで感染し，動物との口から口への感染も考えられている．潜伏期間は平均5日（2～11日）である．感染性は強いものではなく，ヒトからヒトへの二次感染はきわめて少ない．小児のほうが成人より感染を受けやすく，保育所や小学校で集団感染が起こりうる．

季節性は明らかでないが，ヨーロッパでは秋から冬にかけて多く検出されている．

Y. enterocolitica は胃，小腸，大腸炎など腸管のどの部分にも炎症を起しうるが，一般に回腸末端に最も症状が強い．回盲部の著しい腸管膜リンパ節腫脹は *Y. pseudotuberculosis* 感染で報告されたためその特徴的な症状とされているが，腸管膜リンパ節炎は *Y. enterocolitica* 感染でもしばしば見られる．

下痢，発熱，腹痛，嘔吐が最も多い症状であるが，その程度は軽度のものから重度なものまでさまざまである．乳幼児では胃腸炎症状のみのことが多く，年長児では右下腹部の腹痛を伴いしばしば虫垂炎と間違えられる．下痢は1～2週間続き，約20％で血便を伴う．末梢血白血球数は中等度増加する．*Y. enterocolitica* 感染と *Y. pseudotuberculosis* 感染を臨床的に見分けるのは必ずしも容易でないが，後者の場合は腹痛が主で下痢症状は少なく発熱の期間も短い．

菌は多核球によって貪食，殺菌されるので，基礎疾患のない患者では感染は局所性で，自然に治癒するが，溶血のある者，免疫抑制のある者は重症化しやすく，稀に敗血症など全身感染を起こす．年長児や成人では感染後2～6週で関節炎や結節性紅斑を起こすことがある．これは反応性関節炎と呼ばれHLA-B27抗原を持つ者に多発することがよく知られている．乳幼児では川崎病様症状を呈することもある．

診断は *Y. enterocolitica* の場合便より，*Y. pseudotuberculosis* の場合感染リンパ節より菌を培養することでつけられる．血清学的には発症3～4週後にO3あるいはO9抗原に対する抗体が128倍以上であれば感染が疑える．

多くは自然治癒するので，症状の強いものに抗菌薬が必要となる．*Y. pseudotuberculosis* は多くの抗菌薬に感受性を示すが，*Y. enterocolitica* はペニシリン系，第1，第2世代セフェム系に耐性であることが多いので，経口投与にはST合剤（sulfamethoxazoleで40 mg/kg/日，分3）5日間，静注ではトブラマイシン（3～4 mg/kg/日，分2），または第3世代セフェムを用い，有症期間の短縮は期待できる．

6）ビブリオ腸炎[7]

Vibrio parahaemolyticus による腸炎で夏季に食中毒として集団発生することが多い．この菌は通性嫌気性のグラム陰性桿菌で，好塩性である．海の魚介類を生で食べる機会の多いわが国では細菌性食中毒の原因としてはサルモネラとなら

んで最も多いものである．この菌の特徴は耐熱性の溶血毒を産生することで，ヒトまたはウサギの赤血球を加えた平板培地で溶血反応を示し，ウマ赤血球は溶血しない．これは神奈川現象として知られており，この溶血毒が病原因子として疑われている．

　潜伏期は 15〜24 時間で，症状は軽い胃腸炎症状から赤痢様症状までさまざまである．初期の症状は胃部不快感，上腹部痛で，まもなく嘔気，嘔吐，下痢，頭痛を呈し，中等度の発熱を伴うこともある．腹痛，嘔吐は発病後 5〜6 時間で軽快し始める．下痢は発病後 12 時間くらいが最盛期でその後軽快し始め，発熱も 24 時間後には解熱，治癒に向かう．しかし腹部の不快感，倦怠感，軟便などはその後 1 週間程度続くことが多い．夏季に上腹部の激しい痛み，下痢，悪心，嘔吐，発熱を訴え，発症前 24 時間以内に魚介類を食べたことがあるときは本症を疑う必要がある．

　患者の半数くらいは何らかの治療を必要とするが，入院が必要となることは少ない．治療は補液と対症療法が主で，大量の下痢のため脱水，死亡に至った例もあるので注意は必要である．通常，抗菌薬の投与は必要ないが，高熱があり症状の強いときはナリジクス酸 50 mg/kg/日，分 3，ホスホマイシン 40〜120 mg/kg/日，分 3 またはノルフロキサシン 6〜12 mg/kg/日，分 3 で経口投与する．

7）*Clostridium difficile* による腸炎[8]

　抗生物質の発見は細菌感染症の治療に大きな恩恵をもたらしたが，対象細菌の広域化とその過剰使用は生体の正常細菌叢を破壊することにより新たな問題を起こすことにもなった．抗生物質の使用に伴う下痢はよく経験するところで，通常は抗生物質を中止することで自然に軽快する．このとき 10〜25％ の症例で *C. difficile* が便中より培養され，この種の下痢の主たる原因と考えられている．そのなかの 5〜10％ は偽膜性腸炎に進行する．*C. difficile* による腸炎の多くは成人に見られ小児では少ない．

　偽膜性腸炎は *C. difficile* による胃腸炎のなかでもっとも重症のものである．これは以前から稀な疾患としては知られていたが，抗生物質の使用との関連で注目されたのは 1950 年代のことである．当初は *Staphylococcus aureus* に起因するものと考えられていたが，1977 年頃よりクリンダマイシン，セファロスポリン，アンピシリンといった広域の抗菌薬の多用および *C. difficile* とそれが産生する毒素の関係が注目されるようになった．

　C. difficile はグラム陽性，嫌気性の芽胞菌で，菌体外毒素を産生する．純粋に嫌気性であるので，腸管外ではすぐに死滅するが，芽胞は体外の環境で何ヵ月も生存し，床，便所，ベッド，手などから検出できる．これが経口的に体内に入れば難なく胃を通過することができる．健常成人の約 5％，入院患者の 20〜25％ の

便からこの菌は培養されるが，便中の菌数が10^2/g以下と少ないため症状を現すに至らない．症状をあらわすには10^5/g個以上が必要と考えられている．新生児の便からはさらに高率に培養されるがとくに症状を示すことはない．

　C. difficile の毒性は株によって強いものから弱いものまでさまざまである．この菌から産生される菌体外毒素はA，Bの2種類がある．*C. difficile* 自体は組織侵襲性はなく，偽膜性腸炎の症状は菌の産生する毒素A，毒素Bによる．

　症状は腹痛を伴う軽度の水様便から，出血性大腸炎の症状を呈し，場合によっては中毒性巨大結腸，穿孔，腹膜炎，敗血症，ショックとなり致死的ともなりうる．

　治療には使用中の抗菌薬の投与を中止することがまず第一で軽症のものはこれで軽快する．重症なものでは補液による水，電解質補正を行い，*C. difficile* に対する抗菌薬療法が必要となる．バンコマイシンは第一選択で，40〜50 mg/kg/日，分4で経口投与する．メトロニダゾール15〜20 mg/kg/日，分4の経口投与も有効とされている．有効の場合，2日以内に全身症状は軽快し始め7〜10日で下痢も軽快する．

8）黄色ブドウ球菌性胃腸炎[9]

　Staphylococcus aureus による胃腸炎の多くは食中毒によるものである．ヒトはしばしば鼻や皮膚に *S. aureus* を保菌しており，とくに手に創傷のあるものが調理をした場合，容易に食物は汚染される．調理後食物が室温で長く放置されると菌は増殖し食物中にエンテロトキシンを放出する．エンテロトキシンはAからFまで知られているが胃腸炎症状を呈するのはAからEまでで，そのなかでもAが半数を占める．エンテロトキシンは耐熱性でいったん食物内で菌が増殖した後加熱しても中毒は予防できないので注意が必要である．

　症状は食物の摂取後1〜6時間で嘔気，嘔吐，腹痛，下痢を呈し，発熱はない．12時間後には自然に軽快する．

　症状は毒素により細菌感染自体によるものではないので，抗菌薬は無効で補液と対症療法を行う他ない．

　1980年代後半からわが国において主として外科領域で術後MRSA感染症が院内感染として多発したが，そのなかでMRSA腸炎は稀ではあるが病像の特異性のために注目を浴びた．手術後に発症しやすいことから，術後，広域抗菌薬の使用に伴う菌交代現象，手術による一時的な免疫低下，開腹手術による一時的な腸運動の減弱などが原因と考えられているが実際のところは明らかでない．手術後2〜5日目に悪寒戦慄を伴う発熱と頻回の水様下痢で始まり，便色は白色から薄い緑色である．便には好中球がグラム陽性球菌と共に多数見られる．*S. aureus* は健常人の便中にも他の常在菌に混じって少量培養されることはあるが，患者の便

培養では優勢に培養される．これらはエンテロトキシンを産生し主たる病原因子と考えられている．*C. difficile* による偽膜性大腸炎との鑑別が必要で，嫌気培養も行わなければならない．一般に症状は重篤で腸管の潰瘍，敗血症，多臓器不全を起こし致死的となることが多い．

臨床的に本症が疑われたらバンコマイシン 40～50 mg/kg/日，分 4 の経口投与を行う．また大量の下痢のため脱水を起こすため補液による水分と電解質の補充が必要である．

9）その他の細菌性腸炎

(1) セレウス菌食中毒[10]

食物内で増殖した *Bacillus cereus* が産生した毒素による食中毒で，嘔吐型と下痢型の 2 つの臨床病型がある．セレウス菌は芽胞を形成する好気性グラム陽性桿菌で，土壌，塵埃，水などに広く存在している．芽胞は高温，低温，乾燥などの悪条件に耐え，菌は 10～50℃で増殖でき，28～35℃が至適温度で，株によっては 7℃で増殖，毒素を産生することができる．産生する毒素は耐熱性である嘔吐毒素と易熱性である下痢毒素の 2 種があり原因菌株がいずれを産生するかによって病型が決まるらしい．多くの食品がこの菌に汚染されているのに食中毒の件数が多くないのは，発症にはかなり大量の菌の増殖が必要であるためと思われる．

原因食品は長時間室温に放置されたチャーハン，米飯であることが多い．嘔吐型食中毒は汚染食品の摂食後 1～5 時間で嘔気，嘔吐，倦怠感が始まり約 1 日で終了する．下痢型食中毒は摂食後 8～16 時間で大量の水様下痢，腹痛，嘔気で始まり，嘔吐，微熱を伴うこともある．多くは約 1 日で軽快するが，数日続くこともある．治療は対症療法のみで，抗菌薬の使用は必要ない．

(2) ウェルシュ菌食中毒[11]

ウェルシュ菌（*Clostridium perfringens*）は芽胞形成性偏性嫌気性のグラム陽性桿菌で，ガス壊疽や食中毒の原因になる．ウェルシュ菌食中毒は食物に汚染した菌または芽胞が摂取され，小腸内で増殖，芽胞化する際に産生されたエンテロトキシンによって起きる急性腸炎である．この菌は種々の毒素を産生し，その産生パターンによって A から E まで 5 つの菌型に分けられている．このうち食中毒の原因となるエンテロトキシンを産生するのは A 型菌である．ヒト，動物の腸管，土壌などに広く存在し，食中毒の原因になるのは汚染した食肉あるいは肉製品であることが多い．芽胞は耐熱性で，菌の発育至適温度が 43～46℃と比較的高温であるため，過熱調理後に長時間放置ゆっくりと冷却されるか不十分に暖めなおされる間に発芽，増殖する．発症するには 10^8 個以上の菌の摂取が必要である．

汚染した食品を摂取後 8～12 時間で疝痛，水様下痢が始まり，発熱，嘔吐を伴うことは少ない．症状は数日以内で軽快し特別な治療は必要ない．

この菌は健康人の糞便からも検出されるので，診断には発症24時間以内に便中に10^5/g以上の菌と10^6/g以上の芽胞，多量のエンテロトキシンが検出できることが必要である．エンテロトキシンの検出には逆受身ラテックス凝集反応を利用した検出キットが用いられる．

◆ 2 Helicobacter pylori と胃炎，消化性潰瘍[12]

1983年Warrenらによって出された，Helicobacter pylori が胃炎，消化性潰瘍の原因であるとする説はまさに革命的なものであった．今では消化性潰瘍の多くから H. pylori が培養されるだけでなくこの菌の投与によって実験的に消化性潰瘍を作ることができるようになり，この説はほぼ一般に受け入れられている．

H. pylori は偏則性に4～7本の線毛を持つ螺旋型のグラム陰性菌である．感染率は途上国におけるほうが先進国におけるより高い．小児期より罹患し始め，感染は持続する．既感染者は年齢とともに増加し，途上国では小児ですでに40～60％罹患しており成人で80～90％となる．先進国では小児で5％程度，成人で30～40％となる．しかしわが国では成人の約80％が罹患しており，途上国なみである．感染経路は不明であるが，患者の便，胃液などから手を介して経口的に感染するものと考えられている．

小児，成人のいずれにおいても，H. pylori 感染の多くは無症状である．上腹部痛，繰り返す夜間の腹痛，胃出血，反復性嘔吐などを呈する場合，感染を疑ってよい．慢性表層性胃炎，胃潰瘍，十二指腸潰瘍，とくに十二指腸潰瘍における菌の陽性率は非常に高く33～100％である．H. pylori 感染が稀に蛋白漏出性胃腸症に伴うことがあるが，実際に原因となっているかは明らかでない．小児期に H. pylori に感染することが将来胃癌やリンパ腫発症の誘因になりうることを示唆する知見が集まりつつあるが，これをもって感染者全員を治療の対象にすべきかどうかにはまだ議論がある．

診断は胃粘膜生検で菌を培養するか，組織学的に証明するかによって確定するが，胃潰瘍や胃癌などが疑われるもの以外にスクリーニングとして行うことは難しい．小児では侵襲の少ない血清学的検査あるいは ^{13}C を利用した urea breath test も考慮される．

成人ではプロトンポンプ阻害剤と，アモキシシリン，クラリスロマイシン，メトロニダゾールのうち2剤の組み合わせをする3剤併用療法が行われている．小児ではビスマス，メトロニダゾール，アモキシシリンの3剤を1週間投与する方

法がある．

3　ボツリヌス症[13]

　ボツリヌス症は *Clostridium botulinum* が産生する菌体外毒素によって起きる疾患で，食物内で増殖した菌の産生したボツリヌス毒素を摂取することによって起きるボツリヌス食中毒，乳児の大腸で増殖した菌が産生する毒素によって起きる乳児ボツリヌス，深部の創傷に感染した *Clostridium botulinum* が産生する毒素によって起きる創傷ボツリヌスの3つの病型がある．ここではボツリヌス食中毒と乳児ボツリヌス症について述べる．

　Clostridium botulinum はグラム陽性，嫌気性の芽胞菌で土壌や湖沼の泥の中で育ち，菌のいる土壌に生える植物は芽胞で汚染される．ミツバチは芽胞の付着した花粉を運ぶのでしばしば蜂蜜は芽胞で汚染されている．したがって，野菜，根菜，蜂蜜などを介して芽胞が口に入り大腸で発芽することはあり得るわけであるが，通常は大腸の正常細菌叢が競合して増殖することができないので疾患には至らない．*C. botulinum* は嫌気性菌であるので酸素を含む食物内では発芽，増殖することはない．しかし芽胞に汚染された食物を加温の後，長い間室温に放置すると，芽胞は数時間の煮沸にも耐えるため，加温によって酸素を喪失し嫌気状態になった食物の中で菌の発芽，増殖を許すことになる．よく知られている原因食物は家庭で作った缶詰で上記の条件を満たしている．わが国では芥子レンコンによる集団食中毒が有名である．ボツリヌス毒素は易熱性で80℃以上10分の加熱で不活化するので食物を食べる前に加熱すれば中毒になることはない．

　経口で体内に入った毒素は胃で吸収され血流に入る．ボツリヌス毒素はきわめて強力な蛋白毒素で，神経筋伝達を遮断して呼吸筋麻痺と心不全で死に至らしめる．毒素の摂取後4〜36時間で嘔気，嘔吐，頭痛，複視，不明瞭な言葉などで始まる．摂取から発症までの時間が短いのは毒素の摂取量が多いということで重症であることを示唆する．

　乳児ボツリヌスのほとんどは生後3週〜6ヵ月の乳児にみられる．原因として菌または芽胞に汚染した蜂蜜を飲むことが考えられている．症状は球麻痺として現れ，哺乳力低下，弱々しい泣き声，流涎，無呼吸がみられる．初期症状としては便秘がほぼ例外なしにみられる．活気がない，動きが少ないのも初期症状である．首のすわりが悪くなる，眼球運動の麻痺も注意すれば発見できる．

　診断は便，血清，食物よりボツリヌス毒素を検出することによる．ヒトに中毒

を起こすのはA・B・E・F型菌でE型菌は魚介類に汚染し，わが国での中毒の多くはこれによる．ボツリヌス食中毒の診断がつけば，ただちにウマ抗毒素血清を皮内テストまたは点眼により過敏性がないことを確かめたうえ注意深く使用する．抗毒素としてはABEF型多価混合乾燥ボツリヌス抗毒素(各都道府県薬事血液係を通して千葉血清〔047-372-3571〕より供給) 1バイアルを20mlの添付溶剤で溶解し，20〜40mlを静注または生理食塩水で希釈して点滴静注する．E型と分かっていればE型ボツリヌス抗毒素1バイアルを10mlの注射用蒸留水に溶解して10〜20mlを同様に静注または点滴静注する．効果がなければ3時間ごとに同じことを繰り返すことができる．呼吸筋麻痺による死亡もありうるので呼吸管理に留意し，呼吸困難があれば直ちに気道確保のうえ人工換気を行う．

乳児ボツリヌス症の場合は食中毒のように急激ではなく，厳重な呼吸管理，二次感染の予防に重点を置く．抗菌薬の使用は菌体からの毒素の放出を促進する可能性があるので行わない．米国ではヒト由来の抗毒素が使用可能となっている．

◆ 4 肝・胆道感染症

1) 胆管炎，胆嚢炎

胆管炎，胆嚢炎は原因菌が菌血症により血行性に胆管，胆嚢に定着して起きるか，空腸から上行性に感染するかいずれかにより，それに何らかの胆汁鬱滞が重なって起きる．小児科領域ではKasaiの手術後上行性に感染するものが最も多い．原因菌の半分は*E. coli*によるもので次いで*Klebsiella*，その他，*Enterococcus*，*Pseudomonas*，*Enterobactor*などがある．

Kasaiの手術の後にみられる感染はOddiの括約筋が無くなるため空腸の細菌が逆行性に感染するもので，一部修正した術式で発症率を減少することができている．

症状は発熱が必発で白色便，ビリルビン値の上昇が見られる．ときに発熱のみがみられ，不明熱の原因の一つとなることがある．

検査は白血球数の増多または減少，GOT，GPT，アルカリフォスファターゼ，γ-GTP，血液培養が必要である．超音波検査，CTスキャンで膿瘍，結石，胆道の拡張，胆道圧迫の原因が分かることもある．

胆嚢炎の約60%は胆嚢結石を伴い慢性の経過をたどっている．結石はビリルビンのターンオーバー昂進かコレステロール，レシチン，胆汁酸の比の変化によって起きる．

結石を伴う場合の胆嚢炎は胆管炎と同じ原因菌によるが，結石を伴わない場合は，チフス菌，パラチフスA菌，その他のサルモネラ，B群溶連菌，A群溶連菌，*S. aureus* の敗血症に伴うことが多い．

　抗菌薬は胆汁移行が良く耐性の少ないものを選択する必要がある．ABPC，ゲンタマイシンに耐性を示す菌は多くなっており，PIPC，CPZ が良好な効果を上げている．

2）肝　膿　瘍[14]

　肝膿瘍は小児では稀な疾患である．原因菌の侵入門戸として4つのルートが考えられる．つまり，隣接する臓器，胆道・胆嚢，膵臓，胃などからの感染の波及，門脈からの侵入，敗血症の際，肝動脈を通しての侵入，外傷である．成人では隣接臓器からの波及，門脈からの侵入が多いが，小児の場合，敗血症に伴うものが最も多い．したがって，原因菌も成人では *E. coli*，*Klebsiella*，*Aerobacter*，*Pseudomonas*，*Proteus* などの腸内細菌が多いが，小児では *S. aureus* が最も多く，溶連菌，*Candida albicans* が原因となることもある．

　発熱，嘔吐，食思不振，疲れはよく見られ，腹痛，胸痛，体重減少，下痢がみられることもある．

　発熱，圧痛を伴う肝腫大があり，GOT，GPT が正常に近ければ，肝膿瘍を疑う必要がある．超音波検査，CT スキャンは最も診断の役に立つ．血清アルブミン濃度は予後の判定に重要で，2g/dl 以下の場合，予後は良くない．

　治療には膿瘍の排膿と原因菌の同定に基づき適切な抗菌薬療法を十分用いることが重要である．一般的に抗菌薬は 2〜4 週間の経静脈投与に続き 1 ヵ月の経口投与を行う．

文　献

1) 竹田美文：病原性大腸菌の分類について．Medical Technology 14：166-167, 1986.
2) Su C, Brandt LJ：*Escherichia coli* O157：H7 infection in humans. Ann Int Med 123：698-714, 1995.
3) Kotloff K, et al：*Shigella* infection. In：Gastrointestinal Infections. Diagnosis and Management (JT LaMont, ed), pp 265-291, Marcel Dekker, 1997.
4) 相楽裕子：サルモネラ・エンテリティディス感染症．臨床と微生物 25：173-178, 1998.
5) Mishu Allos B：*Campylobacter*. In Infectious Diseases (Gorbach SL, et al, eds), 2nd ed, WB Saunders, Philadelphia, 1998.
6) 坂本光夫ほか：エルシニア腸炎．感染症症候群（I）．日本臨牀（別冊）pp 493-495, 1999.
7) 飯田哲也：腸炎ビブリオ感染症．毒素産性菌とその感染症（竹田美文，本田武司編），pp 181-191, 1998.
8) Kelly CP, et al：*Clostridium difficile* infection. Ann Rev Med 49：375-390, 1998.
9) Kahn MY, et al：Staphylococcal enterocolitis treatment with oral vancomycin. Ann Intern Med 65：1-8, 1966.
10) 川嶋一成ほか：セレウス菌食中毒．感染症症候群（I）．日本臨牀（別冊），pp 463-469, 1999.
11) 桜井　純：ウェルシュ菌（*Clostridium perfringens*）食中毒の正しい知識　改訂版（三輪谷俊夫監修，本田武司・竹田美文編），pp 70-74, 菜根出版, 1993.

12) Asaka M, et al : Relationship of *Helicobacter pylori* to serum pepsinogens in an asymptomatic Japanese population. Gastroenterology 102 : 760-766, 1992.
13) 山川清孝：ボツリヌス菌（Clostridium botulinum）食中毒の正しい知識　改訂版（三輪谷俊夫監修，本田武司・竹田美文編）pp 99-105，菜根出版，1993．
14) Kaplan SL : Pyogenic liver abscess. In Textbook of Pediatric Infectious Diseases (Feigin RD, Cherry JD, eds), 4th ed, pp 655-658, WB Saunders, 1998.

〔城　宏　輔〕

IV 泌尿器細菌感染症

1）概論

　泌尿器細菌感染症は，尿路への細菌侵入により発症し，障害を受けた部位によって尿道炎，膀胱炎および腎盂腎炎に分けられる．しかし，実地臨床上は，病変部位が尿路全体に及んでいることが多いため，尿路感染症と称されている．

　診断は，適切な採尿法によって得られた尿中に，有意の細菌数を証明することによりなされる．その際，原則として中間尿を用いるが，採尿困難な場合には，導尿，または恥骨上膀胱穿刺法を用いて行う．

　小児腎不全の約20％が反復性尿路感染症に起因するとされているので，腎不全に至る患児を未然に防ぐためにも本症を早期に発見し，治療することが大切である．

2）臨床症状からみた診断の進め方

　小児期尿路感染症の症状は，罹患時の年齢によって異なり，年少時ほど多彩である．

　幼少児は自覚症状をうまく表現できず，愁訴をすべて腹痛という形で訴えたり，特徴的な膀胱刺激症状を示さなかったりするので誤診されやすい．とくに幼児期前半までの患児では，無症状で経過したり，発熱，腹部膨満，下痢，嘔吐，哺乳力不良などの消化器症状，咳嗽など呼吸器症状，不穏，嗜眠，痙攣など中枢神経症状，体重増加不良，脱水症，黄疸など腎・尿路以外の症状を呈することが多く，なかでも新生児では，急激に敗血症にまで進展することがあるので注意を要する．

　いずれにせよ，乳幼児期の尿路感染症診断にあたっては，まず，本症を疑うことに始まり，とくに原因不明の発熱をみた場合には，第1に本症を，次いで他の感染症，なかでも中耳炎と骨髄炎を考えて鑑別診断を進めるのがよい．その際，発熱を主訴として，すでに他医を受診している患児の多くは，いわゆる「かぜ」の診断のもとに，何らかの抗生剤を投与されているので，その原因がたとえ尿路

感染症にあったとしても，来院時に異常尿所見を得ることは難しい．

年長児になると，発熱，腰背部痛，腹痛，排尿終末時痛，頻尿，残尿感などを訴え，それが主症状であることが多いので，診断は比較的容易である．しかし，再発回数が多い場合や前回の感染から短期間の間に再感染した場合などには，臨床症状が乏しくなることも考慮に入れておく必要がある．

3) 細菌尿をきたす疾患

(1) 膀胱炎

細菌性膀胱炎で，炎症が膀胱にだけ限局することは稀である．とくに乳幼児の膀胱炎では，上部尿路にまで感染病巣が存在すると考えて対処すべきである．

起因菌は，大腸菌を中心としたグラム陰性桿菌が主であり，膀胱内異物，結石，腫瘍，奇形などが誘因となって発症する．

年長児では，頻尿，排尿終末時痛，尿意急迫などの膀胱刺激症状を呈するが，幼児では尿意急迫が夜尿，遺尿，とくに昼間遺尿という形で現れることがある．その際，発熱，全身倦怠感などの全身症状や腰痛を伴っていれば，上部尿路にまで病変が波及していることを意味する．

(2) 膀胱尿管逆流現象

通常の状態では，いったん膀胱内にまで達した尿がふたたび尿管に逆流することはない．しかし，尿管・膀胱移行部の弁機能が何らかの原因によってうまく作動せず，膀胱内に溜まった尿が，膀胱充満時，あるいは排尿時に尿管から腎盂，さらには腎実質内にまで逆流することがあり，これを膀胱尿管逆流現象 vesicoureteral reflex（VUR）という（図13）．

この際，膀胱と尿管の接合部が正常に発達していれば，たとえ新生児であってもこの病的現象は起こらない．

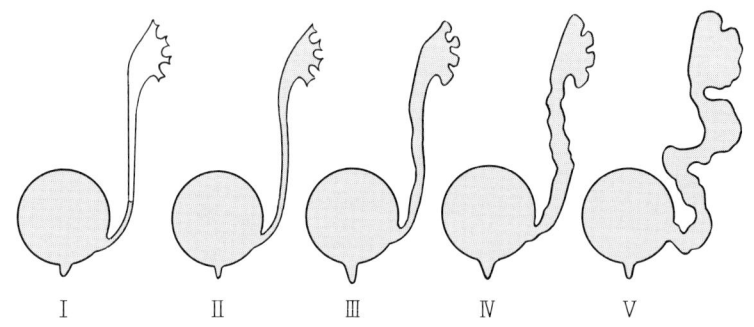

図13 膀胱尿管逆流現象の重症度国際分類

Ⅰ：尿管のみへの逆流．
Ⅱ：尿管・腎盂・腎杯への逆流，ただしそれらの拡張はない．
Ⅲ：尿管・腎盂の軽度拡張と尿管の軽度蛇行，しかし腎杯の鈍円化はないかごく軽度．
Ⅳ：尿管・腎盂・腎杯の中等度拡張，ただし，乳頭陥凹は維持されている．
Ⅴ：高度の尿管拡張・蛇行，腎盂・腎杯の拡張も高度で乳頭陥凹はみられない．
(Gonzalez R, Micael A : Nelson textbook of pediatrics, p 1151, Fig. 17-28, WB Saunders Company, Philadelphia, 1987)

年齢的には，1〜2歳までは男児に，3歳以降は女児に多くみられ，再発性尿路感染症を高率に引き起こす．

VUR があると，膀胱内で増殖した細菌が容易に腎実質まで到達して，腎盂腎炎を発症させるし，これを繰り返すことによって腎盂腎炎は慢性化する．

一方，逆流によって尿管内圧や腎盂内圧が上昇し，その程度が高度だと腎乳頭部にも同様の腎内逆流が生じる．その結果，尿管，腎盂は拡張し，病変は腎髄質から皮質へと進行して，腎実質に瘢痕性萎縮 scarring をきたす．腎瘢痕発生の危険期は4〜5歳までであり，形態学的には腎杯が鈍化し，それに対応する腎実質は菲薄化して，陥凹する．

臨床的には，蛋白尿や高血圧などが出現し，腎機能も次第に低下してくる．このように VUR を契機として増悪する腎症を逆流腎症 reflux nephropathy という．

VUR 治療の目標は，これら腎瘢痕形成をいかに未然に防ぐかにおかれる．発症早期の適格な診断と適切な治療は，腎実質への不可逆的障害防止につながるので重要である．

(3) 腎盂腎炎

臨床経過により急性と慢性に分けられ，臨床症状は罹患時年齢や性別によって異なる．小児にみられる本症のほとんどは急性であり，年少児ほど多彩な症状を呈する．

慢性に経過する腎盂腎炎では，貧血，体重増加不良，および骨発育遅延などの発育障害が生じる．病理組織学的には間質と尿細管の障害が主体であって，間質の炎症性線維化と瘢痕性萎縮病変を特徴とし，糸球体や血管にも病変がみられる．

(4) 水腎症，尿管水腫

尿管と膀胱の接続部に問題があって生じる病態のなかに巨大尿管症がある．この原因としては，尿が逆流する場合と，思うように尿管から膀胱に入っていかない場合とが考えられる．後部尿道弁，重複腎盂，重複尿管，尿道憩室などの存在がこれに該当する．これら尿路奇形をもった小児では，尿が尿管に滞って細菌が繁殖し，膀胱炎や腎盂腎炎を起こしやすくなる．そのまま放置されると腎機能低下を伴う水腎症にまで進展してしまう．

4) 検査の進め方とその意義
(1) 採尿法と検体保存法

診断的価値を高めるために，採尿から細菌分離操作までの過程を正しく行わねばならない．体内における尿は，細菌増殖の際の優れた液体培地に相当し，適温でもあるので増菌しやすい．ゆえに検体としては，膀胱内で最も貯留時間が長く，細菌数が一番多く含まれていると考えられる早朝第1尿，または2回目の尿を用

いるのがよい．

　指示を与えることによって排尿可能な患児では，外尿道口の周辺を清拭し，包皮があるときは亀頭を露出して清拭した後，排尿前半尿を捨てて，中間尿を採取する．乳幼児には採尿パックを用いるが，汚染なく採尿することは難しいので，数回にわたって採尿し，同一菌が繰り返し多数分離され，汚染菌でないことを確認したうえで治療を開始する．

　カテーテルによる採尿は，細菌を膀胱内に押し込める結果になって，感染を引き起こす危険性を有するし，尿道内に常在している細菌を採取してしまう可能性もあるのでできるだけ避けたい．

　無菌的に採尿するための理想的な方法は膀胱穿刺であるが，日常診療上，一般的ではない．水分を十分量飲ませ，膀胱の充満を確認したうえで経皮的に恥骨上部1～2cmのところから垂直に2～5cm穿刺して吸引し，採取することになるが，本法を用いて採尿された検体中に細菌が分離されれば，起因菌である可能性は非常に高い．

　尿中の細菌数は，採尿法や尿の保存状態によっても左右される．室温に短時間放置しただけでも増菌するので，採尿後30分以内には培養に回すべきであるが，ただちに検査できない場合は，冷蔵庫に保存するか，1.8％ホウ酸を添加しておく．たとえ冷室に保存しても培養までの時間は3～4時間を限度とする．その他，残尿の存在，排尿間隔の延長などは尿中細菌数を増加させるし，反対に採尿時使用の消毒剤の混入，利尿剤などによる頻回の排尿，細菌の発育至適pH域をはずれた尿，抗生剤の投与などは細菌数を減少させる．

(2) 検　　尿

　まず，尿外観をみて，その清濁，色調，泡立ち，臭い，肉眼的血尿の有無などを識別する．たとえ尿蛋白が陰性であっても，尿沈渣所見は必ず検索する．白血球を1視野に5個以上認めたときは，尿路感染を疑って起因菌検索に努力する．しかし，これら膿尿は必ずしも細菌尿を意味しないし，逆に有意の細菌尿があっても膿尿を呈さないこともある．

　尿路感染症では，鏡検上，塊状の白血球がみられ，上部尿路に障害部位がある場合は，比較的大型で細胞質の顆粒がブラウン運動をしている光輝細胞（SM細胞）や白血球円柱を多数みる．下部尿路の障害であれば，SM染色で紫色に染まる白血球が多数みられる．

　ウイルス性膀胱炎や尿路腫瘍では，肉眼的新鮮血尿をみるし，尿がコーラ色を呈し，鮮血反応が強陽性であるのに赤血球を見いだしえないときは，溶血によるヘモグロビン尿症か，ミオグロビン尿症を考える．

　次に単染色とグラム染色により起因菌をある程度推定し，抗生剤による治療開始前に尿培養を施行して，起因菌の分離・同定を試み，分離菌の薬剤感受性を調

べる．

　女児では尿路感染がなくても白血球尿がみられるし，採尿後，培養実施までに長時間を要したり，外陰部の消毒が不完全であると異常細菌尿として認められるので注意する．

(3) 起　因　菌

　細菌尿を確認した後，それが起因菌なのか，単に混入した雑菌なのかを鑑別する．尿道の常在菌としては，コアグラーゼ陰性ブドウ球菌，腸球菌，α-レンサ球菌などがあるので，分離された細菌が汚染菌か起因菌かの判定には慎重を要する．尿中の細菌数を検索し，細菌集落数が $10^5/ml$ 以上あるとき，これを有意細菌尿という．

　臨床的に明らかな尿路感染症があるのに有意の細菌尿を証明しえないときは，抗菌剤投与による尿中菌発育抑制，利尿による尿希釈，細菌発育至適域をはずれた尿のpH値，頻回排尿による膀胱内細菌増殖時間不足などを考える．また，膿尿であるのに細菌が分離されず，そのうえ，酸性尿を呈しているときは尿路結核も考慮に入れる．さらに，たとえ菌数が少なくても，同じ菌が繰り返し分離されるときは，尿路感染の臨床症状，所見を総合してそれが起因菌か否かを再検討せねばならない．

　起因菌の種類は，年齢，病期，病型，尿路合併症の有無などにより異なる．小児期の急性単純性尿路感染症では，腸内細菌科に属する細菌，なかでも大腸菌が最も多く，プロテウス，クレブシエラ，ブドウ球菌がこれに次ぐ．最近では，腸球菌群，緑膿菌，エンテロバクター属が増加している．一方，基礎疾患を有する複雑性尿路感染症では，大腸菌が少なくなり，主因はプロテウス，クレブシエラ，緑膿菌，セラチアなど弱毒菌である．

　感染経路としては，下部尿路からの上行性感染がほとんどであるが，右左シャントを有する先天性心疾患児や新生児，乳児では血行性感染が多い．尿路奇形を伴っている場合には，感染を繰り返し，病変が腎実質にまで進展して，多彩な症状と転帰をたどる．

(4) 病巣の部位診断

　乳幼児の尿路感染症では，病変部位の診断が困難であり，臨床的意義も乏しいので，すべて上部尿路まで病変が波及しているものと考え，対処するのがよい．しかし，年長児では，感染部位の診断が治療および予後を決定するだけでなく，上部尿路感染症がもとで慢性腎不全にまで至ることがあるので，部位診断は進展防止上も重要である．

　光輝細胞や尿細管を鋳型にして形成される白血球円柱などの異常尿所見，高熱，腰部痛などの臨床症状，さらに炎症反応強陽性を示す検査所見が得られたときは一応，上部尿路感染を疑う．

補助診断として，尿中 LDH アイソザイムの変動や，尿中 β_2 ミクログロブリン，NAG など尿中逸脱酵素の排泄増加，血清中抗 Tamm-Horsfall 蛋白抗体の測定，血清中の腸内細菌共通抗原に対する抗体の上昇，ABC（antibody coated bacteria）試験などなどが参考になる．腎盂腎炎ではIV，V分画の著明な上昇による LDH の高値をみ，膀胱炎での LDH は正常または軽度上昇して，その分画は I ，II が主体であり，上昇した LDH が正常化するのに腎盂腎炎では6週間から6ヵ月，膀胱炎では2～3週間程度を要する．

(5) 特殊検査

a．骨X線検査

腎機能低下例では，早期から骨病変が生ずる．クル病の所見を得ることが多いので，その程度に応じてX線所見により経過を観察する．

b．画像診断

腹部単純X線検査や超音波検査などの画像診断を半年に1回は施行する．前者で腰椎や仙椎の異常，結石などの有無を調べ，後者では腎の大きさ，瘢痕形成や水腎症の有無，膀胱の空洞や壁肥厚の存在を検索する．

乳幼児で，尿路感染症を繰り返すときは，排尿時膀胱尿道造影を施行し，VUR，後部尿道弁や膀胱尿道憩室などの有無を明らかにする．ただし，これらは感染症が完全に治癒し，抗生剤投与中で，炎症反応が治まっていることを確認したうえで行うべきである．

また，幼児期後半から学童期にかけての患児で，腹部単純X線や超音波検査で異常所見を指摘されたり，反復尿路感染の既往や同胞にVUR児がいるときにはVURの危険性が高いので，経静脈性腎盂造影，99Tcm DMSA シンチグラフィーや 99Tcm MAG3 を用いた RI 排尿時膀胱尿道造影を行う．腎瘢痕があれば経静脈性腎盂造影像において腎杯の変形を伴う腎実質の局所的な萎縮・菲薄像として描出され，病変は腎上極に多い．DMSA は腎皮質の描出に優れ，微細な皮質瘢痕を検出できるので有用である．一方，MAG3 は腎尿細管機能を反映しており，これを用いて VUR の診断だけでなく，排尿異常のスクリーニング，VUR が存在する場合にはその逆流量の計算，逆流 RI の時間的減衰をみることによる上部尿路の動態の把握などが可能となる．さらに，99Tcm DTPA を用いれば，腎皮質の描出は DMSA に比し劣るが，左右別の腎糸球体機能を検出することができる．

5）経過観察中にチェックすべき検査項目

(1) 尿検査

病状が安定し，異常尿所見が消失した後，たとえ自覚症状がなくても，月1回の検尿は続ける．その際，必ず早朝尿と来院時尿を用いて，尿蛋白，糖，比重，および沈渣所見を比較検討し，とくに潜在している白血球尿の発見に努める．ま

た，3～6ヵ月に1回は尿中 $\beta2$ ミクログロブリンやNAG，尿浸透圧なども検査し，尿濃縮能も含めて腎実質障害の有無を検索する．

(2) 尿所見の悪化をみた場合

新たな治療を開始する前に必ず起因菌を分離・同定して，菌量を定量するとともに薬剤感受性を検索する．抗生剤投与中であれば，少なくとも1日間は治療を中止した後に培養を行う．再発を繰り返している症例に対するカテーテル採尿は，新たな病原菌による尿路感染症を引き起こすし，内尿道孔裂傷などをきたす危険性があるのでできる限り避けたい．

採尿にあたっては，外陰部を滅菌生食水で十分に清拭し，排尿前半尿を捨てて中間尿を無菌的に採取する．その際，包皮を有する男児では亀頭を露出させて清拭しておく．乳幼児の場合には恥骨上部膀胱穿刺法が推奨される．これが不可能である場合には，前述のように外陰部を十分に清潔にした後，採尿パックを取りつける．30分以内に排尿をみなければ再度外陰部を消毒して，新たなパックを取りつけて採尿する．そして採尿後30分以内には培養操作を行うよう心がける．

(3) 血液検査

腎機能障害の有無をチェックするために，半年に1回は血清クレアチニン，尿酸，電解質(Na，K，Cl，Ca，P)，$\beta2$ミクログロブリンなどを検査する．すでに腎機能低下が確認されている患児では，その程度に応じて1ヵ月ないしは3ヵ月に1回の割合で腎機能を評価する．

反復感染例や腎機能低下例では，正色素性貧血を呈することが多いし，長期間予防投薬を受けることになるので，貧血の有無と同時に肝機能もチェックする．また，尿路感染症に起因した腎機能障害では，代謝性アシドーシスを呈することが多いので，半年に1回は血液ガス分析を行い，すでに腎機能が低下している症例では，1ないし3ヵ月に1回の間隔でこれを実施する．

その他，尿所見に応じて炎症反応の指標である末梢血白血球数，血液像，CRP，赤沈値などを検査する．

(4) その他の検査

腎機能がかなり低下しても，尿量はある程度保持されているので，末期腎不全に至ってはじめて高血圧を呈する例がある．これを早期に発見するためにも，来院時には必ず血圧測定を行う．

また，腎機能低下が進行するとともに成長・発達が抑制されるので，少なくとも1ヵ月に1回は身長・体重を測定し，記録しておく．さらに半年に1回は腹部単純X線検査と超音波検査を実施し，腎の大きさ，瘢痕形成，水腎症の有無などを確認する．

そのうえで，随時，泌尿器科的処置の適応について検討を加えることも忘れてはならない．

6）治療方針
(1) 一般療法
　安静を保ち，保温と栄養に注意し，尿路中での細菌増殖を阻止するために十分量の水分を補給して利尿をつけ，尿流をよくするとともに，頻回に排尿させて尿流停滞防止をはかる．さらに，局所の清潔保持を指導し，排尿後，膀胱内に尿が残らないよう努力させる．実際には，逆流により生じた残尿を減少させるために，排尿後恥骨上部圧迫や，排尿終了後さらに数分たってからもう一度排尿させるという2回排尿法を行わせるのがよい．排尿を我慢すると膀胱が拡張し，筋層が薄く引き伸ばされてVURが起こりやすくなるし，VURがすでに存在している場合にはその程度がさらに高度になる．また，便秘の状態が持続すると再発しやすくなるので，便通の調整をはかる．尿を酸性に保ち，細菌の繁殖を抑える目的でビタミンCの服用も勧められる．

(2) 化学療法
　治療の基本は，起因菌を早期に確認し，感受性検査を実施して，有効な薬剤を選択することにある．

　病因として最も可能性の高い細菌を考え，第1選択薬剤としては，合成ペニシリン系，セフェム系，アミノグリコシッド系，ST（スルファメトキサゾール・トリメトプリム）合剤，ナリジク酸などが使われる．近年，アンピシリン耐性菌が増加していることも念頭において最適と考えられる薬剤を選択すればよい．起因菌のほとんどは大腸菌を中心としたグラム陰性桿菌であることを考慮し，まずはこれらに感受性を示すと考えられる抗生剤を7～10日間投与する．

　薬剤が奏効すれば，投与開始後，2，3日で尿細菌数は著減する．この時点でもまだ有意の細菌尿が認められるときは，抗生剤の選択に誤りがあるのだから，早い時期に，より有効な薬剤に変更すべきである．

　薬剤投与期間は普通2～3週間を一応の目安とするが，これは治療経過や炎症反応を参考にして決める．経過中，起因菌が明らかになれば，その薬剤耐性結果を確認し，薬剤選択を再判断して，感受性を示す抗生剤を処方する．

　なお，入院の可否は全身状態から判断して決定するが，乳児では短時間のうちに敗血症など重篤な全身感染症へ進展することがあるので，できれば入院のうえ加療したい．

(3) 再燃，再発に対する治療
　慢性腎盂腎炎を有する尿路感染症例では，治療後1ヵ月以内に再燃し，ふたたび同一菌が分離されるようになったり，1～6ヵ月以内に再感染して，異なった菌がふたたび分離されるようになったりする．

　再燃，再発を繰り返したり，再発時の診断が遅れるなど尿路感染症に対する治療や管理が不十分であると，長い間には腎の瘢痕化をはじめとした重篤な腎障害

が生じ，腎機能の低下を招くことになる．

　ゆえに原因不明の高熱を繰り返している症例に遭遇した場合には，まず，尿路感染症を疑って検尿し，異常尿所見を確認したうえで，急性期であれば積極的に腎の超音波検査を行ってみる．その後，加療により炎症所見が完全になくなった時点で，経静脈性腎盂造影および排尿時膀胱尿道造影を施行し，VUR，後部尿道弁，膀胱尿道憩室などの有無を明らかにしておく．これら基礎疾患としての尿路奇形やVURを有する症例では，将来的に慢性腎不全にまで進展する可能性がある．

　頻回再発例ではVURの存在を念頭におき，この際，腎実質の障害に応じて多彩な転帰をとるので，とくに腎硬化をきたしやすい5歳以下の乳幼児では早期に診断して腎瘢痕の発生を未然に防ぐよう努力する．VURは程度の強い例を除き，一般に自然治癒傾向が強く，5～10歳をピークに遅くとも14～15歳までには軽快ないし自然消失する症例が多い．

　尿路感染症が難治性である場合には，基礎疾患としての腎・尿路奇形および尿流障害の有無を再三にわたり検索しておくべきである．

(4) 予防投薬

　これらVUR，神経因性膀胱，尿路奇形などの基礎疾患を有し，尿路感染症を反復している症例に対しては，半年から1年の長期にわたって予防投薬を行う．

　予防投薬の方法については種々検討されているが，再発予防には少量1回投与が有効であるとされ，一般にST合剤0.025～0.05/kg/日やナリジク酸15～25 mg/kg/日の就寝前1回投与が多用されている．セファレキシン10 mg/kg/日就寝前1回投与も有効である．この際，ST合剤には葉酸代謝拮抗作用による顆粒球減少などの骨髄抑制，発疹や胃腸障害の出現，ナリジク酸には頭蓋内圧亢進症状，関節障害などの副作用があることを念頭におき，とくに年少児では造血障害や肝障害の発生に注意する．

　腎・尿路系に基礎疾患を有する場合には，たとえ起因菌に感受性を有する薬剤を使用しても菌の消失が不良であったり，抗生剤の長期投薬によって多剤耐性菌感染をきたすことがあるので，常に外科的療法の必要性を念頭におき，泌尿器科医と連絡を保ちながら治療にあたるべきである．

　なかでも基礎疾患として頻度が高いVURでは，その重症度分類に従って，III度以上を手術適応とし，I～II度でも腎瘢痕に十分注意しながら予防投薬する．

　神経因性膀胱は，排尿に関与する神経が障害されることによって生ずる排尿障害であるが，このような症例に対しては，漫然と抗生剤を投与するよりも，清潔間欠自己導尿の訓練を行ったほうがよい場合が多い．

(5) 治療中止の時期

　起因菌に感受性を有する抗生剤を投与すると，発熱や膀胱刺激症状などの臨床

症状は短期間のうちに消退し，尿中の起因菌も陰性化して，膿尿など尿所見は改善する．しかし，その時点ですぐに投薬を中止すると再燃する．ゆえに最初に投与して有効であった抗生剤はさらに1〜2週間，継続服用させるのが普通である．その際，投薬期間を不必要に長くしないよう注意せねばならない．

治療中止時期は，異常尿所見および急性期にみられる炎症反応所見の改善を目安にして決める．前者では白血球尿の消失，後者では末梢血白血球数，核左方移動，CRP，そして赤沈値の改善を参考にする．なかでもCRPの陰性化は病態の把握，さらには経過観察の際のよい指標になる．諸症状が改善した後に腎機能検査を行い，画像診断にて基礎疾患の有無を検索する．

単純性尿路感染症の場合は，退院後，当初2週に1回，病状安定後は1ヵ月に1回の割合で，3〜6ヵ月間にわたり定期的に外来で経過観察する．基礎疾患を有する複雑性または反復性尿路感染症の場合には，原疾患の状況に応じて長期にわたる観察と予防投薬が必要となる．

アデノウイルス11型に起因した出血性膀胱炎の際の肉眼的血尿は，通常，1週間程度で軽快し，予後は良好である．しかし，同様の血尿を呈する症例のなかに，原疾患としてのウイルムス腫瘍などが紛れ込んでいることがあるので，血尿が消退した後もある程度の期間は定期的に来院させ，腹部触診を入念にして，腫瘤の有無を確認することが大切である．

(6) 患児と親に対する指導事項

長期にわたって予防投薬し，定期的検尿を必要とする症例においては，尿路感染症に対する患児や親への理解が不十分であると，外来通院の中断や怠薬が生じ，これが原因で再発を繰り返すことになる．したがって，疾病の病態やそれに対する治療の目的，そして現在の病状などを繰り返し説明しておく必要がある．とくに尿路感染症を反復している症例では，何らかの基礎疾患を有していることが多いことや，放置すると将来的に腎機能障害をきたす可能性が大きいことなどを十分に理解させておく．

一般的な注意事項としては，①安静・保温ならびに十分量の水分摂取，②排尿を我慢させない，③入浴などにより局所の清潔を保つ，④下着はナイロン製のものから綿製のものに変える，⑤便秘にならないようにする，⑥女児の場合，用便後の拭き方を前から後ろへ拭かせるように指導するなどがあげられる．

(7) 学校への働きかけ

患児が罹患している疾病の病態，および現在の病状について十分理解が得られるように説明する．そのうえで，加療にあたっては長期にわたる定期的検査と服薬を要するので，通院の際に便宜をはかってもらいたいこと，尿意を我慢させないために，授業中にトイレに立つことがあるので配慮願いたいことなどを箇条書きして，あらかじめ担任教師に依頼しておくのがよい．

尿失禁を認めることがある神経因性膀胱や排尿機能障害をもっている患児，腎瘻，尿管瘻を設置している患児などでは，本人がこれを気にして劣等感を感じていることが多い．病気は治っても，心の面で後遺症が残るような治療はすべきではないので，患児が健康児と上手につきあっていけるような環境づくりを学校側に配慮してもらうような日頃の努力が必要であろう．

7）予　　　後

予後を左右する臨床所見はとくにないが，診断の遅れ，不完全な治療，腎・尿路系の奇形，機能異常などは予後不良因子になる．

腎・尿路奇形や排尿機能障害を合併している場合には，外来通院の中断，怠薬による再感染，診断の遅れ，不十分な治療などにより，長い間には腎の瘢痕化をはじめ重篤な腎障害が起こり，腎機能が低下してくる．

また，複雑性尿路感染症では，たとえ感受性薬剤を用いても菌の消失率が不良であり，臨床的再発率が高い．これら尿路に基礎疾患を有する症例に対しては，積極的に泌尿器科的治療を行い，現疾患を根治させておくことが重要である．

参 考 文 献
1）鈴木　仁ほか：細菌尿．小児科診療 53：746-749, 1990.
2）鈴木順造ほか：反復尿路感染症．小児科 35：859-862, 1994.
3）鈴木　仁ほか：尿路感染症．小児科 36：717-721, 1995.
4）鈴木　仁ほか：尿路感染症．小児科診療 487-574, 2000.

［鈴　木　　仁］

V 神経系細菌感染症 —細菌性髄膜炎—

1) 定義・概念

クモ膜と脳軟膜の両者に囲まれているクモ膜下腔に炎症が生じたものを髄膜炎という.

髄膜炎は原因により感染によるもの,アレルギー性機序,薬剤,腫瘍浸潤によるものなどによって起こる.また経過によって急性,亜急性,あるいは反復性などの分類もある(表19).

原因として細菌が髄腔内に達し,炎症を起こしたものを細菌性髄膜炎といい,この炎症が脳実質内に波及した場合は,厳密には細菌性髄膜脳炎であるが,このようなときでも細菌感染が原因であれば細菌性髄膜炎という診断がつけられる.

本症は抗菌剤の発達した今日でも難治性の疾患で,とくに新生児期では死亡率も高く,聴力障害や脳性麻痺などの神経学的後遺症を残しやすく,小児における最も重要な感染症である.

表19 経過よりみた髄膜炎の分類

急性:細菌性髄膜炎,ウイルス性髄膜炎
亜急性:結核性髄膜炎,真菌性髄膜炎
反復性:Behçet,サルコイドーシス,SLE,Mollaret's meningitis,brain tumor などによる chemical meningitis,ガンマグロブリン大量投与(ITP),薬剤

2) 疫学

(1) 化膿性髄膜炎の頻度と起炎菌

アメリカでは年間15,000例の細菌性髄膜炎が起こり,その70%が5歳未満である[1].日本では新生児の細菌性髄膜炎の頻度は,出生1,000人に対し0.3〜0.5人の発症をみる[2].新生児入院患者の0.3〜0.8%が細菌性髄膜炎である[3].病原微生物検出情報(1990〜1994年)では感染性髄膜炎の発生報告のうち,細菌性髄膜炎の占める割合は8〜9.7%である.また細菌性髄膜炎の報告数は病院定点からの

報告は228例（1993年），定点当たり0.42人，無菌性髄膜炎は，病院定点からの報告は2126人（1993年）であることから，髄膜炎10〜20人に1人が細菌性髄膜炎の頻度といえる[4]．

細菌性髄膜炎の性別，年齢別頻度は，藤井らの全国集計では男児と女児の比は1.62：1であり，著者らの149例の集計では1.4：1と男児に多い[5,6]．

年齢別頻度は1ヵ月未満が24.8％と最も多く，1歳までが60.7％，4歳未満で85％，新生児・乳幼児の発症が多い（表20）[5]．検出情報の105例の年齢分布は1歳未満が25％，60歳以上が23％，1〜4歳が15％，50〜59歳が12％と4歳以下と高齢者に多くみられる（表21）[4]．

細菌性髄膜炎の全国集計による起炎菌別頻度と著者らの集計を表22[7]に示した．起炎菌で最も多いのは，インフルエンザ菌で297人，次いで肺炎球菌が201人，大腸菌が114人，B群溶連菌(GBS)100人の順であった．著者らの成績でも同様である．この主要4菌種で全体の55％，菌判明の70.1％を占めている．黄色ブドウ球菌の頻度は5番目でGBSに次いで多い．1995年に報告された微生物検出情報のうち，髄液から検出された病原細菌の集計では，1990〜1994年の5年間に1,472例集計され，その内訳では，表23のごとく，黄色ブドウ球菌が747例と多く，次いでインフルエンザ，肺炎球菌，大腸菌，GBSの順である（表23）．また

表20　細菌性髄膜炎の年齢別・性別頻度

年齢	例数	男	女	累計(％)
4W以下〜	321	205	116	24.8
29d〜＜3m	143	88	55	35.8
3m〜＜1y	322	202	120	60.7
1y〜＜4y	310	177	133	84.7
4y以上	198	129	69	100
計	1,294	801	493	

（藤井良知ら，1986[5]）

表21　細菌性髄膜炎患者から検出された病原体，1990〜1994年
（医療機関における重要と思われる症例に関する情報）

検出病原菌種	計	男	女	0	1〜4	5〜9	10〜14	15〜19	20〜29	30〜39	40〜49	50〜59	60〜	不明
Streptococcus pneumoniae	25	14	11	2	4	1	1		2		3	2	9	
Haemophilus influenzae	18	14	4	7	11									
Group B Streptococcus	10	4	6	10										
Listeria monocytogenes	8	4	4	1						1	2	2	2	
Cryptococcus neoformans	7	5	2								1	2	4	
Neisseria meningitidis	4	2	2		1	1			1			1		
Mycobacterium tuberculosis	4	1	3						2		1		1	
Staphylococcus aureus	4	4						1			2		1	
Klebsiella pneumoniae	4	2	2									1	3	
Pseudomonas aeruginosa	3	1	2	1								1	1	
Serratia marcescens	3	1	2	1		1							1	
Escherichia coli	2	1	1	2										
Campylobacter fetus	2	2											1	1
その他	11	7	4	2			1		1		2	4	1	
計	105	62	43	26	16	3	2	1	6	2	11	13	24	1

（病原微生物検出情報1995年 Vol.16（No.182）より一部改変）

表22 年齢別起炎菌

	藤井ら(1979～84年, 1,246例) 文献5) より一部抜粋		著者(1970～90年, 149例)	
	3ヵ月以下	3ヵ月以上	3ヵ月以下	3ヵ月以上
Hemophilus influenzae	6	291	2	28
Escherichia coli	94	20	11	2
Proteus mirabilis	15	1	1	0
Klebsiella pneumoniae	4	1	1	0
Pseudomonas aeruginosa	8	1	3	0
Neisseria meningitidis	4	18	0	4
Staphylococcus aureus	12	12	2	4
Staphylococcus epidermidis	12	10	0	4
GBS	89	11	7	0
Enterococcus faecalis	7	2	1	1
Streptococcus pneumoniae	15	186	2	16
Streptococcus viridans	4	12	0	0
Listeria monocytogenesis	5	13	1	1
Unknown	117	163	25	33

表23 髄液から検出された病原細菌（医療機関集計, 1990～1994年）

検出病原菌種	1990年	1991	1992	1993	1994*	計	(%)
Haemophilus influenzae	46	50	32	81	42	251	(17.1)
Streptococcus pneumoniae	45	61	38	65	41	250	(17.0)
Escherichia coli	14	16	19	28	17	94	(6.4)
Group B Streptococcus	16	27	22	13	13	91	(6.2)
Listeria monocytogenes	5	4	5	11	6	31	(2.1)
Neisseria meningitidis	1	1	3	2	1	8	(0.5)
Staphylococcus aureus	111	154	155	215	112	747	(50.7)
計	238	313	274	415	232	1472	(100.0)

*1994年は暫定数　　　　　　　　　　（病原微生物検出情報1995年 Vol. 16 No. 182より）

同じ情報中で，医療機関で重要と思われる症例に関する集計では，表21のごとく，最も頻度の高いものは肺炎球菌で25例，そのうち11例が50歳以上の高齢者から検出されている（表21）．一方，GBS，大腸菌は新生児のみから，インフルエンザ菌は乳幼児のみから検出されている．黄色ブドウ球菌はこの表のなかでは4例のみであり，そのうち3例はMRSAであったと報告している．前述のごとく，医療機関で検出された病原細菌の検体材料別集計のうち，黄色ブドウ球菌は多数報告されている．この集計では，患者に関する個別情報が集められていないので詳細は不明である，との編集委員会からのコメントであるが，おそらくV-Pシャントや外傷後の反復感染か，菌の消失を遅延させる異物の混入などが要因と想像される[4]．

(2) 新生児期の起炎菌

新生児期を中心に生後3ヵ月まではGBS，大腸菌が主要起炎菌である．とくに生後72時間以内の早発型感染ではGBS，大腸菌の頻度が高い．その他の起炎菌としては，クレブシェラ，エンテロバクター，セラチア，緑膿菌，プロテウス，リステリア，稀に経胎盤感染，あるいは院内感染が原因であるカンピロバクター髄膜炎の報告もある[8]．GBSは妊娠中の母親の腟に常在し，上行性感染により分娩時

に敗血症として発症する早発型と生後1週間以後に発症する後期型に分かれる。髄膜炎は後期型に多いといわれるが，最近では敗血症と髄膜炎は合併しやすいことから，早発型も多い．

　新生児大腸菌性髄膜炎の75％は夾膜多糖体K1抗原をもった大腸菌で，K1株以外によるものより重症である．リステリアも髄膜炎の起炎菌としては主要起炎菌である．感染経路は垂直感染と考えられている．

　最近の注目すべき傾向は，極小未熟児の生存率が上がり，それに伴う医療行為，あるいは医療器具を介した感染である．

　とくにMRSAによる院内感染は現在社会的にも大きな問題となっている．

3）病　　　理

　肉眼的に脳の軟膜やクモ膜は膿様の浸出液で満たされる．静脈や静脈洞の周りにはとくに集中して脳回の上から大脳溝，シルビアン裂溝の深さにも，そして脳底クモ膜下槽の内部や小脳の周りにも膿様浸出物が付着している．脳室炎（脳室内の化膿性炎症）は化膿性髄膜炎で死亡した患児に良くみられる．組織学的には密集した厚い白血球層が充血，腫脹した軟膜にみられ，その滲出物に埋まった軟膜内の血管は周囲からの炎症の波及により静脈炎や動脈炎を起こしている．これらの血管病変は肺炎球菌やインフルエンザ菌で起こりやすく，脳実質の出血や硬塞の原因となる．さらに感染がvirchow-Robin腔を介して脳実質内に進み，血管周囲に炎症性細胞が浸潤すると，髄膜脳炎の形をとる．

　一般に新生児では脳室壁や脳実質内の壊死性血管炎や血栓形成，血管周囲炎，動脈炎などの血管病変が高頻度にみられる．さらに脳室炎，脳室上衣炎，脳室拡大などの合併率が高いことや脳室周囲の白質軟化に伴う実質障害が高頻度にみられる[9]．

　急性期の髄膜刺激症状は脊髄神経や脊髄神経根への炎症の波及が関与している．脳神経系の炎症は動眼神経，視神経，顔面神経，聴神経の障害を起こす．脳圧亢進症状による動眼神経麻痺は脳ヘルニアの危険なサインである．外転神経麻痺も脳圧亢進症状の症状である．

　脳圧亢進は，サイトカインによる血管透過性の亢進や抗利尿ホルモンの過剰分泌による脳浮腫や髄液のクモ膜繊毛への貫流障害などが原因となっている．脳ヘルニアは髄膜炎の小児では5％程度の頻度で起こるが，脳腫瘍や硬膜下膿瘍の方が脳ヘルニアの原因として多い．通常の髄膜炎では脳圧亢進はクモ膜下腔全体に分散するので，構造的に変異は発生しにくい．

　水頭症は，新生児期を除いて細菌性髄膜炎の急性期の合併症としては少ない．しばしばみられるのは交通性水頭症で，その原因はクモ膜絨毛の癒着による髄液の吸収障害ある．閉塞性水頭症はシルビウス溝やマジェンディー孔の神経膠症が

関与している．

　髄液の蛋白の増加は脳血管関門の血管透過性の亢進を意味し，血管からクモ膜下腔にアルブミンが流出し，これが持続的に続けば硬膜下水腫となる．髄液糖の低下は脳実質からのグルコースの転送が低下することが原因で，その結果，髄液の乳酸は増加する．

　大脳皮質は，脳血管障害，低酸素，細菌の浸潤によって生ずる脳炎，中毒性脳症，脳圧亢進，脳室炎と硬膜下水腫などが相乗的に作用し損傷を受ける．大脳皮質の損傷は急性期では，意識障害，痙攣，水頭症，脳神経障害，運動知覚障害などの症状として出現する．

4）発症機序

(1) 細菌の髄腔内に侵入する機序（感染の成立機序）

　病原菌の中枢神経への直接感染は，細菌が宿主の防御機構を突破し中枢神経内で増殖したときに生ずる．細菌性髄膜炎は限られた少数の菌によって起こるが，これらの起炎菌には宿主の中に侵入しやすいいくつかの機構がある．生体は細菌に対して分泌型 IgA を分泌し，かつ鼻咽腔の線毛運動によって細菌の付着を防ごうとする．ところが肺炎球菌，インフルエンザ菌，髄膜炎菌などは IgA プロテアーゼを分泌し，IgA のヒンジ部分を破壊し，IgA の作用を抑制する[10]．またこれらの細菌と鼻咽腔粘膜を培養すると，その培養上清は粘膜の線毛に障害を与え，活性を低下させることも知られている．さらに髄膜炎菌などでは粘着性の線毛などがある．このように主要起炎菌は宿主の防御機構を破壊しようとする武器を持っている（表24）[11]．

　次のステップとして細菌の血管内で生存する菌血症の状態がある．宿主の防御機構として補体系があるが，主要起炎菌の多糖体夾膜は補体系のH因子が作用し，C3b の作用を不活化したり，B因子と夾膜の結合を弱めたりして補体の副経路の Membrane attack complex の形成を阻害する[12,13]．

　血流から血液脳関門への侵入には粘着性の線毛が重要であると考えられてい

表24　感染の成立する機序

感染段階	宿主防御機構	病原細菌の対処機構
粘膜への浸入と増殖	分泌型 IgA 線毛運動 粘膜上皮	IgA プロテアーゼの分泌 線毛運動の抑制 粘着性の線毛（髄膜炎菌）
↓ 血管内での生存	補体	多糖体莢膜による AP からの回避
↓ 血液脳関門の通過	脳血管内皮	粘着性の線毛*
↓ 脳脊髄液中での生存	オプソニン作用（±）	細菌の増殖

AP : alternative pathway, *adhesive pill　　（Quagliarello VJ ら，1992[15]）

る．一度髄液中に入れば，細菌には非常に好都合な環境で宿主の防御機構としての免疫グロブリンや補体などのオプソニン作用もなく，したがって細菌は増殖を繰り返す．

(2) 発症の病態

細菌がクモ膜下腔内に侵入した後の炎症反応の病態が解明されつつある[11)14)~16)]．細菌の壁成分(リポポリサッカライド；LPS)，タイコ酸，ペプチドグリカンなどが単球/マクロファージ系の細胞と反応して腫瘍壊死因子(TNF)，インターロイキン1(IL-1)，インターロイキン8(IL-8)，インターロイキン6(IL-6)などの炎症性サイトカインを遊離し，かつこれらの炎症性サイトカインが血管内皮細胞や好中球に作用し，化学伝達物質(血小板活性化因子(PAF)，プロスタグランディンE_2(PGE$_2$)，トロボキサン)など産生を刺激する．

IL-1, TNFは血管内皮細胞に作用し，接着分子を誘導し，好中球は血管内皮に付着しクモ膜下腔内に達する．この好中球は，活性化されているため活性酸素やプロテアーゼなど細胞毒性物質を遊離し，血液脳関門の透過性を亢進させる．またPAFも血管の内皮や平滑筋に作用し，その透過性を亢進させ，共に脳浮腫の成因となる．PGE$_2$はアラキドン酸代謝産物と共に炎症のメディエーターとなり，血管の拡張，透過性亢進，あるいは細胞内外のCa^{2+}の濃度に影響し，その結果，脳に組織障害を与える．

血管内皮細胞は通常では抗血栓作用が強く，その作用は抗血小板作用，抗凝固作用，血管弛緩作用があるが，炎症性サイトカインやLPSの刺激により一転して凝固系活性化も増し，血栓を形成し細菌性髄膜炎の脳梗塞の原因となる．

また，炎症細胞の浸潤によりクモ膜絨毛の炎症のため髄液の吸収障害を生じ，

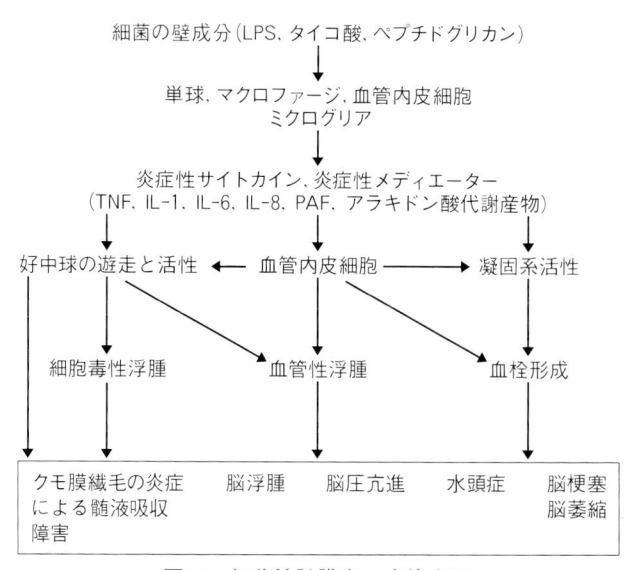

図14 細菌性髄膜炎の病態生理

頭蓋内圧は亢進する．

炎症が進行するに伴い重篤な脳浮腫，頭蓋内圧亢進，脳血栓，脳梗塞，脳虚血を起こし，神経障害や不可逆的な脳障害を起こす（図14）．

細菌性髄膜炎の組織障害の発症機序は，感染した組織の細胞の直接的な破壊というよりは，抗生剤により破壊された細菌の壁成分が単球系の細胞と反応し，多量の炎症性サイトカインが放出された結果生じた二次的生体反応による組織障害が主因と考えられている．

(3) 宿主側の要因

宿主の細菌性髄膜炎に対する発症因子として年齢，先天的，後天的免疫異常や解剖学的異常，社会的，遺伝的背景などが知られている．髄膜炎の発症に関与する免疫機構の異常として，

a．抗体欠損

本症では髄膜炎は比較的稀である．補充療法以前には肺炎球菌，インフルエンザ菌，ブドウ球菌，緑膿菌などが起炎菌となることがある．選択的 IgG_2，IgG_4 欠損症では莢膜を有する細菌感染症を繰り返す．

b．補体欠損症

主に髄膜炎の発症に関与するのは，補体成分の第2経路から後期反応成分にかけての補体で，この欠損は髄膜炎菌性髄膜炎を高頻度に起こす．日本で頻度の高い補体欠損症は C9 欠損症（約1,000人に1人）と C7 欠損症であるため，髄膜炎菌性髄膜炎を起こした症例のなかでは C7，C9 欠損症が多く，C3，C5，C6，C8 欠損症は稀である[17]．

c．食細胞系の異常

慢性肉芽腫症で稀に髄膜炎を起こすが，むしろ脳膿瘍のほうが多い．

d．無脾症，脾摘

肺炎球菌による感染が多く，髄膜炎を合併することもある．

e．免疫機構以外の異常

髄液耳漏，髄液鼻漏，先天性皮膚洞，あるいは V-P シャントなどは反復性髄膜炎の原因として最も多い．中耳炎あるいは副鼻腔炎など近接組織からの炎症の波及による髄膜炎もみられる．

f．社会的・遺伝的背景

アメリカの研究ではインフルエンザ菌髄膜炎の発生は白人に比べ黒人が3.5倍高いとの報告があるが，社会的・経済的背景が影響していると考えられる．また，インディアンとエスキモーは白人と比較してインフルエンザ菌髄膜炎の高い発症率が認められているが，環境因子が関連していると考えられている[18]．

5）臨床症状

　細菌性髄膜炎の発症には2つの形がある．1つは電撃的な経過を示す髄膜炎で，ショック，紫斑などの出血傾向，意識障害を示すもので，その代表が髄膜炎菌性髄膜炎で，発症後24時間以内に死亡することもある．インフルエンザ菌や肺炎球菌は急激な経過を示すのはそれほど多くなく，通常は数日間の上気道症状や消化器症状に引き続いて症状が出現する．

　髄膜炎の症状と徴候は，非特異的な全身感染症あるいは菌血症の症状と特異的な髄膜刺激症状とがみられる．非特異的な症状としては，発熱（90〜95％），食欲不振，上気道症状，筋肉痛，関節痛，頻脈，低血圧，紫斑，紅斑などの皮膚症状などである．髄膜刺激症状は，項部硬直，背部痛，ケルニッヒ徴候，ブルジンスキー徴候として出現する．幼若乳幼児ではこのような特徴的な徴候をみることは少なく，頭痛，嘔吐，大泉門の膨隆，縫合離解，動眼，外転神経麻痺，無呼吸や過呼吸，進行すると意識障害，精神症状（無欲状，易刺激性，錯乱，昏迷，昏睡など）が起こる．

　乳頭浮腫は合併症のない髄膜炎では稀である．もし乳頭浮腫が認められ，かつ，急性の経過をとる場合は脳膿瘍，硬膜下膿瘍，静脈洞の塞栓などを稀だが疑うべきである．視神経，動眼神経，外転神経，顔面神経，聴神経などの脳神経障害は，局所の炎症によるものと脳圧亢進が原因の場合がある．髄膜炎では10〜20％の子供でこれらの症状が認められる．肺炎球菌性髄膜炎は炎症反応がとくに強く出やすいので，脳神経症状は30％以上の症例で認められる．

　細菌性髄膜炎の患児の20〜30％に痙攣がみられるが，その原因は脳炎や脳梗塞，電解質失調である．起炎菌別ではインフルエンザ菌や肺炎球菌に多くみられる．痙攣は発症4日以内に出現し，その後なければあまり問題とならないが，発症4日以後にも持続する難治性痙攣は予後不良の徴候である．

　いろいろなレベルの意識障害は髄膜炎の患者ではよくみられる．昏迷，昏睡が入院時にみられると予後不良である．

　一過性または永続性の脳神経の麻痺がみられることがある．難聴や前庭機能の障害も比較的よくみられる．失明を伴うような神経系の合併症は稀にある．外転神経麻痺は普通，一過性であるが病初期にみられる．

　新生児の髄膜炎では約60％に発熱，嗜眠，呼吸障害，黄疸，哺乳力低下，嘔吐，下痢，筋緊張低下などがみられ，痙攣は新生児髄膜炎の30〜40％にみられ，約50％に大泉門の膨隆がみられる．

6）診　　　断

　診断には髄液検査が必須である．腰椎穿刺の禁忌項目は以下のごとくである．
　①動眼，外転神経麻痺を伴う意識障害（グラスゴー方式7点以下），

②呼吸抑制，徐脈，血圧上昇，瞳孔異常，肢位の異常，

③乳頭浮腫，

　これらの症状の出現は進行した脳圧亢進症状を示すもので，頭部CTで脳浮腫の所見がなくても脳ヘルニアの危険があるため穿刺は延期すべきである[19]．

　また敗血症性ショック，DIC合併に伴う出血傾向，あるいは腰椎穿刺部位の皮膚感染症などでも禁忌である．細菌性髄膜炎での血液培養の陽性率は高く，起炎菌の分離，同定のためにも血液培養が必要で，前記のごとく穿刺が不可能な場合は血液培養を行った後，治療を開始し臨床経過をみて腰椎穿刺を行う．また細菌性髄膜炎ではないが，ライ症候群やヘルペス脳炎などは乳頭浮腫のない脳浮腫がみられるので，穿刺は延期したほうが良い．診断のためにやむを得ない場合はマンニトール（0.5g/kg 30分以上点滴静注）を投与後，20～30分して22ゲージの針で1ml程度の髄液を採取し検査に供する[20]．

　腰椎穿刺は脳ヘルニアを除けば大きな合併症はないが，穿刺後の腰痛，頭痛，複視，斜視が一過性にみられる．稀に穿刺針に皮膚片が付着送入し，背椎内のクモ膜下の類上皮腫の原因となる場合もある．また1歳以下では菌血症が穿刺により髄膜炎の誘因になるのではないかと想像されている．また血友病や血小板減少症（血小板20,000/mm³以下）など出血傾向のある患者では，穿刺後の出血で硬膜下に血腫ができ，脊髄を圧迫し神経症状が出現することがある．

　細菌性髄膜炎とその他の髄膜炎の鑑別は表25のごとくであるが，例外がしばしばみられる．細菌性髄膜炎の多くは，髄液糖が低下（同時測定の血糖値の40％以下）するが，糖が低下しない例が25％にみられるという．細菌性かウイルス性かの鑑別診断には，髄液中のCRP，LDH，乳酸の検索が補的診断となる．このうち乳酸は脳のhypoxiaの結果増加するので脳の障害の程度とも関連するが，髄液中の乳酸濃度が6mmol/l以上は細菌性，3mmol/l以下からウイルス性，その中間がpartial treated meningitisという成績がある[21]．また単球，血管内皮細胞，あるいは中枢神経系のマクロファージなどから産生されるIL-1やTNF-α，あるいはネオプテリンなども細菌性髄膜炎で増加する[16)22]．

　確定診断のための髄液検査の進め方を図15に示す．髄液の一部は増菌用の液体

表25　髄液所見による診断基準

疾患	細胞数(/mm³)	糖(mg/dl)	蛋白(mg/dl)	染色培養	その他
正常	5個以下	50～75	15～45	陰性	
細菌性髄膜炎	増加（好中球）	減少	増加	陽性	髄液の乳酸6mmol/l以上, IL-1, TNF-αの増加
ウイルス性髄膜炎	増加(リンパ球)	正常	正常～増加	陰性	髄液の乳酸3mmol/l以下
結核性髄膜炎	増加(リンパ球)	減少	増加	陰性	Cl低下，トリプトファン陽性，フィブリン折出，ADA高値，PCR
真菌性髄膜炎	増加(リンパ球)	減少	増加	陰性	クリプトコッカスが多い，カンジタでは好中球も出現

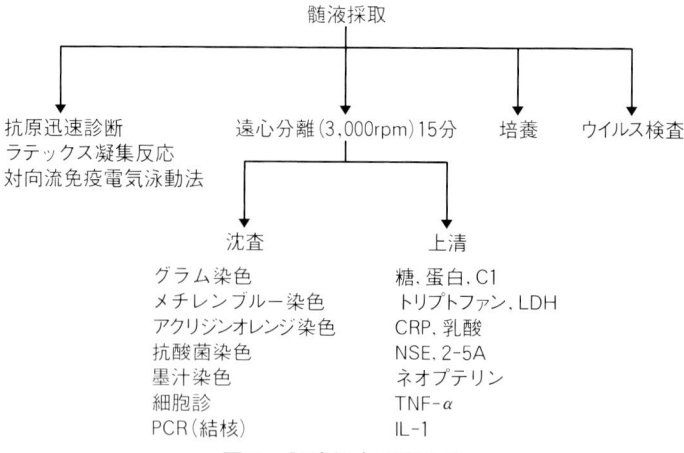

```
                          髄液採取
        ┌──────────┬──────────┬──────────┐
   抗原迅速診断  遠心分離(3,000rpm)15分  培養  ウイルス検査
   ラテックス凝集反応
   対向流免疫電気泳動法
                  ┌──────┴──────┐
                  沈査          上清
```

沈査
- グラム染色
- メチレンブルー染色
- アクリジンオレンジ染色
- 抗酸菌染色
- 墨汁染色
- 細胞診
- PCR(結核)

上清
- 糖, 蛋白, C1
- トリプトファン, LDH
- CRP, 乳酸
- NSE, 2-5A
- ネオプテリン
- TNF-α
- IL-1

図15 髄液検査の進め方

培地に，また一部はウイルス検索のため凍結保存，他の一部は遠沈し上清は蛋白，糖，LDH，CRP，乳酸，ネオプテリン，ADA などの生化学検査に使用する．沈査は塗抹しグラム染色，結核性髄膜炎が疑われれば厚くスメアーを作り，抗酸菌染色，あるいは沈査を PCR 法で行えば 7～8 時間程度の時間で判明する．真菌のうち頻度が高いクリプトコッカスの場合，India ink 染色法は培養，抗原価の検査（クリプトコッカス LA テスト）より感度は劣るが，陽性例は予後が不良といわれ，予後を推測する上でも有用である．塗抹はある程度細菌数(10^4 CFU/ml 以上)ないと確認できないので，髄液中の抗原を迅速に診断する凝集反応，ラテックス

表26 髄液細胞増多からみた鑑別診断

頻度	好中球増加		単核球増加	
	糖		糖	
	正常	低下	正常	低下
良く見られる	細菌性髄膜炎 初期のウイルス性髄膜炎 ウイルス性脳炎 先行化療化膿性髄膜炎	細菌性髄膜炎 先行化療細菌性髄膜炎	ウイルス性髄膜炎 先行化療細菌性髄膜炎 傍髄膜感染症 鉛中毒	ウイルス性髄膜炎 先行化療細菌性髄膜炎
ときどき見られる	初期結核性髄膜炎 初期真菌性髄膜炎 傍髄膜感染症 急性出血性脳炎 薬剤性（イブプロフェン） SLE ライム病，Q熱	脳室膿瘍 硬膜下，脳膿瘍の破裂	マイコプラズマ ライム病 伝染性単核球症 初期結核 脳膿瘍 chemical meningitis 白血病 梅毒，リケッチア，Q熱 ADEM	T.B 真菌性 白血病
稀に見られる			猫ひっかき病 サルコイドーシス レプトスピラ ベーチェット Mollaret	トキソプラズマ サルコイドーシス

(Schleck WF III ら，1985[30] より一部改変)

凝集反応が一般に使われている．国内市販されているキットとしては，肺炎球菌，インフルエンザ菌，髄膜炎菌，大腸菌の抗原が検出可能なスライデックスメニンギートキット-5™（Bio Merieu France）と同社のB群溶連菌用のストレプトB™がある．検出率はインフルエンザ菌で89％，肺炎球菌で83％である[23]．

頭部CT, MRIは初期には脳浮腫，脳圧亢進症状を知る上で有用な検査である．さらに脳室拡大，硬膜下水腫，動脈，静脈硬塞などの有無を経過を追ってチェックする必要がある．

鑑別すべき疾患を髄液糖と細胞数増加の種類より分類した（表26）．

髄液の蛋白のみが増加する疾患はギランバレー症候群，フィッシャー症候群，多発性硬化症などがある．

7）合併症

細菌性髄膜炎の合併症は多彩である．しばしばみられる治療中の合併症は，痙攣，脳圧亢進，脳神経麻痺，脳梗塞，皮質壊死による片麻痺・対麻痺・部分痙攣，脳ヘルニア，横断性脊髄炎，迷路炎によって生ずる運動失調，静脈洞血栓症，硬膜下水腫などである．

硬膜下水腫は急性期の髄膜炎患者の10〜30％にみられ若年者ほど多く，とくに1歳以下の乳児に好発し，ほとんどの場合，臨床症状は認めない．そして経過と共に自然吸収される．また長期的な神経学的予後にも影響がないといわれている[24]．したがって，脳実質の圧迫症状，持続する発熱，意識障害などの脳圧亢進症状があれば，外科治療の適応となる．手術法としては，小開頭術による貯留液の排除である．

ADH分泌異常症候群は細菌性髄膜炎の合併症として良く認められる．本症の診断は臨床的に浮腫や脱水を欠き，

①低浸透圧血症（275mOsm/kg以下）を伴う低Na血症（130mEq/l以下），
②尿浸透圧が血漿浸透圧よりも高い，
③低Na血症にもかかわらず尿中Na排泄が多い（Na＞30mEq/l），

などが診断の目安となる．ADHの分泌異常は脳浮腫を悪化させ痙攣の原因ともなる．

急性期の脳室拡大は頭蓋内圧亢進症による変化で多くは一過性である．後に水頭症を呈する場合もあるが，このなかには脳萎縮による脳室拡大も含まれている．持続する脳圧亢進症状を認めなければシャントの必要はない．

脳梗塞の合併は2〜19％に認められ，重要な合併症の一つである．血管炎に伴う二次的な血管の狭窄，閉塞，さらに脳圧亢進による脳血流低下が発症に関与している[25]．

難聴は本症の5〜30％に合併する．感音性難聴で聴神経障害による場合もある

が，蝸牛管への細菌の波及によることが多い[26]．髄膜炎の発症早期より認められ，入院直後のABRですでに難聴を示していたとの報告もある[27]．

発熱は合併症とは言えないが，髄膜炎治療中に再発熱をきたしたり，いつまでも熱が持続する症例を良く経験する．通常，細菌性髄膜炎では適切な治療をすれば，髄膜炎菌や肺炎双球菌では治療4日で75％が，治療6日で90％が解熱する．インフルエンザ菌では治療6日で75％が解熱，10日で90％が解熱する，など起炎菌により発熱期間に少し差がある．10日間以上の発熱の原因としては，ウイルス感染，院内あるいは日和見感染，血栓性静脈炎，薬物などが挙げられる．心膜炎や関節炎も髄膜炎の合併症として稀にみられるが，その原因は起炎菌による心膜炎，関節炎と免疫複合体の沈着による炎症とに分けられる．前者は髄膜炎治療中の早期に現れやすい[28]．

全身性合併症のうち，ショック，DICなどは敗血症に伴う合併症である．敗血症から多臓器不全をきたすsystemic inflammatory response syndromeが起こりうる．この発症には細菌の壁成分によりサイトカインが増加し，免疫系，補体系，凝固系が過剰に活性化した結果生じた病態と考えられている．

髄膜炎の経過は大きく3つに分類される．再燃とは，治療中に悪化し髄液の培養により同一細菌が検出されることで，その原因は薬剤耐性菌の出現である．再発とは，治療後3日から3週間以内に髄膜炎を発症することで，脳膿瘍，硬膜下膿瘍，脳室炎，あるいは近接臓器の炎症からの波及が原因である．反復性細菌性髄膜炎の原因としては髄液耳漏，先天性皮膚洞などの解剖学的異常，先天性免疫不全症（補体欠損症，無脾症），外傷，V-Pシャント，慢性副鼻腔炎などの基礎疾患を持つものが多い．また，髄液細胞増多を繰り返す反復性髄膜炎の原因にはベーチェット，サルコイドーシスやSLEをはじめとする血管炎症候群，脳腫瘍によるchemical meningitis，ガンマグロブリン大量投与，薬剤性（イブプロフェンなどのNSAIDS）など原因は多彩である（表19）[29)30]．

8）治　　療

細菌性髄膜炎の治療で重要なことは，早期に診断し早期に治療することである．発症1日目で治療した群と2日目以降で治療した群では，難聴や神経学的後遺症の率が2〜5倍も高いという成績もある[31]．

(1) 抗菌剤の選択

起炎菌判明前の初期治療

起炎菌判明前の抗生剤の選択をするには，起炎菌の頻度を知ることである．生後3ヵ月までは主要起炎菌は大腸菌，プロテウス，クレブシエラなどの腸内細菌とGBSとリステリアなどで，3ヵ月以上になるとインフルエンザ菌，肺炎球菌が主となるが，リステリア，GBS，大腸菌などは生後6ヵ月位まで多い．その後は

インフルエンザ菌と肺炎球菌，学童期では肺炎球菌と髄膜炎菌が起炎菌として多い．このなかで主要起炎菌の種類の多い時期は，3ヵ月から6ヵ月で，大腸菌，GBS，肺炎球菌，インフルエンザ菌，リステリアなどである．したがって，この主要4菌種，あるいは5菌種の有効な薬剤を選択すべきである．

従来の細菌性髄膜炎の抗生剤の使用方法は表27[32]に示すように，単剤で治療群と2剤併用群がほぼ同一の比率である．この報告はやや古いせいか単剤の治療群が思いのほか多い．髄膜炎の第一次選択剤としての条件は，髄液移行が良好であること，各年齢の主要起炎菌に抗菌力が優れていること，大量，長期投与に耐えうる安全性の高い薬剤であることなどである．また殺菌性抗菌薬が望ましく，これらの条件を満たす薬剤としてβ-ラクタム薬が選択されることが多い．10％以上は髄液移行が良い部類に入る（表28）[33]．十分な髄液内殺菌効果を期待するには起炎菌のMBC（最小殺菌濃度）の10倍以上の髄液内濃度が必要である．細菌性

表27 細菌性髄膜炎の治療法

単剤使用群（466例）

	例数（人）	死亡率（％）
ABPC	227	11
CEPsV	88	12.5
PCG	40	7.5
LMOX	37	2.7
CP	19	0
PIPC	16	9.1

2群併用群（418例）

	例数（人）	死亡率（％）
ABPC＋AGs	183	24
ABPC＋CTX or LMOX	58	5.2
ABPC＋CP	41	7.3
AGs＋CEPs or LMOX	40	20
CP＋CTX or LMOX	14	0

（藤井良知ら，1987[32]より抜粋）

表28 S. aureus髄膜炎家兎におけるβ-ラクタム薬の髄液移行（100mg/kg静注）

薬　剤	最高濃度（μg/ml）	2時間までの髄液/血清濃度比（％）
ラタモキセフ（LMOX）	20.8	18.7
セフタジジム（CAZ）	10.4	16.2
アンピシリン（ABPC）	4.45	16.8
パニペナム（PAPM）	16.2	15.9
イミペナム（IPM）	13.3	14.1
セフトリアキソン（CTRX）	9.1	13.8
セファマンドール（CMD）	22.7	13.7
セフォペラゾン（CPZ）	6.57	11.7
セフミノクス（CMNX）	18.1	11.9
セフォタキシム（CTX）	6.09	11.7
ペニシリンG（PC-G）	2.19	3.7

（Kaplan SLら，1987[31]より一部抜粋）

表29 細菌性髄膜炎によく使われる抗生物質投与量

薬剤	1回投与量 (mg/kg)	1日投与回数 新生児 0〜3日	4〜7日	>8日	乳児期	投与法
ペニシリンG（PCG）	2.5〜5万μ	2	3	4	4〜6	静注
アンピシリン（ABPC）	50	2	3	4	4	静注
セファゾリン（CEZ）	20〜40	2	2	3	3〜4	静注
セフォタキシム（CTX）	20〜40	2	3	4	4	静注
セフトリアキソン（CTRX）	20〜40	1	1〜2	1〜2	1〜2	静注
セフタジジム（CAZ）	20〜40	2	3	4	4	静注
パニペナム（PAPM）	25				4	点滴静注
バンコマイシン（VCM）	15	2	3	4	4	点滴静注
ゲンタミシン（GM）	2.5	2	2	3	4	点滴静注

表30 髄膜炎主要4菌種に対する各種 β-ラクタム剤の MBC

抗生剤	GBS 範囲	MBC90	肺炎球菌 範囲	MBC90	インフルエンザ菌 範囲	MBC90	大腸菌 範囲	MBC90
CTRX	0.05〜0.75	0.2	0.0125〜0.1	0.1	0.0125〜0.2	0.1	0.05〜0.39	0.2
CTX	0.05〜0.2	0.1	0.0125〜0.1	0.05	0.0125〜0.1	0.1	0.05〜0.78	0.39
CZX	0.2〜0.78	0.78	0.0125〜0.2	0.1	0.0125〜0.2	0.1	0.1〜1.56	0.78
CMX	0.05〜0.2	0.2	0.0125〜0.05	0.05	0.0125〜0.2	0.1	0.1〜0.78	0.78
CZON	0.025〜0.1	0.1	0.0125〜0.05	0.05	0.0125〜0.05	0.05	0.05〜6.25	3.12
PC-G	0.025〜0.1	0.05	0.0125〜0.05	0.05				
ABPC					0.35〜100<	100<	1.56〜100<	100<

(春日恒知，1996[34] 一部抜粋)

　髄膜炎に良く使われる抗生物質の投与量を表29に示す．
　抗菌力の面から主要4菌種に対してMICの低い薬剤，すなわちCTRX，CTX，セフチゾキシン（CZX），CMX，セフゾナム（CZON）の5剤とPCG，ABPCを対象にMBCを検討した春田らの成績を表30[34]に示す．それによるとCZXはGBSや大腸菌で，CMXとCZONは大腸菌でCTRX，CTXより若干MBC$_{90}$が高い成績であるが，安全性や髄液移行を考えるとCTXやCTRXが第一選択剤であろうと考えている．また同時にセフェム系はリステリアや腸球菌に無効なので，リステリアに有効なABPCを併用して治療する．なお2剤の併用によっても薬剤の髄液移行は影響されない．
　起炎菌が同定されれば2剤のうち1剤を中止する．ブドウ球菌に対してはペニシリン耐性菌に対してはセファゾリンが，MRSAはバンコマイシン（VCM）が勧められている．GBS，肺炎球菌，髄膜炎菌はPC-GかCTXが良い．1977年に南アフリカ連邦でペニシリン耐性の肺炎球菌による髄膜炎が報告されて以来，それによる重症感染症が報告されている[35]．その耐性機構は細胞壁内のペニシリン結合蛋白のペニシリン親和性低下が原因である．最近では約半数が耐性株との報告がみられ，血清型では19型，23型が多い[36)37]．臨床的にPCGやABPCのディスクでは中等度感受性株であっても感受性と判定されるので，肺炎球菌の耐性株の同定にはMIC（最小阻止濃度）の測定が望ましいが，測定法が煩雑であるので，

表31 細菌性髄膜炎の選択薬剤

起炎菌不明	ABPC＋CTX or CTRX or PAPM
ブドウ球菌	
ペニシリン感受性	PCG
ペニシリン耐性	CEZ
MRSA	VCM
GBS	PCG, CTX
髄膜炎菌	PCG, CTX
肺炎球菌	PCG, CTX, PAPM, VCM
リステリア	ABPC(＋GM)
インフルエンザ菌・大腸菌 クレブシェラ・サルモネラ	CTX or CTRX
インドール陽性プロテウス・セラチア エンテロバクター・シトロバクター	CAZ, CTX, CTRR
緑膿菌	CAZ＋GM

MICを測定できない施設では1μg濃度のオキサシリンディスクによるスクリーニング（阻止円径が18mm以下を耐性）が診断として有用である．グラム染色やラテックス凝集反応で肺炎球菌の可能性があれば，前述のごとく，約半数が低感受性，あるいは耐性株であることからパニベネムが抗菌力が優れ，髄液移行も良いので第一選択剤となる．

リステリア，腸球菌，プロテウスにはABPC，インフルエンザ菌，大腸菌，クレブシェラ，サルモネラにはCTX，CTRX，緑膿菌にはCAZとアミノ酸糖体との併用が最適である（表31）．

(2) 効果判定と抗菌剤投与期間

抗生剤の効果は髄液所見で判断する．抗生剤投与翌日菌消失，4日以内の髄液糖の正常化，7〜10日で細胞数が100/mm³以下なら著効といえる．72時間以上菌が消失しなければ抗生剤の変更が必要である．抗菌剤の投与期間は髄膜炎菌で7〜10日，インフルエンザ菌，肺炎球菌では10〜14日，GBS，リステリアでは14〜21日，腸内細菌では21日といわれるが，われわれはCRP陰性後1週間を目安としている．

とくに注意すべき薬物の副作用ではIPMは痙攣が，VCMは第8神経，腎の障害が比較的多い．CTRXの副作用では嘔吐，右上腹部痛を訴えて腹部エコーで偽胆石症を疑わせる像が出現することがある[28]．投与中止にて腹部症状は消失する．他薬剤の相互作用ではCAZ，LMOX，アズトレオナム（AZT）はABPCの同時投与ではABPCの髄液移行を抑制する[34]．

(3) 対症療法

経口投与は禁止して輸液にて水分投与量を維持する．初期輸液は常にADH分泌異常症候群，あるいは脳浮腫を念頭に入れて維持量の1/2〜1/3あるいは800〜1,000ml/m²/24hrの輸液量の輸液から開始する．脳圧亢進症状とADH分泌異常症候群がなければ1,500〜1,700ml/m²/24hrの輸液量に戻して良い．

ADH分泌異常症候群と診断されれば，輸液量は不感蒸泄量と尿量を加えた水分量に制限をする．これのみで血清Naは上昇し，尿中Na排泄は低下する．小児の不感蒸泄は25～30ml/kg/日であり，体温が1℃上昇すると10％増加させる．水分制限でも低Na血症(120mEq/l以下)で水中毒の症状が強いときや低Na血症が進行するときは，緊急処置として1.5％の食塩水を注入しながらフロセミド1mg/kg/回の静注を行うと効果がみられることがある．急激な低Na血症の是正は中心性橋脱髄をきたす可能性があるので注意を要する[38]．一般には，Naの目標値を症状の出ない125mEq/lにおき，12mEq/l/日の速度でゆっくり上昇をはかる[46]．

脳圧亢進にはマンニトール(20％V/V，2.5～5.0ml/kgを6時間毎，腎機能が正常であることを確認)またはグリセオール(5～10ml/kgを6時間毎，これは生理食塩水でNa負荷)を30～60分かけて点滴静注する．さらに脳圧亢進症が進行すると，脳血流量が低下するため気管内挿管の上，過換気($PaCO_2$ 25～30mmHgに保つ)を行う．さらにマンニトールとフロセマイド1mg/kgの投与も併用し，脳圧を低下させる[28]．

痙攣に対しては，ジアゼパム0.3mg/kgをゆっくり呼吸状態をみながら静注する．1回で止まらなければ5分後にもう一度同量追加する．無効な場合やしばらくして痙攣が再発する場合は，フェニントインを使用する．通常15mg/kgを1mg/kg/分を超えないスピードで静注(最大30mg/kg)する．その後は5mg/kg/dayの維持量で経過をみる．血中濃度は10～20μg/mlが最適である．さらに無効な場合，ペントバルピタール5mg/kgやリドカイン2～3mg/kgが試みられる．

デキサメサゾン療法は最近，聴力障害の後遺症の予防，脳浮腫の軽減，抗炎症作用の目的で治療開始時に，デキサメサゾン1回0.15mg/kg 1日4回，4日間投与が推奨されている．少なくともインフルエンザ菌に対しては発熱期間，髄液蛋白や乳酸，そして聴神経障害に対しては有効であったとの成績が多い[39,40]．デキサメサゾンの副作用として，胃腸管出血，高血圧，高血糖，ステロイド中止後の発熱などがみられる．

9) 予　　防

髄膜炎菌の場合，患者の同居人が髄膜炎に進展する可能性は500～9,000倍と言われており，予防投与が勧められている[41,42]．抗生剤としては，リファンピシン(RFP)が用いられる．投与量は1回10mg/kgを12時間毎に2日間投与する．RFP以外では，ミノマイシンやCTRXが使用されることがある．

インフルエンザ菌の全身感染症の予防は，ワクチンである．本菌感染症の接触者は厳重な監視下におき経過をみる．本菌の全身感染症に接した家族や同室保育児には，二次感染予防のため米国ではRFPが第一選択剤で20mg/kg/dayを1

日1回投与で4日間使用する(最大量600 mg)．二次感染は患者入院第1週目に起こりやすいので，できるだけ早期に内服させる[28]．わが国ではRFPはインフルエンザ菌感染症には適応がない．

10）後遺症と予後

　細菌性髄膜炎の本邦における主要起炎菌別と後遺症について表32に示した．

　細菌性髄膜炎の主要起炎菌であるインフルエンザ菌，肺炎球菌，大腸菌，GBSのうち，予後の悪い起炎菌はGBSと大腸菌である．これは本菌が新生児に多いためといえる．肺炎球菌とインフルエンザ菌の比較では，電撃型の症例や重症例が前者の多いことなどから肺炎球菌の方が予後不良である[43]．

　細菌性髄膜炎の死亡率は表33[44)45)]に示すごとく，10～18％であるが，知恵遅れや水頭症など重篤な後遺症は11～26％の症例でみられる．

　予後不良の徴候と検査所見は，①6ヵ月以下の乳児，②髄液中の細菌数が1ml当たり10^6CFU以上，③治療にもかかわらず4日以上持続する難治性の痙攣などである．

　聴力障害は，著者らの報告では少ないが，最も良く見られる後遺症である．迷路炎や聴神経の炎症に起因する．その起炎菌別発生頻度は肺炎球菌で30％，髄膜

表32　主要起炎菌による死亡率

起炎菌	藤井ら[44] (1979～84年) より一部抜粋 例数(人)	死亡率(%)	著者ら (1970～90年) 例数(人)	死亡率(%)	山下ら[45] (1973～86年) より一部抜粋 例数(人)	死亡率(%)
H. influenzae	296	6.4	30	0	49	14.3
S. pneumoniae	200	13.0	18	16.6	39	30.8
E. coli	158	20.9	13	7.6	4	―
GBS	100	20.0	7	14.2	9	―
S. aureus	29	44.8	6	0	0	―
N. meningitidis	21	0	4	25	2	―
P. mirabilis	16	56.3	1	0	0	―

表33　細菌性髄膜炎の後遺症

合併症例	山下ら[45] より一部改変 (118例中37例)	藤井ら[44] より一部改変 (1280例中142例)	著者ら (149例中52例)
大脳萎縮	8	6	3
硬膜下水腫	8	16	13
failure to thrive		14	0
motor disturbance	5	29	1
mental retardation		14	4
視力障害		3	0
難聴	3	10	2
水頭症	7	41	22
epilepsy	2	23	7
死亡率（%）	18.6	12.4	10

炎菌で10％，インフルエンザ菌で5〜20％である[28]．

　抗菌剤の発達した現在でも，細菌性髄膜炎の予後は非常に悪い．抗菌剤により髄膜炎の起炎菌は直ちに殺菌できるが，細菌の壁成分は残り，単球系細胞や血管内皮細胞に働き，炎症性サイトカインを多量に放出させ，脳浮腫，脳圧亢進，脳梗塞などの不可逆的な障害を引き起こすと考えられている．後遺症を少なくする方法は，適切な抗生剤の選択も重要であるが，放出される炎症メディエーターやサイトカインを如何に制御するかが今後の治療の課題である．

文　　献

1) Roos KL, Tunkel AR, Scheld WM : Acute bacterial meningitis in children and adults in scheld WM : Infection of the central nervous system (Whitley RJ, Durak DT, ed), pp 335-409, Raven Press, New York, 1991.
2) 橋本武夫：新生児化膿性髄膜炎．周産期医学 6：175，1976．
3) 玉置尚司，福永　謙，岡崎　実ほか：過去20年間に都内当科関連施設で経験した新生児化膿性髄膜炎の臨床的検討．日児誌 97：97-106，1993．
4) 特集　細菌性髄膜炎．病原微生物検出情報．月報　国立感染症研究所．Vol 16, pp 176-177, 1995．
5) 藤井良知，平岩幹男，野中千鶴ほか：本邦における1979年以降6年間の小児細菌性髄膜炎の動向．第1報　起炎菌について．感染症学雑誌 60：592-600，1986．
6) 福永　謙，西村千英子，玉置尚司ほか：過去20年間に経験した化膿性髄膜炎の検討．第1報　臨床と予後．感染症学雑誌 66：1042-1047，1992．
7) 久保政勝：本邦臨床統計集（上巻）．髄膜炎．日本臨牀 50：94-100，1992．
8) Morooka T : Epidemiologic application of pulsed-field gel electrophoresis to an outbreak of campylobacter fetus meningitis in a neonatal intensive care units. Scand J Infect Dis 28 : 269-270, 1996.
9) 髙嶋幸男，田中健蔵，山下政美ほか：新生児化膿性髄膜炎の病理，とくに脳循環障害の病理学的考察．脳と発達 2：430，1970．
10) Plaut A.G : The IgA proteases of pathogenic bacteria. Annu Rev Microviol 37 : 603, 1983.
11) Quagliarello VJ, Sheld WM : New prospectives on bacterial meningitis. Clin Infect Dis 17 : 603-608, 1993.
12) Fearron DT : Regulation by membrane sialic acid of β 1H-dependent decay-dissociation of amplification C3 convertase of the alternative complement pathway. Proc Natl. Acad Sci USA 75 : 1971-1975, 1978.
13) Brown EJ, Jponer KA, Gaither TA, et al : The interaction of C3b bound pneumococci with factor H (β 1H globulin), factor I (C3b/C4b inactivator), and properdin factor B of the human complement system. J Immunol 131 : 409-419, 1983.
14) Townsend GC, Scheld WM. : Adjunctive therapy for bacterial meningitis : Rationale for use, current status, and prospects for future. Clin Infect Dis 17(suppl 2) ; S537, 1993.
15) Quagliarello VJ, Sheld WM : Bacterial meningiti : pathogenesic, pathophysiology and pathogenesis.New Engl J Med 327 : 864-872, 1992.
16) Saez-Leorens X, Ramilio O, Mustafa MM, et al : Morecular pathophysiology of bacterial meningitis : Current concepts and therapeutic implications. J Pediatr 116 : 671-684, 1990.
17) 原　寿郎：免疫学からみた細菌性髄膜炎．小児内科 31：75-79，1999．
18) Herbert MA, Moxon ER : Meningitis : bacterial, viral, tuberculous, fungal, recurrent meningitis and parameningeal focus. In : a practical approach to pediatric infections (D. Moxon ER, ed), pp 263-283, Churchill, Livingston, New York, 1996.
19) Mellor DH : The place of computed tomography and lumber puncture in suspected bacterial meningitis. Arch Dis Child 67 : 1417-1422, 1992.
20) Yogev R : Meningitis. In : pediatric infectious disease. Principles and practice (Jenson, HB, Baltimore RS, ed), pp 781-807, Appleton Lange, New York, 1995.
21) Baily EM, Domenico P, Cunha BA : Bacterial or viral meningitis？Postgrad Med

88(5) : 217-219, 1990.
22) 関　孝，城　宏輔，久保政勝：単球血管内皮細胞の活性化とネオプテリン．第2報　中枢神経炎症性疾患におけるH3髄液ネオプテリン．Jpn J Clin Immunol 15：232-238, 1992.
23) 中村　明：感染症-検体からの病因微生物の迅速同定，化膿性髄膜炎．小児科 33：1004-1007, 1992.
24) Snedeker JD, Kaplan SL, Dogze RR, et al : Subdural effusion and relationship with neurologic sequelae of bacterial meningitis in infancy. A prospective Study. Pediatircs 86 : 163-170, 1990.
25) Ashwal S, Perkin RM, Thompson JR, et al : Bacterial meningitis in children : Current concepts of neurologic management. Current Problems. Pediatr 24 : 267-284, 1994.
26) Snyder RD : Bacterial and spirochetal infections of the nervous system. In : Pediatric neurology (Swaiman KF ed,), pp 611, Mosby. St.Louis, 1994.
27) Wald ER, Kaplan SL, Mason EO Jr, et al : Dexamethasone therapy for children with bacterial meningitis. Pediatr 95 :21-31, 1995.
28) Prober CG : Infection of the central nervous system. In : Nelson Textbook of Pediatrics (Behrman RE, Kliegman RM, Aruin AM, ed), 15th ed, pp 707-713, Saunders, Philadelphia, 1996.
29) Kato E : Administration of immune globulin associated with aseptic meningitis. JAMA 259 : 3269-3271, 1988.
30) Schlech WF III, Peltola H, Ruuskanen O, et al : Bacterial meningitis in the united states, 1978 through 1981 : The National Bacterial meningitis Surveillance Study. JAMA 253 : 1749-1754, 1985.
31) Kaplan SL, Smith EO, Wills O, et al : Association between preadmission oral antibistic therapy and cerebrospinal fluid findings and sequelae caused by Haemophilus influenza type B menigitis. Pediatr Infect Dis 5 : 625-632, 1987.
32) 藤井良知，平岩幹夫，小林　裕：本邦における1979年以降6年間の小児細菌性髄膜炎の動向．第3報　抗生剤の単独又は併用療法と予後について．Jap J Antibiotics 37：284-294, 1987.
33) 春田恒和：神経系感染症．小児の化学療法（藤井良知，西村　史，砂川慶介編），pp 240-246，金原出版，東京，1991.
34) 春田恒和：化膿性髄膜炎の治療．小児内科 28：900-905, 1996.
35) Appelbaum DC : Streptococcus pneumonia resistant to penicillin and chloramphemical. Lancet ii : 995-997, 1977.
36) 生方公子：我が国におけるペニシリン耐性肺炎球菌の疫学とその耐性機構．小児感染免疫 10：131-137, 1998.
37) 岩田　敏：ペニシリン耐性肺炎球菌-臨床の立場から-．小児感染免疫 10：139-146, 1998.
38) 藤枝憲二：低浸透圧症候群．小児科学（白木和夫，前川喜平編），p 1293，医学書院，東京，1997.
39) Lebel MH, Hoyt J, Waagner DC, et al : Magnetic resonance imaging and dexamethasone therapy for bacterial meningitis. Am J Dis Child 143 : 301-306, 1989.
40) Mclntyre PB, Berky CS, King SM, et al : Dexamethasone as adjunctive therapy in bacterial meningitis. JAMA 278 : 925-931, 1997.
41) Meningococcal disease surveilance group : Analysis of endemic meningococcal disease by serogroup and evaluation of chemoprophylaxis. J Infect Dis 134 : 201-204, 1976.
42) Olcen P : Epidemiology of Neisseria meningitidis prevalance and symptoms from the upper respiratory tract in family members to patients with meningococcal disease. Scand J Infect Dis 13 : 105-109, 1981.
43) Chez M, Sila CA, Ransohoff RM, et al : Ibuprofen-induced meningitis, Detection of intrathecal IgG synthesis and immune complexe. Neurology 39 : 1578-1580, 1989.
44) 藤井良知，平岩幹夫，小林　裕：本邦における1979年以降6年間の小児細菌性髄膜炎の動向．第2報　予後について．感染症学雑誌 61：849-857, 1987.
45) 山下直哉，浅村信二，小佐野　満：生後1か月以後の小児細菌性髄膜炎II．予後に関連する因子の検討．日児誌 92：2540-2546, 1988.
46) 佐藤　保：ADH分泌不適切症候群の病態と治療．小児内科 31：1148-1150, 1999.

［久 保　政 勝］

VI 伝染性膿痂疹

1）黄色ブドウ球菌 Staphylococcus aureus による伝染性膿痂疹 Impetigo contagiosa（俗称：とびひ）

(1) 原因
通常，黄色ブドウ球菌が，非付属器性に皮膚浅層部に限局性感染することによる．黄色ブドウ球菌の産生する表皮剥離脱素 exfoliative toxin（ET）が棘融解性水疱を形成する．

(2) 好発年齢
6歳以下の乳幼児．

(3) 好発時期
夏季．6〜9月．

(4) 症状
初発は，小紅斑，小漿液性丘疹あるいは小水疱で始まり，1〜2日で径10〜20 mm の水疱に発展するのが特徴で，水疱性膿痂疹とも呼ばれる．全身皮膚のどこでも生ずるが体幹（とくに腋窩から側腹部），四肢の虫刺や擦過傷の後，鼻腔周囲から顔面に好発する．水疱蓋は破れやすく，水疱内容が周囲の皮膚に拡散することで次々と新しい水疱を形成する．水疱は破れた後びらん面を呈し痂皮化する．したがって外来受診時には，大小さまざまな水疱，びらんおよび痂皮が混在した病状を呈することがほとんどである（図16）．初期は接触痛を訴えるが，徐々に瘙痒に変わる．再発を繰り返すことも多く，その場合とくに鼻腔内の膿痂疹が治癒していないことがほとんどである．

(5) 診断
夏季，乳幼児に特徴的な臨床症状を呈することから診断．確定はびらん，水疱内容，痂皮から黄色ブドウ球菌を培養検出．ただし最近，メチシリン耐性黄色ブドウ球菌を原因とする症例が増加しているので注意．病巣部ばかりでなく，鼻腔の細菌培養も併せて行うほうが良い．

(6) 鑑別診断
連鎖球菌性伝染性膿痂疹，虫刺症，単純性疱疹，自己免疫性水疱性疾患．

(7) 治療と生活指導
a．原因菌に対し感受性の高い抗生物質を約1週間継続して内服投与する．現在，当院外来患者について検査すると，多剤耐性菌が非常に多く，新経口セフェム薬が第一選択薬となるが，第二次選択薬としてのテトラサイクリン系（例：ミノマイシン）に感受性が高い．

b．患部は，疼痛のある1～2日目を過ぎたら，局所の細菌数を減少させるために石鹸の泡を用いて手か柔らかい布でそっと洗い，静かにシャワーで流したほうが良い．とくに剝離しやすい段階に至った痂皮は洗い落とすよう指導する．頭皮の病変はシャンプーを用いてかまわない．浴槽にはできるだけ入れないほうが良い．洗浄後に原因菌に感受性のある抗生物質軟膏を外用する（ただし，当院の患者の原因菌はゲンタマイシン抵抗性が高い）．あるいはアトピー性皮膚炎が基礎にあり，瘙痒感が強い場合は搔破による悪化を防ぐため，同時にステロイド軟膏を外用する．包帯で被覆し入浴を避けさせる指導法は，局所の細菌数を増加させ治癒を遷延させることが多い．

c．他の子どもへの感染力が高いため，保育園，幼稚園，学校などは休ませ，水泳も禁ずる．

d．鼻腔を触わる癖があると再発しやすいので注意を促す．

(8) 処方例
a．セフゾンドライシロップ9～10 mg/kg/day 分3，5～7日間継続．第二選択としてミノマイシンドライシロップ3 mg/kg/day 分2：ただし副作用に留意し，1週間以上は処方しない．

b．瘙痒が強ければポララミン4～9 mg/day 分2～3，2～3日間．

c．テラマイシン軟膏，フシジンレオ軟膏，クロロマイセチン軟膏（これらにマイルドからストロングクラスのステロイド軟膏を同時に）3回/日塗布．

d．びらんや痂皮に対し，cの上に亜鉛華軟膏を重層すると効果的である．

2) A群β溶血連鎖球菌 Streptococcus pyogenes による伝染性膿痂疹

(1) 原因
S. pyogenes が皮膚と咽頭の相互感染を起こすが，皮膚が一次的で咽頭は二次的とする説もある．新生児ではB群溶連菌による場合もある．ブドウ球菌との混合感染も少なくない．

(2) 頻度
好発年齢はブドウ球菌性膿痂疹と同様乳幼児である．季節を問わず発症するが，

冬季に多い．膿痂疹としての頻度はブドウ球菌性に比べ非常に少ないが，わが国では近年増加傾向にある．

(3) 症　　状
全身症状として発熱，咽頭発赤，所属リンパ節腫脹を伴うものが典型的であるが，皮膚症状のみの場合もある．皮膚症状としては，小水疱から膿疱に変化し，小さく厚い痂皮をつける病変が一気に多発する．痂皮周囲に紅暈を伴う．糸球体腎炎を合併すれば（頻度10％）血尿，タンパク尿が陽性．

(4) 診　　断
痂皮下膿汁の塗抹標本でグラム陽性連鎖状球菌，あるいは細菌培養で原因菌が陽性．好中球増多，核左方移動．CRP陽性．ときにASO上昇．腎炎を合併すると，anti-deoxyribonuclease Bが陽性を呈することが多い．

(5) 鑑別診断
黄色ブドウ球菌性膿痂疹，カポジー水痘様発疹症．

(6) 治療と生活指導
a．第一選択薬はペニシリン系薬で，第二が新経口セフェム薬である．これらを皮疹消退後も10日間内服させることが合併症の予防になる．

b．外用と生活指導はブドウ球菌性膿痂疹に準ずる．

c．治療後も1〜2週毎に1ヵ月間は尿検査を実施する．

(7) 処　方　例
a．サワシリンドライシロップ30mg/kg/day 分3，
あるいは，

b．バナンドライシロップ8〜9mg/kg/day 分3，

を2週間継続内服投与．外用剤はブドウ球菌性膿痂疹に準ずる．

3) Blistering distal dactylitis

(1) 原　　因
A群β溶血連鎖球菌感染，黄色ブドウ球菌感染あるいは両者の混合感染で，伝染性膿痂疹と発症機序は同様であるが，通常手指の遠位端指腹部皮膚に限局した場合をさす．しかし，他の菌によるものも報告されている．

(2) 頻　　度
伝染性膿痂疹に比して比較的稀．好発年齢は2〜16歳．

(3) 症　　状
通常，手指の一指の遠位端，指腹部に大型の有痛性皮下水疱を生じる．ときに複数の指を侵したり，指背や中節骨部まで症状が及ぶことがある．扁桃腺炎や伝染性膿痂疹が先行あるいは合併することがある．腎炎の合併は稀．

(4) 診　　断
水疱内容の塗抹標本でグラム陽性連鎖状球菌,細菌培養でS. pyogenesを検出.

(5) 鑑別診断
黄色ブドウ球菌性膿痂疹,虫刺,熱傷.

(6) 治　　療
S. pyogenesおよび黄色ブドウ球菌に感受性のある新経口セフェム薬を1週間内服させる.外用は原則として必要ないが,痛みが強ければ伝染性膿痂疹に準じた外用剤を選択し,包帯で被覆するなら一日数回交換する.

(7) 処方例
セフゾンドライシロップ 15mg/kg/day を1週間内服投与.

4) ブドウ球菌性熱傷様皮膚症候群 Staphylococcal scalded skin syndrome (SSSS);Ritter新生児剝脱性皮膚炎 dermatitis exfoliativa neonatorum Ritter;ブドウ球菌性中毒性皮膚壊死剝離症 Staphylococcal toxic epidermal necrolysis (S-TEN)

(1) 原　　因
鼻咽喉(稀に皮膚)で増殖した黄色ブドウ球菌の産生する表皮剝脱素 exfoliative toxin (ET) が血中に入った結果起きる全身皮膚の顆粒層レベルでの棘融解現象.

(2) 頻　　度
近年減少をたどると言われるが,最近やや増加傾向をみるという報告がある.メチシリン耐性ブドウ球菌(MRSA)を原因とする症例報告も増加.6歳以下の新生児,乳幼児,小児がほとんどで,9〜11月に起こりやすい.

(3) 症　　状
ときに伝染性膿痂疹が先行することもあるが,多くは発熱(38〜39度台),不機嫌,咽頭発赤,かぜ様症状などが2〜3日前に先行するかあるいはそれと同時に皮膚症状を生ずる.新生児は重症になりやすい.皮膚症状は全身諸所にびまん性に,あるいは顔面,頸部,腋窩,鼠径部に強く潮紅と多数の水疱形成が生じ,潮紅部を触ると非常に痛がるのが特徴である.ニコルスキー現象陽性で熱傷様外観に至る.粘膜疹はない.水疱は無菌性であるが,二次感染あるいは発症前に生じていた伝染性膿痂疹から自己接種性に眼周囲,口囲,鼻孔周囲には膿痂疹を合併することが多い(図17).治癒期に口囲に放射状亀裂をみることがある.特殊型として猩紅熱型(ブドウ球菌性猩紅熱):scarlatiniform rash type : staphylococcal scarlet fever[1] と呼ばれる軽症型があり,水疱形成や広汎な皮膚剝脱がなく,全身あるいは間擦部の潮紅と接触痛を主症状とし後に粃糠様落屑を残す.

(4) 診　　断
　特徴的な臨床症状から本疾患が疑われたら迅速に鼻腔，咽頭，皮膚，眼脂よりそれぞれ細菌培養を行う．

(5) 鑑別診断
　Stevens-Johnson 症候群，薬剤性ライエル症候群（toxic epidermal necrolysis Lyell：TEN），ライネル乳幼児落屑性紅皮症．

(6) 治療と生活指導
　a．新生児，重症例は入院させ，脱水に留意した補液を開始する．経口摂取が可能である幼児は外来治療でかまわない．
　b．MRSA も含めて原因菌の薬剤感受性に照らして，抗生物質を選択するが，その結果が出るまでは伝染性膿痂疹と同様の薬剤を経口的あるいは経静脈的に1週間投与する．
　c．外用は必ずしも必要ない．また，接触痛がある時期には外用と包帯の被覆などが患者の苦痛を助長する．したがって，外用するのであれば二次感染のみられる部位にのみ行う．
　d．柔らかい素材の下着を着用させる．
　e．感受性のある抗生物質投与が始まれば2日ほどで接触痛がおさまるため，入浴がさせやすくなる．入浴法は伝染性膿痂疹の生活指導の項に準ずる．

(7) 処　方　例
　a．セフゾンドライシロップ 10〜12 mg/kg/day 分3，第二選択薬：ミノマイシンドライシロップ 3 mg/kg/day 分2，5〜7日間．
　b．セファメジン注 50〜100 mg/kg/day 分1〜2点滴静注．
　c．補液
　d．外用剤は伝染性膿痂疹に準ずる．

5) 毛　包　炎 Folliculitis
(1) 原　　因
　黄色ブドウ球菌感染による限局性の毛包の炎症．搔破，摩擦などにより毛包の微小外傷が起こり，菌が経毛包的に感染する．毛包開口部の角層下に膿疱形成する浅在型と，それが発展し毛包全体に炎症が及ぶ深在型に大別される．ごく稀にグラム陰性桿菌，緑膿菌を原因菌とする場合がある．

(2) 頻　　度
　発汗，不潔が引き金となるので思春期以降の男子に高頻度に発生する．幼小児では，アトピー性皮膚炎に罹患している子どもが搔破やステロイド外用をきっかけに起こしやすい．有毛部のどこにでも生ずるが，下肢に多く，次いで前胸部，下腹部，臀部に多い．

(3) 症　　状

毛孔一致性の小膿疱が散在性，集簇性あるいは播種性に多発する．浅在性では膿疱は粟粒大で周囲に紅暈を伴うものと伴わないものがある．また，紅色小丘疹だけのこともある．自覚症はないか，軽度の圧痛がある．深在性は炎症が高度で，発赤，腫脹，圧痛を認める(図18)．深在性が発展すると毛包周囲にも炎症が及び節となる．

(4) 診　　断

毛孔一致性の小膿疱，紅色小丘疹で細菌培養で黄色ブドウ球菌が陽性．

(5) 鑑別診断

紅色汗疹，乳児寄生菌性紅斑．

(6) 治療と生活指導

a．浅在性は軽症であれば石鹸を用いたシャワー浴や下着の交換をまめにすることなどで治癒することが少なくない．浴槽は控えさせ，ナイロン製の垢すりの使用は禁止．紅暈を伴う場合は抗生物質の軟膏かクリームの外用を一日3回行う．

b．浅在性でも播種状のものや炎症が比較的高度なもの，および深在性毛包炎は，外用に加えて原因菌に感受性のある抗生物質の内服が必要である．内服薬と投薬期間は黄色ブドウ球菌性膿痂疹に準ずるが，その他ニューマクロライドやニューキノロンも有効である．

(7) 処方例

a．外用はアイロタイシン軟膏，ゲンタシンクリーム．

b．セフェム系やテトラサイクリン系はブドウ球菌性膿痂疹の項と同様．その他エリスロシンドライシロップW 25〜50 mg/day 分4〜6，バクタ5 mg/kg/day 分3，浅在性は1週間．深在性は2〜3週間継続しても再発を繰り返すことがある．

6) 癤, 癤腫症 Furuncle, Furunculosis

(1) 原　　因

黄色ブドウ球菌による（稀に表皮ブドウ球菌による）毛包の急性化膿性炎症．菌の侵襲力と宿主の免疫力あるいは局所皮膚の抵抗力（表皮バリア機能，正常菌叢，皮表脂質などの状態）との平衡によるとされる．一つの毛包周囲に生じたものが癤，また癤が多発し数週から数ヵ月間再発を繰り返す状態を癤腫症という．また，癤がより深部に波及し，隣接する複数の毛包周囲に炎症を起こしたものを癰というが小児には稀．

(2) 頻　　度

癤は日常よく遭遇するが，癰と癤腫症は癤に比べて少ない．成人に起こりやすく小児では少ないが，癰と癤腫症は思春期の男児やアトピー性皮膚炎児であれば

幼児期，学童期でも稀ではない．好発部位は毛包炎に準ずる．

(3) 症　　状
　毛包炎から始まり，次第に大きくなり浸潤性の圧痛性腫脹となる．1〜2日で指頭大に達し，腫脹，圧痛，熱感が著明となる．これと同時にリンパ管炎を併発すると病巣から線状にリンパ管の走行に沿って潮紅が走る．また，所属リンパ節炎を起こすこともある．次第に中心部が壊死融解し膿瘍化すると，毛孔を開大して膿栓を形成する．発熱，悪寒，全身倦怠感，白血球増多などを伴うことがある．その後2〜3日で膿栓は自己融解し膿汁を排泄する．排膿後は症状が急速に軽快する．

(4) 診　　断
　臨床症状．

(5) 鑑別診断
　感染粉瘤，多発性汗腺膿瘍．

(6) 治　　療
　a．原因菌に対する抗菌薬の内服投与が必須である．ほとんどが MRSA を含む多剤耐性の黄色ブドウ球菌が原因であることを考え，ブドウ球菌性膿痂疹と同様に選択する．
　b．圧痛などの局所症状が激しいものは，波動を触れるまで待って外来にて切開排膿する．
　c．排膿前の外用療法はほとんど無効である．

(7) 処方例
　セフゾン 300 mg/day 分3，メイアクト 300 mg/day 分3，ミノマイシン 200 mg/day 分2，1週間．

7）多発性汗腺膿瘍 Multiple sweat gland abscesses

(1) 原　　因
　汗疹が先行し，黄色ブドウ球菌が皮表で増殖した後，汗管内へ侵入したためのエクリン汗管，汗腺の化膿性炎症．

(2) 頻　　度
　夏季に乳幼児の顔面（前額から鼻背部），頭部，項部に好発．汗疹，汗孔周囲炎から発展するため，気温や室温の影響が大であるため，住居環境が改善した近年，わが国では減少傾向にある．

(3) 症　　状
　多量の発汗が誘因となり，乳幼児の被髪頭部，前額，鼻背部，項部に，毛孔と一致しない紅色で緊満性の丘疹，膿疱，紅色結節，膿瘍などさまざまな皮疹が混在して多発する（図19）．疼痛あり．不機嫌，軽度発熱，所属リンパ節腫脹（耳介

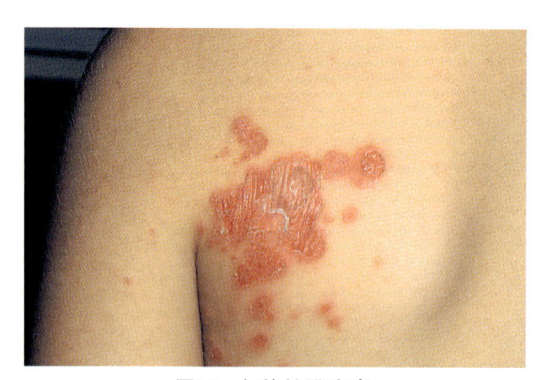

図16 伝染性膿痂疹
肩甲部に大小の水疱が集簇し，一部の水疱は水疱蓋が破れ，びらんを呈している．

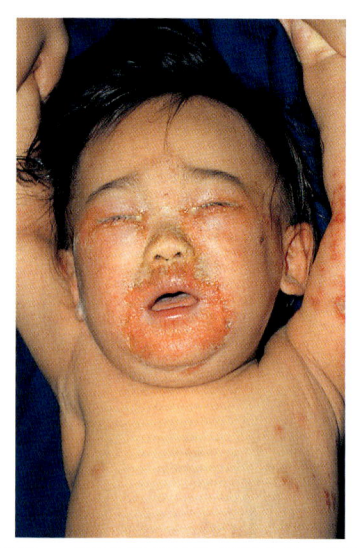

図17 ブドウ球菌性熱傷様皮膚症候群
眼脂，口囲の皮膚剥脱とびらん．上腕に伝染性膿痂疹が併発している．

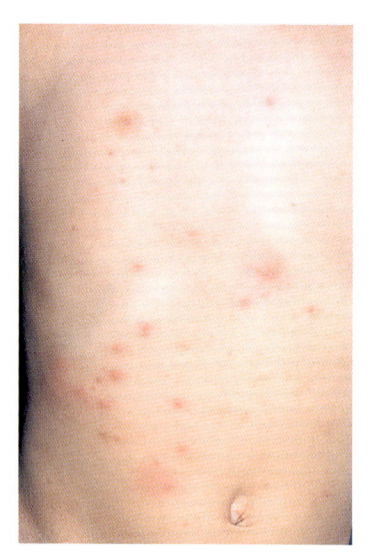

図18 毛包炎
腹部を中心とする体幹部に毛包一致性の紅色丘疹が多発している．

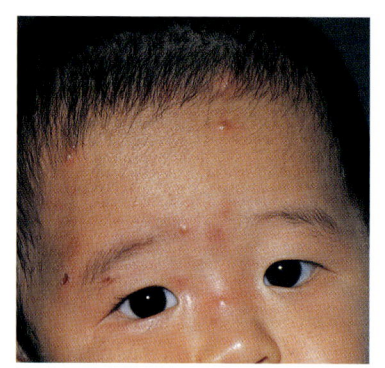

図19 乳児多発性汗腺膿瘍
前額から鼻背に，汗腺周囲の膿瘍が多発している．

後部，後頭部など）をみることがある．被髪頭部で深部に及んだものは，後に瘢痕性脱毛を残すことがある．

(4) 診　　断

好発時季，好発年齢，好発部位から．汗疹，汗孔周囲炎と併発．

(5) 鑑 別 診 断

毛包炎，癤．

(6) 治療と生活指導
　a．MRSAも含めた黄色ブドウ球菌に感受性のある抗菌薬を1週間内服投与する．
　b．波動を触れるものは早めに切開排膿する．
　c．患部は石鹸を用いてシャワー浴を一日3回程度行わせ，冷房のある部屋で過ごさせる．

(7) 処方例
　セフゾンドライシロップ9～12 mg/kg/day 分3，メイアクトドライシロップ9 mg/kg/day 分3，第二次選択薬　ミノマイシンドライシロップ3 mg/kg/day 分2．5～7日間．

8) トキシックショック症候群 Toxic shock syndrome[2]

(1) 原因
　黄色ブドウ球菌(ファージⅠ群とくにファージパターン29/52の含まれる菌株，MRSAも含む)の粘膜感染により，菌体外毒素である toxic shock syndrome toxin-1 (TSST-1) が循環系に入り込み，発熱，全身のびまん性紅斑，ショックを主症状とする一種の毒血症．

(2) 頻度
　米国では1978年に初めて報告されて以来，月経用タンポンの使用との関連で多数の報告があるが，本邦では1980年代に36例，1990年代に数例報告されるのみで，それらのなかでは子どもや男性の報告も多い．

(3) 症状および診断基準
　以下の6項目を満たす．
　a．発熱（38.9℃以上）
　b．びまん性広汎あるいは潮紅
　c．落屑：発症後1～2週間の手掌，足蹠の膜様落屑
　d．血圧低下：成人では90 mgHg≧，小児では年齢値の20％以下の低下，起立性失神あるいは眩暈
　e．多臓器障害（3種以上）
　　a) 消化管：嘔吐あるいは下痢
　　b) 筋肉：筋肉痛，CKの上昇（500 IU以上）
　　c) 粘膜：腟，口腔，咽頭，粘膜の充血
　　d) 腎：BUN 40 mg/dl≧，血清クレアチニン 2 mg/dl≧
　　e) 肝：血清ビリルビン，GOT，GTPの各正常値の2倍以上の上昇
　　f) 血液：血小板数10万/mm³以下
　　g) 中枢神経系：発熱，ショック時以外の意識障害

f．咽頭，髄液から黄色ブドウ球菌の培養陽性，レプトスピラ症・麻疹の抗体上昇陰性．
(4) 鑑別診断
　他の菌による敗血症，急性ウイルス性発疹症，溶連菌感染症，尿路感染症．
(5) 治　　療
　　a．補液
　　b．抗菌薬の点滴静注
　　c．化膿巣があれば切開排膿．
(6) 処　方　例
　ソリタ T3 500 ml とバンコマイシン 2g あるいはチェナム 2g，5日間点滴静注．

9) 皮膚非定型抗酸菌症 Atypical mycobacteriosis of the skin
(1) 原　　因
　非定型抗酸菌（ヒト型およびウシ型結核菌・らい菌以外の抗酸菌）の皮膚感染症で，わが国ではほとんどの原因が，Mycobacterium marinum である．その他 M. chelnae, M. fortuitum などがある．
(2) 頻　　度
　魚との接触や飼育，外傷に引き続いて感染することが多い．手背，下腿に好発．春と秋に多く，最近熱帯魚の飼育を趣味とする人口が増え，増加傾向にある．
(3) 症　　状
　外傷部位の皮膚に一致して，通常は単発の紅斑を伴う無痛性皮下硬結を生じる．やがて肉芽腫に変化，ときに潰瘍，膿瘍を形成する．リンパ管に沿って複数の硬結を生じることもある．
(4) 診　　断
　皮膚生検を行い，1％小川培地において 37℃，25℃で培養し，菌の発育をみれば確定する．ツベルクリン反応陽性．
(5) 鑑別診断
　スポロトリコーシス，皮膚結核，クロモミコーシス，ノカルジア症，異物肉芽腫．
(6) 治　　療
　　a．M. marinum が原因の場合は抗結核薬あるいはテトラサイクリン系抗生物質による単独または併用療法を3～6ヵ月間継続する．不十分であると再発しやすい．ただし 12 歳以下の小児にはテトラサイクリンの長期療法は副作用の点で避けたほうが良い．
　　b．温熱療法を併用することもある．

c．内服療法に抵抗性であれば外科的切除も行う．
(7) 処　方　例
　　a．エリスロシンドライシロップW 30 mg/kg/day 分3
　　b．イスコチン（末）5 mg/kg/day 分1〜2
　　c．カナマイシンシロップ2〜3 ml/day 分4，3〜6ヵ月

10) ライム病 Lyme disease
(1) 原　　　因
　マダニ刺咬を受け，マダニのもつスピロヘータ目のボレリア（Borrelia burgdorferi sensu lato）に感染すると起こる全身性感染症である．ライムボレリア症ともいう．わが国での報告ではシュルツェマダニ，ヤマトマダニを媒体とする場合がほとんどである．
(2) 頻　　　度
　皮膚症状としての慢性遊走性紅斑（後述）は年間10例前後で，血清学的に陽性になるのは年間数十例．
(3) 症　　　状
　　a．Stage I　マダニ刺咬を受けた局所の皮膚が，刺し口を中心に環状の紅斑が生じ，遠心性に拡大し周囲が堤防状となる（慢性遊走性紅斑）．局所リンパ節腫脹．
　　b．Stage II　強度の疲労倦怠感，二次性環状紅斑，頰骨部紅斑，びまん性紅斑膨疹，髄膜炎・脳神経炎などの神経症状，房室ブロック，心筋炎，肝炎など．
　　c．Stage III　慢性萎縮性肢端皮膚炎，限局性強皮症様皮疹，関節炎，痙性不全麻痺，運動失調など．
(4) 診　　　断
　　a．**マダニ刺咬の既往**（ただし患者および家族が気づいていない場合もあるので，キャンプや山歩きの経験を問診する）．
　　b．**血清抗ボレリア抗体価**　マダニ刺咬から4週後にIgG抗体上昇，ELISAあるいはEIAで測定．
(5) 鑑　別　診　断
　ダリエ遠心性環状紅斑，多型滲出性紅斑，自己免疫性環状紅斑．
(6) 治　　　療
　　a．マダニは黒色から濃褐色の光沢のある虫体をしており，西瓜の種によくにている．虫の頭部を皮膚に差し込んで寄生するため，引っ張ると頭部のみ体内に残存させてしまうので，埋没した頭部を含めた皮膚切除を早期に行うと本疾患を予防できる可能性が高い．
　　b．早期の治療はテトラサイクリン系抗菌薬が効果的であるが，2〜4週間の内服が必要なため小児はアモキシシリンまたはエリスロマイシンを内服させる．

c．神経系の症状にはペニシリンGまたはセフトリアキソンの経静脈的投与が必要．

(7) 処　方　例

サワシリン 30 mg/kg/day 分3，あるいはエリスロマイシン 30 mg/kg/day 分3，30日間．

11) 猫ひっかき病 Cat scratch disease

(1) 原　　因

ネコとの接触を契機に潜伏期をおいて発症する Rochalimaea henselae (Bortonella 亜属に改名されつつある) の感染症である．

(2) 頻　　度

米国では 1992年に年間 25,000 例．本邦は不明．小児に多い．

(3) 症　　状

a．局所の紅斑，発赤，水疱形成．

b．1〜6ヵ月間続く弛張熱．

c．頸部，腋窩の片側性リンパ節腫脹．

aからcが揃えば定型的であるが，それぞれ単独にしかみられない症例もある．その他，結膜炎，感染性皮膚血管増殖症，耳下腺腫脹，稀に結節性紅斑，肝肉芽腫，Parinaud 氏眼リンパ節徴候，骨融解性肉芽性骨髄炎，結節性紅斑など．

(4) 診　　断

原因菌の血清免疫抗体，皮膚反応検査とも米国へ外注すれば可能で検出率も高い．

(5) 鑑 別 診 断

結核，ホジキン病，トキソプラズマ症，AIDS，血管腫．

(6) 治　　療

自然治癒も望めるが，抗菌薬を投与するのが安全である．

(7) 処　方　例

a．パセトシン 1.0 g 分4 2週間連続内服．

b．トブラシン 3 mg/kg 筋注 1〜2回/週，2週間．

c．バクシダール 6〜12 mg/kg/day 分2 あるいはビブラマイシン 2 mg/kg 分3．

文　献
1) Fitzpatrick TB, et al : Dermatology in general medicine, 4th ed, p 2324, McGraw-Hill, 1993.
2) Todd J, Fishaut M : Toxic shock associated with phage-group-I staphylococci, Lancet 2, p 1116, 1978.

［佐々木 りか子］

VII 骨関節感染症

はじめに

　骨関節の細菌感染症は，小児では血行性に菌が骨関節に到達した後局所に定着し，化膿性炎症を起こすことが多い．発育段階にある小児の骨関節炎では治療の遅れや不完全な治療は慢性化や機能障害につながり，長期的な予後は必ずしも良いとは限らない．したがって，早期診断と的確かつ十分な化学療法が重要で，時宜を得た外科的処置を考慮しなければならない場合もある．

1）疾患の本態

　骨関節炎はその成因により，表34のように分類される．外傷や隣接する軟部組織感染に続発する骨髄炎[1]などよりも，小児では年齢的に血行性の感染が多く，新生児では医療手技に伴う骨関節炎も多い．

(1) 骨髄炎の病因

　動物実験では菌の大量接種，外傷，異物などの条件が揃わなければ，骨髄炎は容易には起こらない．黄色ブドウ球菌を例にとると，まず菌の受容体と骨基質構成要素との結合により菌が骨に付着する．感染が成立し増殖した菌は骨芽細胞内で生存可能で，このことが骨感染の持続性に関連し，また，菌はバイオフィルムに取り込まれて抗生剤の効きが悪く，このことが抗生剤投与を早く止めると再燃しやすい理由である．病巣では骨芽細胞と破骨細胞の相互作用で骨の再構築が起こるが，炎症の結果産生されるサイトカインは骨融解に働く．貪食過程で中毒性酸素ラジカルが産生され，また，蛋白融解酵素が放出されて隣接組織を融解する．血管網に散布された膿が骨髄内圧を上昇させて血流が障害され，骨の虚血性壊

表34　骨関節炎の成因とその例

A．血行性感染
B．外傷性
　　解放性骨折
　　足底刺創─足骨軟骨炎
C．周囲化膿性炎症の波及
　　褥瘡─大腿骨骨髄炎
　　膿胸─肋骨骨髄炎
　　副鼻腔炎─上顎骨骨髄炎
D．医療手技に伴うもの
　　踵穿刺─踵骨骨髄炎
　　股動静脈穿刺─股関節炎
　　頭血腫穿刺─頭蓋骨骨髄炎

死により腐骨形成が促進される．急性骨髄炎の組織所見は，細菌，好中球浸潤，血管の鬱血と血栓形成などを呈し，慢性骨髄炎の鑑別所見の一つは壊死骨（腐骨）の存在で，このなかには生きた骨細胞は認められない[2]．

骨髄感染は，一般に長幹骨の骨幹端（metaphysis）領域に始まる．この領域には血流停滞を起こしやすい最終細動脈・毛細血管網があり，また，効果的な貪食細胞を欠いていることが原因である．

血行性感染による骨髄炎はとくに乳幼児に多く，その部位は大腿骨，脛骨，上腕骨，橈骨などである．

乳児では生後18ヵ月まで残存するtransphyseal vesselを介して，炎症は骨幹（diaphysis）骨髄腔方向にも骨端（epiphysis）方向にも拡大する．Transphyseal vesselは軟骨性成長盤を貫通しており，骨端の感染は関節腔にも波及し化膿性関節炎を起こす．また，成長盤の虚血性壊死により成長障害が起こる．大腿骨・上腕骨・橈骨の近位端，脛骨の遠位外側端など，骨幹端領域が関節嚢内にある場合にも，骨幹端骨髄炎は化膿性関節炎を合併する．

(2) 関節炎の病因

外傷などがない場合，細菌性関節炎は一時的あるいは継続的な菌血症に伴って，血行性に菌が関節に接種される結果起こる．菌は狭い関節腔に侵入し，数時間のうちに急性炎症性滑膜炎を惹起する．滑膜は増殖性の表層細胞過形成を起こし，急性・慢性炎症細胞が流入する．炎症細胞からのサイトカインや蛋白融解酵素の放出により軟骨が破壊され，数日のうちに不可逆性に軟骨下の骨が消失し始める[3]．

血行性感染による関節炎はとくに乳幼児に多く，その部位は膝，股，肘，足関節である．また，小児では骨幹端あるいは骨端の骨髄炎病巣が，隣接する関節に波及して関節炎を起こすことがある．

(3) 起 炎 菌

それぞれの成因により起炎菌に特徴があり，それを表35と表36に示す[2〜4]．骨髄炎，関節炎ともに黄色ブドウ球菌が過半数を占め，骨髄炎では他にA群溶連菌が多く，関節炎では他にインフルエンザ菌が多い．その他にはA群溶連菌以外の連鎖球菌，腸内グラム陰性桿菌，ブドウ糖非発酵性グラム陰性桿菌などによるものがみられ，また，真菌や嫌気性菌もみられる．新生児や幼若乳児ではB群溶連菌も認められる[5]．新生児の上顎骨骨髄炎は黄色ブドウ球菌によることが多く，また，医療手技に伴う踵骨骨髄炎・股関節炎などは腸内グラム陰性桿菌やブドウ糖非発酵グラム陰性桿菌によることが多い．

表35　小児の化膿性骨髄炎の起炎菌

A．血行性
　a．新生児
　　　黄色ブドウ球菌，腸内グラム陰性桿菌，緑膿菌などブドウ糖非発酵グラム陰性桿菌，
　　　B群溶血性連鎖球菌
　b．一般小児
　　(a)　5歳未満：黄色ブドウ球菌，A群溶血性連鎖球菌，肺炎球菌，b型インフルエンザ菌
　　(b)　5歳以上：黄色ブドウ球菌，肺炎球菌
　c．免疫不全患者
　　　腸内グラム陰性桿菌，緑膿菌などブドウ糖非発酵グラム陰性桿菌，アスペルギルス，
　　　カンジダ，非定型抗酸菌
　d．結核患者
　　　結核菌
B．医療手技に伴う場合
　　　黄色ブドウ球菌，腸内グラム陰性桿菌，緑膿菌などブドウ糖非発酵グラム陰性桿菌
C．外傷性あるいは周囲軟部組織感染症からの波及
　　　黄色ブドウ球菌，コアグラーゼ陰性ブドウ球菌，連鎖球菌，腸内グラム陰性桿菌，緑膿菌
　　　などブドウ糖非発酵グラム陰性桿菌

表36　小児の化膿性関節炎の起炎菌

A．新生児
　　　黄色ブドウ球菌，B群溶血性連鎖球菌，腸内グラム陰性桿菌，緑膿菌など
　　　ブドウ糖非発酵グラム陰性桿菌
B．一般小児
　　　黄色ブドウ球菌，b型インフルエンザ菌，A群溶血性連鎖球菌，肺炎球菌，
　　　腸内グラム陰性桿菌
C．免疫不全患者，医療手技・外傷に伴うもの
　　　骨髄炎と同様

2）臨床症状，経過および合併症

(1)　臨床症状

初発症状は発熱，食欲不振，嘔吐，不機嫌などで，病変部の疼痛と腫脹を認める．関節炎ではその可動性が制限される．乳児の股関節炎ではおむつを換えるのを嫌がる，あるいは，おむつを換える度に泣くことで気づかれることが多い．また，脊椎の骨髄炎では背部痛や腰痛，仙腸関節炎では腰痛を認める．

(2)　経　　過

一般に，臨床症状出現後10日以上無治療で放置されると腐骨が形成され，慢性骨髄炎へ移行する可能性がある[2]．腐骨は，炎症による骨髄内の圧上昇により骨を栄養している血管が閉塞され，骨皮質の壊死が起こる結果形成される．慢性骨髄炎が放置されれば，膿，細菌，腐骨が混在したまま，年月単位で軽度の炎症が持続する．それを覆う軟部組織も侵され，ときに瘻孔が形成され排膿される．

以前に無治療であった骨髄炎，あるいは，治療された骨髄炎が再発するような場合にも慢性骨髄炎に移行している可能性が高い[2]．

(3)　合　併　症

急性骨髄炎の合併症として，骨髄炎が関節に及び関節炎を起こし，外科治療を要する場合がある．また，骨・軟骨が侵されることにより，骨の変形，成長障害

などの後遺症を残すことがある．

関節炎の長期経過観察では，骨端破壊により関節部屈曲，四肢短縮，早期退行変化，関節の可動制限などを残すことがある．

3) 診断のポイント

(1) 臨床検査（表37）

a．細菌学的検査

骨髄炎では炎症部位を穿刺して得られる膿などの検体についてグラム染色と培養を行う．関節炎が疑われる場合にはすぐに関節腔の穿刺を行い，得られた検体について同様の検査を行う．培養は血液寒天やチョコレート寒天の他，血液培養用の液体培地にも植えることが大切である[4]．また，骨関節炎が疑われれば必ず血液培養を行い，他に髄膜炎，胸膜炎，膿瘍，皮膚化膿巣など感染病巣があれば，得られるすべての検体について細菌検査を行う．

b．一般検査

赤沈，CRP，末梢血液検査などを行い炎症反応の程度を把握する．CRPの定量検査は治療効果の判定や経過を追ううえに有用である[6,7]．また，長期の抗生剤投与がなされるので，他に肝機能検査，検尿などを定期的に行い副作用の早期発見に努める．

(2) 画像診断

画像検査は，迅速にできるもの・費用のかからないものから順に進める（表38）[8]．

a．単純レ線写真

骨髄炎で典型的な骨変化を生じるには10〜21日かかる．したがって，早期診断

表37　骨関節炎の臨床検査

A．細菌学的検査
　a．外科的採取あるいは針穿刺検体の顕微鏡検査
　　　　グラム染色標本の顕微鏡検査
　b．外科的採取あるいは針穿刺検体の培養検査
　　(a) 寒天塗抹培養：血液寒天，チョコレート寒天の使用
　　(b) 液体培地への接種と培養：検出感度上昇，嫌気性菌分離などのために必要
B．一般検査
　a．赤沈
　　　　正常化（≦20mm/hr）までに4週間要する．
　　　　合併症があれば，正常化までにさらに時間を要する．
　b．CRP
　　　　定量することが重要
　　　　合併症がなければ1週間から10日で正常化（≦20mg/l）
　　　　合併症がある場合には正常化遅れ，合併症がない場合に比べ，治療開始4
　　　　　日目以降も高値が持続
　c．末梢血
　　　　好中球増多と核の左方移動
　　　　治療に比較的早く反応して正常化
　d．生化学
　　　　化学療法が長期にわたるので，副作用のチェックのためにも必要

表38 急性骨関節炎の画像検査

A. 単純レ線写真（plain radiography）
　　長幹骨の場合
　　　急性期：骨幹端に隣接した深部軟部組織腫脹
　　　2週間後：骨融解病変，骨膜骨新生像
　　　治療が早期になされれば，骨融解や骨新生像を認めないことがある．
B. 骨シンチグラム（nuclear bone scan）
　　Technetium 99m-methylene diphosphonate による骨シンチグラム
　　この検査で陰性であれば合併症を伴わない急性骨髄炎は否定できる．
　　慢性骨髄炎，化膿性関節炎，蜂窩織炎，骨梗塞などとの鑑別は困難
C. CT（computed tomography）
　　幼若児では鎮静が必要
　　レ線検査より早く病変を検出できるが，最初にすべき検査ではない．
　　脊椎や骨盤骨の骨髄炎の検出には有力
　　浮腫，骨皮質・髄質の破壊，骨膜増殖，軟部組織への波及などの検出に有用
D. MRI（magnetic resonance imaging）
　　幼若児では鎮静が必要
　　骨髄腔病変や解剖学的位置関係の把握，骨・軟部組織の解像度などの点でCTより優れている．
　　Gadolinium 造影は膿瘍形成組織と血管造成・炎症組織との鑑別に有用
　　脊椎骨髄炎と慢性骨髄炎の検査にはとくに有用
　　外科的排膿が必要なときも治療方針決定のために有用

には役立たないことが多い．早期にはむしろ周囲軟部組織の浮腫性腫脹の像が重要である．関節炎では炎症と関節液の増加に伴う骨と骨の間隙の拡大や周囲の浮腫の所見に注目する．

b．シンチグラム

代謝が亢進した骨に集積する性質を利用した ^{99m}Technetium の燐酸化合物によるシンチグラムは骨髄炎の早期診断に有用である[2]．また，炎症部位に集積することを利用した ^{67}Gallium を用いたシンチグラムも骨髄炎の早期診断に利用されることがある．

c．CT

MRIとともに一定の時間静止が必要なので，乳幼児では鎮静が必要である．MRIよりは迅速にできる．

d．MRI

最も情報量の多い画像検査であるが，時間と費用がかかることが欠点である．レ線検査，シンチグラム，CTなどで得られる以上の情報が必要なとき，とくに経過が順調でない場合など治療方針の決定に欠かせない場合に行うべき検査である[8]．

4）治　　療

(1) 化学療法

a．化学療法の方針と初期治療

骨関節感染症で選択する薬剤は，骨・関節などへの組織移行が良い，安全性や効果の評価が高い，といったことを満足する必要がある[4]．また，初期治療では，

表39 初期治療における抗生剤の選択

A．新生児
　　クロキサシリン＋セフタジジム（＋トブラマイシン）
B．5歳未満小児
　　クロキサシリン＋アンピシリン
C．5歳以上小児
　　クロキサシリン，クリンダマイシン，セファゾリン，
　　バンコマイシンのいずれか1剤

予想される起炎菌を十分にカバーすることが大切である[4]．穿刺液のグラム染色により見当がつけられればそれに応じて開始する．もし見当がつけられなければ，患者の年齢や状況に応じて薬剤を選択する(表39)．メチシリン耐性黄色ブドウ球菌の分離頻度が高い状況にあれば，クロキサシリンの代わりにバンコマイシンを選択する必要がある[9]．

b．抗生剤の選択と投与法

菌が判明すれば必要に応じて薬剤を変更する必要があり，急性期の治療が効果的に行われれば，引き続いて内服薬による治療を考慮していく必要がある（表40）．耐性菌ではメチシリン耐性黄色ブドウ球菌[9]，ペニシリン耐性肺炎球菌[10]，多剤耐性グラム陰性桿菌などが問題である．メチシリン耐性黄色ブドウ球菌にはバンコマイシン[9]，ペニシリン耐性肺炎球菌にはペニシリン系薬剤の大量投与やセフトリアキソン[10]，多剤耐性グラム陰性桿菌にはカルバペネム系薬剤などを考慮する必要がある．抗生剤の投与量・投与法は表41の通りである．

骨関節炎の治療は入院治療が原則であるが，確実に内服できれば外来治療の可能性もある．抗生剤の投与は非経口投与が原則であるが，菌の感受性がよく，経

表40 化膿性骨関節炎の起炎菌に対する抗生剤の選択

起炎菌	第一選択薬剤	第二選択薬剤
黄色ブドウ球菌		
ペニシリナーゼ（−）	水性ペニシリンG	アンピシリン
ペニシリナーゼ（＋）	クロキサシリン	セファロチン
	フルクロキサシリン（経口）[*1]	セファゾリン
	セファクロル（経口）[*1]	クリンダマイシン
メチシリン耐性	バンコマイシン	テイコプラニン
A型溶血性連鎖球菌	水性ペニシリンG	アンピシリン
	ペニシリンV（経口）[*1]	クリンダマイシン
肺炎球菌	同上	
B型溶血性連鎖球菌	アンピシリン	
インフルエンザ菌		
β-ラクタマーゼ（−）	アンピシリン	
	アモキシシリン（経口）[*1]	
β-ラクタマーゼ（＋）	セフロキシム	セフォタキシム[*2]
腸内グラム陰性桿菌	セフォタキシム[*2]	イミペネム[*3]
緑膿菌	セフタジジム	イミペネム[*3]
		アズトレオナム
嫌気性菌	クリンダマイシン	

[*1]：経口投与は非経口投与でコントロールされた後に行う．
[*2]：セフチゾキシム，モキサラクタム，セフメノキシム，セフトリアキソンも可能
[*3]：パニペネム，メロペネムも可能

表41 化膿性骨関節炎に対する抗生剤の使用法

薬剤	1回投与量 (/kg)	1回投与回数	投与法
水性ペニシリンG	5万単位	4〜6	静注
ペニシリンV	25 mg	4	経口
クロキサシリン（メトシリンS）	25 mg	4	静注
フルクロキサシリン（クルペン）	25 mg	4	経口
アンピシリン	50 mg	4〜6	静注
アモキシシリン	25〜50 mg	4	経口
セファロチン（ケフリン）	25 mg	4〜6	静注
セファゾリン（セファメジン）	25 mg	4	静注
セファクロル（ケフラール）	25 mg	4	経口
セフロキシム（ジナセフ）	25 mg	4	静注
セフォタキシム（セフォタックス，クラフォラン）	25 mg	4	静注
セフチゾキシム（エポセリン）	25 mg	4	静注
セフメノキシム（ベストコール）	25 mg	4	静注
セフトリアキソン（ロセフィン）	25 mg	2	静注
セフタジジム（モダシン）	25 mg	4	静注
フロモキセフ（フルマリン）	25 mg	4	静注
アズトレオナム（アザクタム）	25 mg	4	静注
イミペネム（チエナム）	25 mg	4	点滴
クリンダマイシン（ダラシン）	10 mg	4	点滴（60分）
	10 mg	4	経口
バンコマイシン（塩酸バンコマイシン）	10 mg	4	点滴（60分）

表42 骨髄炎の血清中抗生剤濃度モニタリング

A．急性骨髄炎における血清殺菌活性測定
　a．抗生剤投与終了後20〜30分後に採血した血清で血清希釈倍数8倍以上でも殺菌できること
　b．次の抗生剤を投与する直前に採血した血清で血清希釈倍数2倍以上でも殺菌できること
B．慢性骨髄炎における血清殺菌活性測定
　a．抗生剤投与終了後20〜30分後に採血した血清で血清希釈倍数16倍以上でも殺菌できること
　b．次の抗生剤を投与する直前に採血した血清で血清希釈倍数4倍以上でも殺菌できること

口投与でも十分な血中濃度が得られる薬剤があれば，1〜2週間前後静注で投与し，感染をコントロールした後，経口投与で3〜4週間治療する方法もある[4)11)]。投与中の抗生剤について，十分な血中濃度が得られているかどうか，早めにモニ

ターすることも重要である(表42)[4]．経口投与では投与後1～2時間して採血し，血清を2倍階段希釈して分離菌に対する殺菌活性を調べ，8～16倍以上であることで確認する[11]．経口投与する場合には，確実に内服できること，空腹時に投与すること，血清抗菌活性が十分であることをモニターできることなどが条件である．もし，これらが満足できなければ非経口投与で治療する．

c．抗生剤投与期間

骨関節炎に対する化学療法の期間は，一般的には5週間前後が目安で，起炎菌の種類に応じて最短治療期間を考慮する必要がある(表43)[4]．しかし，実際の投与期間は起炎菌の種類や経過によって大きく異なることが多い[10)12)]．個々の患者について，臨床所見，レントゲン所見，赤沈・CRPの改善などを参考にして，完全に治癒したと考えられる時点で薬剤を中止し，再発のないようにすることが大切である．

表43　化学療法の期間

A．5週間が目安
B．起炎菌と最短治療期間
　a．4週間：黄色ブドウ球菌，腸内グラム陰性桿菌，ブドウ糖非発酵グラム陰性桿菌
　b．2週間：インフルエンザ菌，肺炎球菌，連鎖球菌

d．副　作　用

抗生剤は静注で投与するが，長期にわたるので血管炎が起こりやすく，一定期間ごとに血管を変えていく必要がある．また，ペニシリン系・セファロスポリン系抗生剤では長期投与に伴い遅延型のアレルギーによる発熱，発疹，肝機能障害，好酸球増多などがみられることがある．薬剤によっては腎障害に注意が必要である．経口投与による治療では，通常の使用量よりはるかに多いので，腸内菌叢に対する影響が大きく，下痢や消化管出血などの胃腸障害に注意する必要がある．

(2) 外科的療法

内科的治療だけで治癒する場合もあるが，骨関節炎が疑われた時点でまず整形外科医の診察を受けておくことが必要で[13]，常に整形外科医とコンタクトをとりながら診療を進めることが重要である．

表44　外科治療を考慮すべき状況

A．急性骨髄炎
　a．膿瘍形成（骨内，骨膜下，隣接軟部組織など）
　b．42～72時間以上菌血症が持続する場合
　c．72時間以上発熱が持続する場合
　d．瘻孔形成に進展する場合
　e．腐骨が存在する場合
B．急性関節炎
　a．股・肩・肘関節炎
　b．関節腔内に線維素，残屑，小房形成が多い場合
　c．3日間の保存的治療に反応しない場合

外科治療を考慮すべき状況を表44に示すが[4]，骨髄炎で膿貯留があれば外科的にドレナージを施行するのが一般的である．慢性骨髄炎では，病巣部を開放排膿し，同部の炎症肉芽，腐骨などを掻爬摘出する，腐骨摘出術が必要である[2]．

関節炎では1回ないし数回の穿刺でよい場合もあるが，股関節の場合には解剖学的な特徴から解放性ドレナージを早期に施行することが薦められる[3]．また，肩や肘の場合にも早期のドレナージが必要である[14]．

5）予　　後

一般に合併症のない急性骨髄炎の予後は良好である．しかし，急性骨髄炎の5％程度は慢性化し，その場合，後遺症を残すことが多い．

急性関節炎の予後をよくするためには，早期発見と早期治療が大切である．予後不良因子は，6ヵ月以下の乳児，治療開始の遅れ（とくに発症後5日以上），黄色ブドウ球菌・腸内グラム陰性桿菌・真菌による場合，股・肩・肘関節の場合，骨端障害を伴う骨髄炎の場合などである．

文　献

1) Dubey L, Krasinski K, Hernanz-Schulman M : Osteomyelitis secondary to trauma or infected contiguous soft tissue. Pediatr Infect Dis J 7 : 26-34, 1988.
2) Lew DP, Waldvogel FA : Osteomyelitis. N Engl J Med 336 : 999-1007, 1997.
3) Goldenberg DL : Septic arthritis. Lancet 351 : 197-202, 1998.
4) Dagan R : Management of acute hematogenous osteomyelitis and septic arthritis in the pediatric patient. Pediatr Infect Dis J 12 : 88-92, 1993.
5) Wong M, Isaacs D, Howman-Giles R, et al : Clinical and diagnostic features of osteomyelitis occurring in the first three months of life. Pediatr Infect Dis J 14 : 1047-1053, 1995.
6) Roine I, Faingezicht I, Arguedas A, et al : Serial serum C-reactive protein to monitor recovery from acute hematogenous osteomaelitis in children. Pedaitr Infect Dis J 14 : 40-44, 1995.
7) Peltola H, Unkila-Kallio L, Kallio MJT, et al : Simplified treatment of acute staphylococcal osteomyelitis of childhood. Pediatrics 99 : 846-850, 1997.
8) Gold R : Q & A ; Radiographic diagnosis of osteomyelitis. Pediatr Infect Dis J 14 : 555, 1995.
9) Fitzpatrick DJ, Cafferkey MT, Toner M, et al : Osteomyelitis with methicillin-resistant *Staphylococcus aureus*. J Hosp Infect 8 : 24-30, 1986.
10) Bradley JS, Kaplan SL, Tan TQ, et al : Pediatric penumococcal bone and joint infections. Pediatrics 102 : 1376-1382, 1998.
11) Prober CG : Oral antibiotic therapy for bone and joint infections. Pediatr Infect Dis 1 : 8-10, 1982.
12) Syrogiannopoulos GA, Nelson JD : Duration of antimicrobial therapy for acute suppurative osteoarticular infections. Lancet i : 37-40, 1988.
13) Glover SC, McKendrick MW, Padfield C, et al : Acute osteomyelitis in a district general hospital. Lancet i : 609-611, 1982.
14) Fink CW, Nelson JD : Septic arthritis and osteomyelitis in children. Clin Rheum Dis 12 : 423-435, 1986.

［藤　田　晃　三］

VIII 伝染性疾患

◆ 1 溶レン菌感染症

レンサ球菌はグラム陽性の球菌で，羊赤血球に対して完全溶血（β 溶血）を示すものを溶血性レンサ球菌（溶レン菌）と総称している．溶レン菌はさらに細胞壁 C-多糖体の違いにより20群に分類されるが，本項ではA群レンサ球菌（*S. pyogenes*）感染症[1~3]について述べる．B群レンサ球菌感染症（X．新生児感染症）や *S. viridans* 群感染症（I．心内膜炎）についてはそれぞれの項を参照されたい．

1）感染病態
A群レンサ球菌はヒトを宿主としてヒト間で伝播する．感染には分泌物や飛沫を介した濃厚接触が必要で，家庭や学校などが感染の場となる．皮膚感染症の成立には湿疹，外傷，火傷などの皮膚バリアの破綻が関係する．

2）臨床症状
(1) 急性咽頭炎・急性扁桃炎

急性上気道感染症の起因菌としては最も頻度が高く（15～20％），その臨床像は年齢で異なる．潜伏期間は12時間～4日である．

3歳未満の幼児では，微熱，漿液性の鼻漏，リンパ節腫脹など非特異的症状が持続するのみで，咽頭の発赤はないか軽度である．したがって，ウイルス感染症との鑑別は困難である．

A群レンサ球菌感染症に特徴的な所見は，3～4歳以上，とくに年長児でみられる．高熱（39.6～40℃）があり，鼻汁や咳嗽はみられないが咽頭痛を訴える．

咽頭は強く発赤し（beefly red），点状の出血斑をしばしば伴う．また，白黄色の浸出物が斑状にみられ(50～70％)，その後次第に集簇する．舌は初め白色の膜で被われ，そこから発赤した舌乳頭が浮腫状に突出し(白苺舌)，4～5日後には白帯が消失して舌全体が赤色となり，そこに赤く突出した舌乳頭が見られる（赤苺舌）．頸部リンパ節の腫脹・圧痛が30～60％にみられる．

(2) 猩 紅 熱

潜伏期間は1～7日（平均3日）で，5～15歳の年長児に好発する．

発疹は熱発12～48時間後から出現する．頸部，腋窩，鼠径部など柔らかい部分から出現し，数時間から24時間以内に全身に拡がるが，大腿内側，腋窩など皺のある部分，臀部など圧迫を受けやすい場所で最も目立つ．触ると鳥肌状にザラザラしており，軽い痒みがある．額や頬部は紅潮し，口の周りは蒼白となる（口囲蒼白）．点状皮疹は顔面には通常みられない．関節の屈側部位（肘，腋窩，鼠径部，頸部）の皺に一致して線状の出血斑が出現する（Pastia lines）．咽頭・扁桃所見は発疹のないA群レンサ球菌感染症と同様で，白帯，点状出血，苺舌などがみられる．

落屑は，発疹出現7日目頃から顔面に始まり，体幹を経て最後に手足に達する．粃糠状または膜様に落屑するが，その程度と期間は皮疹の程度と関連する．

(3) 皮膚感染症

膿痂疹は6歳以下の小児に多い．約10日間の潜伏期間を経て発症し，数日から数週間で拡がるが，下肢に多い．水疱や膿疱を初めに形成し，後に蜂蜜色の厚い痂皮となる．発熱や局所の痛みは通常伴わない．

丹毒は皮膚真皮の限局した蜂窩織炎である．発症は急で高熱を伴い，境界明瞭な浮腫状紅斑が顔面，耳介，四肢に好発し，ときに水疱や膿疱を作る．通常は瘢痕を残さず治癒するが，ときに反復して再発することもある．

(4) 全身性A群レンサ球菌感染症

劇症型A群レンサ球菌感染症は，死亡率の高い（43.5％）全身感染症である[4]．小児例の報告もあるが，全体の45％は30～40歳台の成人である．誘因として外傷や咽頭炎があり，発熱，嘔吐などで急性発症し，四肢に激痛を訴える．短時間のうちに血圧が低下してショック状態となり，腎不全，凝固障害，肝障害，呼吸促迫症候群など多臓器不全に陥る．末梢性の軟部組織壊死，壊死性筋膜炎，壊死性筋炎を伴うが，必発ではない．劇症型でなくても，溶レン菌による皮膚感染症や呼吸器感染症などに続発して敗血症がみられ，化膿性髄膜炎，脳膿瘍，化膿性関節炎，骨髄炎などを併発することがある．

3) 診 断

A群レンサ球菌の健康保菌者が存在するため，培養結果のみでは診断はできな

い．咽頭痛を訴えた小児ではその30％にA群レンサ球菌が分離できるが，実際に抗体が上昇し，溶レン菌感染症と診断できるものは15％に過ぎない．したがって，臨床症状や血清学的検査も組み合わせて診断する必要がある．

(1) 細菌培養

咽頭培養は少ない菌体数でも効率的に菌の分離同定が可能である．しかしながら，抗生剤使用例では培養陰性となること，結果判明までに2～3日を要す欠点がある．

(2) A群レンサ球菌迅速診断法

咽頭スワブ中に含まれるA群レンサ球菌C多糖体抗原を，特異抗体を用いて検出する方法であり，酵素免疫法（Strept A test pack, Strept A-chek）やラテックス凝集法（Strept ID, Detect A Strept）を原理としたキットが市販されている．培養との一致率，感度，特異度とも85～95％以上とする報告が多く，約10分間ほどで簡単に結果が得られるため，臨床現場での実用性は高い．判定に当たっては，*S. pyogenes* 以外のA群レンサ球菌でも陽性となること，逆にC群やG群レンサ球菌による咽頭炎では陰性になること，菌数が少ない場合は感受性が落ちること，などを考慮すべきである．臨床症状からA群レンサ球菌感染症を疑って迅速診断を行い，陽性であれば治療を始めて良い．しかし，診断確定のための咽頭培養と血清学的検査を忘れてはならない．

(3) 血清学的診断[5)6)]

急性期の診断には無力であるが，診断確定のためには必要な検査である．とくに抗生剤の使用により培養が陰性である場合や，非化膿性続発症の診断にはきわめて有用な検査手段である．

a．レンサ球菌抗体の種類と特徴

a）Anti streptolysin O（ASO）　最も一般的なレンサ球菌抗体で，発症1週間後から増加し始め，3～6週目にピークに達し，数ヵ月で前値まで下降する．皮膚感染症では増加しにくい．C群やG群レンサ球菌感染症でもASOは増加し，A群レンサ球菌に特異的というわけではない．

b）DNase-B　A群レンサ球菌感染に特異的である．発症1週後に増加し始め，6～8週後にピークとなり，ASOより長く12週頃まで高値が持続する．咽頭炎のみならず皮膚感染症でも抗体は増加する．

c）ASK　感染後10～14日で上昇し始め，ASOよりやや早く前値に戻る．

d）その他　上記の抗体が低値である場合には，AHD（抗ヒアルロニダーゼ抗体）やASP（抗C多糖体抗体）などが追加して測定される．Streptozyme testは，これらの複数の抗原を混合して羊赤血球に吸着させ，これに対する凝固反応をみるものであり，レンサ球菌感染症スクリーニングとして用いられている．抗体陽性となる時期が感染後1週～10日以内と早いが，ロット間の品質のばらつきの問

表45 レンサ球菌関連抗体の正常値と関連疾患における抗体陽性率

	正常範囲 （境界値）	溶レン菌 感染症	急性糸球体 腎炎	リウマチ熱 （急性期）
ASO	学童 240または320倍 成人 120倍	44〜58%	67〜71%	70〜86%
ASK	学童 1,280倍または2,560倍 成人 1,280倍	38〜55%	53〜63%	57〜80%
ADNase-B	0〜5歳 60倍 6〜15歳 480倍 16歳以上 340倍	50〜77%	87〜88%	71〜85%
上記3抗体のうち1抗体が陽性		80%	94%	95%
上記3抗体＋ASPのうち1抗体が陽性		83%	87%	100%

（藤川ら，1980[5]，宮崎，1985[6] を改変）

題が指摘されている．

　　b．結果の解釈と診断（表45）

　抗レンサ球菌抗体別に，正常境界値（健康人の抗体上限値の80％）と，溶レン菌感染症および続発症での抗体陽性率を表45に示す．血清抗体値がこの境界値を超えたものは，1回の検査であってもレンサ球菌感染が最近あったものと解釈して良い．また，複数の抗体を同時に測定したほうが診断には有利である．例えば，溶レン菌感染症患者では，ASO，ASK，ADNase-Bの抗体陽性率はそれぞれ50〜60％程度であるが，それら3抗体中1抗体が陽性となる率は80％，ASPを加えた4抗体のうち1抗体が陽性となる率は83％と診断感度は増加する．また，ペア血清の抗体値が4倍以上増加することを確認すれば，診断はさらに確実となる．

4）鑑別診断

　渗出物を伴う咽頭炎であっても，幼児であれば溶レン菌による可能性は少ない．EBウイルスによる咽頭渗出物は，溶レン菌性のものより厚く，口蓋垂まで広がる．C群およびG群レンサ球菌による咽頭・扁桃炎は臨床像からの鑑別は困難で，培養や血清学的検査が必要である．

　猩紅熱はその特徴的な皮疹と咽頭所見から診断は比較的容易である．麻疹（結膜炎，乾性咳嗽，コプリック斑），風疹（耳介後部のリンパ節腫脹），川崎病（硬性浮腫），薬疹なども鑑別にあがる．

　膿痂疹などの皮膚感染症では，抗生剤の選択のうえでブドウ球菌感染症との鑑別が重要である．ブドウ球菌では水疱が大きく，痂皮は薄く白っぽいが，溶レン菌によるものは水疱が小さく，痂皮は厚く蜂蜜様の色調である．

5）治　　療

　抗生剤の投与目的は，急性化膿性病変を抑制し，感染病巣である咽頭から完全に除菌することで家庭内や集団生活内での感染伝播を阻止し，中耳炎や副鼻腔炎などの合併症，リウマチ熱や急性糸球体腎炎などの非化膿性続発症を予防するこ

とである．しかし，そのためには少なくとも 10 日間の投与が必要であり，良いコンプライアンスを得るためには患者両親への十分な説明が必要である．

　Penicillin（PC）は現在でも感受性にすぐれ，他の菌叢への影響が少なく，安価であり，第一選択剤として用いられている．PC-G（2〜5 万単位/kg/day 分 4）または PC-V（2.5 万〜5 万単位/kg/day 分）が用いられる．しかしながら味や服薬量の多さに問題があり，服薬のコンプライアンスがしばしば問題となる．化膿性合併症の存在が考えられる場合には，Ampicillin（ABPC）（25〜50 mg/kg/day 分 4），Amoxicillin（AMPC）（20〜40 mg/kg/day 分 3〜4），Ciclacillin（ACPC）（25〜50 mg/kg/day 分 3〜4）などの広域合成 PC が使用されている．

　PC アレルギー例では，Erythromycin（EM）（20〜40 mg/kg/day 分 2〜4）が用いられる．ニューマクロライドとして Clarithromycin（CAM）（10〜15 mg/kg/day 分 2〜3），Rokitamycin（RKM）（20〜30 mg/kg/day 分 3）なども有効だが高価である．過去に EM に対する耐性株の増加が報告されたが，この 10 年の臨床分離株からの検討ではその頻度は減少している．セファロスポリン系抗生剤も PC アレルギー患者に使用されるが，即時型アレルギーでは使用すべきではない．Tetracyclin（TC）系抗生剤に対しては耐性株が多く，使用は勧められない．

　新しいセフェム系抗生剤では，A 群レンサ球菌に対する MIC は PC よりやや劣るものの，患者咽頭からの除菌率や臨床効果は PC よりやや高く，新セフェム 5 日間投与群と PC 10 日間投与群間に差がないとする報告がある[7]．しかしながら，現時点では，安価で，他の細菌叢への影響が少なく，リウマチ熱予防効果が確立した PC 系抗生剤が選択されるべきであろう．

　重症の猩紅熱，敗血症，肺炎，髄膜炎，深部軟部組織感染症，丹毒，劇症型レンサ球菌感染症などの重要例では，病態に応じて大量の PC-G（最大 40 万単位/kg/day，分 4）や ABPC（100〜200 mg/kg/day，分 4）が経静脈的に長期間投与される．劇症型ではショックに対する治療も必要で，γ グロブリン大量療法などの併用も行われている．深部組織に重症化膿性合併症があれば排膿やドレナージが，劇症型で壊死性筋膜炎や壊死性筋炎があれば減張切開や切断など，外科的処置が必要である．

6）予　　　防

　PC を 10 日間以上使用しても完全に除菌できない症例が 5〜20％みられる．その多くは健康保菌者と考えられ，培養で検出される菌量も少なく感染源ともなり得ない．また，リウマチ熱などの続発症を起こす可能性は低いので，再治療の必要はない．したがって，治療終了後に咽頭培養を再度行う必要はなく，再検が必要な場合は，①臨床症状が警戒せず持続しているもの，②再発がみられたもの，

③リウマチ熱の既往があるもの，などに限られている．

7）非化膿性続発症

リウマチ熱は溶レン菌感染後平均 18 日で発症するが，皮膚感染症では起こらない．急性糸球体腎炎は，急性咽頭炎後約 10 日で発症するが，皮膚感染症の場合，平均 3 週間前後と遅い．

◆ 2 百 日 咳

百日咳はグラム陰性の百日咳菌 Bordetella pertussis が起こす急性呼吸器感染症であり，遷延する咳嗽発作を主症状とする[8)9)]．本邦では，1969 年から DPT 3 種混合ワクチン接種が始まり患者数は激減したが，1974 年のワクチン接種後の死亡事故を契機に接種率が減少し患者数はふたたび増加した．1981 年からは改良百日咳ワクチンが導入され，患者数そのものは減少したが，ワクチン接種前の乳幼児重症例が依然として存在する．

1）感染病態

B. pertussis は，複数の毒素を産生して気道局所への付着や増殖を行っているが，そのうち感染防御や疾患病態に関与するのが pertussis toxin である．

感染力は強く，抵抗力のない個体が室内で菌のエアゾール曝露を受けると 100％が発症する．自然感染やワクチン接種では終生免疫は獲得できない．免疫力は 3〜5 年で減弱し始め，12 年後にはほぼ獲得免疫を失う．したがって，若年者や成人では再感染するが，その多くは不顕性感染であり，感受性のある小児に対して感染源となる．

2）臨床症状

潜伏期は 6〜20 日（平均 7 日）とされている．発症後の経過は 6〜10 週と長く，カタル期，痙咳期，回復期の 3 期に分けられる．百日咳では発熱はみられず，高熱を伴うときは他の感染症の合併を考慮すべきである．

(1) カタル期（1〜2 週）

鼻汁，くしゃみ，微熱，目やにな どの感冒症状がみられる．感染力はこの時期が最も強いが，百日咳に特徴的な症状はない．

(2) 痙咳期（2〜4週）

　乾性の咳嗽が間欠的にとくに夜間に多くみられるようになり，次第に短い連続性の咳嗽となる（スタッカート）．咳嗽発作時は呼吸ができず，顔面は初め紅潮し，咳嗽が長引けば口囲にチアノーゼが出現する．咳嗽発作が終わればヒューという吸気音が聞かれ（whooping），透明で粘稠な多量の痰を排出して一連の咳嗽発作が終了する．この咳嗽発作は，運動，興奮，笑い，咽頭への刺激などを引き金として反復して現れる（レプリーゼ）．百日咳では咳嗽発作後に嘔吐することが多く，年長児や成人の百日咳の診断の契機となる．

　咳嗽発作により胸腔内圧が上昇し，顔面は浮腫状となり，顔面，眼球結膜，前胸部などに点状出血斑がみられる．また，鼻出血，脳出血，網膜出血，気胸，皮下気腫なども報告されている．頻回の咳嗽発作刺激による舌小帯潰瘍もみられる．

　筋力の弱い3ヵ月以下の乳児では発作性咳嗽後のwoopがみられず，しばしばチアノーゼを伴った無呼吸発作を起こす．咳嗽発作も目立たず，反復する無呼吸発作と捉えられる．無呼吸時間が長引けば，痙攣，意識障害などが起こり，低酸素血症による中枢神経障害（百日咳脳症）が引き起こされる．

　咳嗽発作は数日からときに数週続き，年少児ほどその程度が強く持続時間も長い．

(3) 回復期（1〜2週）

　発作性咳嗽の数や程度が次第に減少する．しかし乳児では無呼吸となる頻度が減るに伴い，典型的な発作性咳嗽やwoopがむしろ明瞭となってくることがある．

3）診　　断

　臨床像からは，2週間以上続く咳嗽があり，連続性咳嗽，woop，咳嗽後の嘔吐のいずれか一つを伴えば百日咳である可能性が高い（感度81％，特異度58％）．また逆に，発熱，全身倦怠感や筋痛，発疹，咽頭痛，嗄声，多呼吸，喘鳴，ラ音を伴う場合には，百日咳は考えにくい．3ヵ月以下の乳児に発作性の無呼吸やチアノーゼがあれば，特徴的な咳嗽がなくても百日咳を考慮する．

　検査所見では，カタル後後半から痙咳期にみられるリンパ球数の絶対的増加（70％以上）を伴う白血球増加（15,000〜100,000/mm^3）が本症に特徴的である．重症例ほど白血球数は多いが，好中球優位の白血球増加は，他の細菌感染症の合併，あるいは他の診断を考慮する．

　*B. pertussis*の検出には鼻咽腔スワブまたは喀痰をBordet-Gengou培地で培養するが，検出率は27％と低い[10]．血清診断では，従来の菌体莢膜抗原に対する凝集素価測定では検出感度が低く（38〜53％），最近ではELISA法による抗pertussis toxin（PT）抗体や抗filamentous hemagglutin抗体（FHA）が測定されて

いる（百日咳菌抗体価測定試薬「タケダ」）．

4）鑑別診断

パラ百日咳は同様の臨床症状を示すが症状は軽い．持続性の咳嗽からは，adenovirus, mycoplasma, parainfluenza や influenza virus, enterovirus, respiratory syncytial virus などの感染症が鑑別にあげられる．乳児の無呼吸発作に対しては，気道異物も鑑別に必要である．

5）治　　療

百日咳の治療の目的は，頻発する咳嗽発作に対する支持療法，合併症の予防と迅速な対応，栄養の確保などの全身状態の管理である．

(1) 入院の適応と重症度判定

百日咳では咳嗽以外に症状はなく，全身状態は良好である．したがって，咳嗽発作を実際に観察しない限り重症度の判断はできない．3ヵ月以下の乳児と合併症のある例では入院が必要であり，3〜6ヵ月の乳児では咳嗽発作の重症化が懸念され，場合によっては入院の適応がある．持続時間が45秒以上続く咳嗽発作，咳嗽発作時のチアノーゼや脈拍の低下（<60回/分），咳嗽発作後の排痰を自分で吐き出せない，などの所見は，咳嗽発作が重篤で生命予後にも危険があることを示唆している．

(2) 一般療法

静かで薄暗い，落ち着いた環境に収容する．タバコの煙，乾燥した空気などは咳嗽を誘発する．分泌物が粘稠な場合は加湿したテントに収容する．気道吸引は咳嗽を誘導するので控えるべきであるが，徐脈や二次的な呼吸器障害が起こったときは，注意して吸引せざるを得ない．嘔吐しやすいため，食事は少量ずつ，頻回に分けて与える．

酸素投与下でも徐脈を伴う咳嗽発作を繰り返す場合は，気管内挿管のうえ人工呼吸管理が必要となる．

(3) 薬物療法

a．抗生剤

患児の百日咳菌を排除し，toxin 産生を停止させ，また周囲への二次感染予防の目的で投与される．カタル期など早期に投与されれば患児の症状の軽症化や臨床経過の改善が期待できるが，痙咳期ではその効果は少ない．

Erythromycin (EM) 40〜50 mg/kg/day 分4（Max 2 g/day），または Clarithromycin（CAM）15 mg/kg/day 分2を経口投与する．これらの薬剤に対する耐性菌の出現は現在のところ報告されていない．Ampicillin(ABPC), Rifampicin, ST 合剤なども中等度有効とされているが，セファロスポリン系抗生剤は無効で

ある.

　重症例や経口困難な例では，経静脈的に Piperacillin (PIPC) 50〜100 mg/kg/day 分3が投与される．従来使用されてきた ABPC は PIPC より MIC が劣る．

　上記の抗生剤は原則として14日間使用する．EM での除菌率は，7日間投与では0〜2歳児で39％，3〜15歳で88％と不十分で，14日間投与でそれぞれ71％，100％に達する[11]．また，抗生剤開始5日以内は，二次感染防止のために患児を隔離する必要がある．患児に濃厚に接触した乳幼児に対しては，年齢，症状の有無にかかわらず EM 40〜50 mg/kg/day 分4（最大2g/day）を14日間投与する．成人では EM を7日間内服で良い．

b．その他

　咳嗽発作に対し，鎮咳剤，去痰剤，気管支拡張剤が内服で用いられる．気管支拡張剤の吸入療法は，むしろ咳嗽発作を誘導する場合がある．その他，ステロイド剤，免疫グロブリン療法などが検討されているが，評価は定まっていない．

6）予後と予防対策

　6ヵ月以下の乳児では重症となりやすい（表46）[8]．とくに2ヵ月以下の乳児ではその82％は入院が必要で，肺炎（25％），痙攣（4％），脳症（1％）などを合併し，死亡率が高い（1％）．

　新生児は，百日咳に対する母体からの受動免疫は得られない．また，成人が感染源となることもあまり認識されていない．したがって，生命予後が問題となる乳児百日咳を減らすためには，DPT 早期接種と接種率の向上，それに感染源対策が必要である．

表46　百日咳の合併症

年齢群	症例数	入院(%)	肺炎(%)	痙攣(%)	脳症(%)
6ヵ月未満	3,061	69.6	17.1	2.6	1.1
6〜11ヵ月	963	49.1	15.5	2.2	0.6
1〜4歳	1,805	25.0	10.4	2.1	0.4
5〜9歳	1,421	5.8	2.8	0.6	0.4
10〜14歳	395	6.1	3.0	0.3	0.8
15歳以上	979	3.7	2.8	1.0	0.3
合計	8,682	37.2	10.9	1.8	0.7

1986〜1988米国での調査成績（CDC）　　　　　（Feigin RD ら，1992[8]）

3 ジフテリア

グラム陽性桿菌であるジフテリア菌 *Corynebacterium diphtheriae* による急性感染症であり，toxin による循環器症状や神経症状が遅れて出現する[12)13)]．

1）疫学と感染病態

1945 年に患者数 85,800（死亡数 1,820）を数えたジフテリアは，その後のワクチンの普及により激減し，この 10 年間では年間 5〜10 例を数えるに過ぎない．しかし，先進国での地域的な流行は現在でも報告されており，予防接種が中止された旧ソビエト連邦の自治区では，1994 年の 1 年間に 47,000 例の患者と 1,700 例の死亡が発生した[14)]．

C. diphtheriae はヒトの上気道粘膜や皮膚に特異的に感染し，感染局所で産生された toxin はまず感染局所の粘膜組織を壊死させ，数日後には，菌体，上皮細胞，フィブリン，白血球などの壊死組織が凝集して灰色の偽膜が形成される．toxin はさらに感染局所に隣接する口蓋や下咽頭に局所的な麻痺を起こし，血中に入って腎尿細管の壊死，血小板減少などをさらに 2〜10 週後には心筋や神経障害を引き起こす．

2）臨床症状

潜伏期は平均 2〜4 日である．初感染部位は扁桃または咽頭が 94％を占め，次いで鼻腔と咽頭が多い．発熱があっても 39℃を超すことは稀である．

(1) 鼻ジフテリア

乳児に多く，鼻閉や血液を混じた膿性の鼻汁がみられる．びらん性の鼻炎があり，鼻腔粘膜に偽膜を形成する．鼻孔や上唇の浅い潰瘍所見はジフテリアに特徴的である．

(2) 咽頭ジフテリア

幼児や学童に多い．初期症状は咽頭痛のみであり，半数に発熱がみられるが，嚥下障害，嗄声，全身倦怠感，頭痛などは少ない．中等度の咽頭発赤があり，次第に扁桃の一側または両側に偽膜を形成し，偽膜は口蓋垂，軟口蓋，後鼻孔，下咽頭，咽頭蓋領域まで広がる．偽膜の境界は鮮明で，強く癒着し剝離困難であり，無理に剝がそうとすると出血する．軟部組織の浮腫やリンパ節腫大のために頸部は腫脹し，牛頸 bull-neck と呼ばれる外観を呈す．溶連菌や EB ウイルスによる咽

頭炎が鑑別診断に挙げられるが，これらの感染症では発熱を伴い，嚥下障害や癒着性の偽膜はみられない．

(3) 喉頭ジフテリア

幼児に比較的多い．喉頭原発のものが多いが，咽頭から続発するものもある．嗄声，喘鳴，呼吸困難，そしてクループ様咳嗽などがみられる．軟部組織の浮腫や偽膜のために気道狭窄は進行し，窒息を起こしやすい．鑑別には，細菌性咽頭蓋炎，重症のウイルス性咽頭気管気管支炎，溶レン菌またはブドウ球菌による気管炎などが挙げられるが，癒着性の強い偽膜の存在により鑑別される．

(4) 皮膚ジフテリア

四肢の皮膚を中心に灰褐色の偽膜をもつ難治性の潰瘍を形成する．重篤な呼吸障害や外毒素による合併症へ進展する症例は3％にすぎない．溶レン菌やブドウ球菌による膿痂疹と鑑別が難しいことがある．

(5) 外毒素による合併症

ジフテリア発症から2〜10週遅れて発症する．その発生率や重症度は，偽膜の程度や，抗毒素血清投与の遅れと相関する．

a. 心筋炎

全体の10〜25％に合併し，死亡原因の50〜60％を占めている．咽頭病変が軽快する2〜3週頃に発症することが多い．うっ血性心不全の症状が徐々にあるいは急に出現し，頻脈，次いで不整脈が出現する．検査では，心電図異常（PR延長，ST-T変化，A-V block），心筋障害を示唆するGOT増加がみられ，剖検所見では心筋壊死がみられる．生存例でも永続的な刺激伝導障害を残すことがある．

b. 神経後麻痺

外毒素は神経組織に親和性が高く，発症から2〜3週以内に軟口蓋麻痺が出現し，鼻声，嚥下障害などがみられる．脳神経，とくに動眼神経麻痺は発症から5週目頃に特徴的で，眼振，目のかすみ，調節障害などがみられる．両側性の多発神経炎は10日〜3ヵ月頃起こり，深部腱反射の消失や歩行障害などギランバレー症候群と類似の症状がみられるが，髄液所見は正常である．これらの神経症状は通常完全に回復する．

3）診　　断

臨床症状から診断される．*C. diphtheriae* の検出は必須であり，菌種を同定し，毒素産生能の有無，感受性まで含めて菌種の同定を依頼する．塗抹染色からの判定は信頼性が低い．

4）治　　療

臨床所見から診断し，直ちにtoxinの中和，抗生剤による菌の排除，呼吸障害な

どに対する支持療法に取りかかる必要がある．

(1) 抗毒素血清療法（表47）[13]

toxinを中和する目的で，抗毒素血清を直ちに投与する．しかし，抗血清に対する過敏性が約10％の症例でみられるため，まず過敏性テストを行う．陽性例には脱感作が必要で，表47のスケジュールに沿って稀釈抗血清を15分間毎に静注する．過敏反応がみられたら1時間観察後，過敏反応前の量と濃度の抗血清から再開する．陰性例には0.5mlの生食または5％ブドウ糖液に稀釈し，ゆっくり静注して30分ほど観察する．問題がなければ目標投与量の残量を20倍稀釈して，1 ml/分を超えないスピードで緩徐に静注する．

表47　ジフテリア抗毒素血清療法

〈抗毒素血清投与量の決定〉

臨床病態	投与量（万単位）
皮膚病変のみ	2〜4
咽頭/咽頭病変があり発症から48時間以内	2〜4
鼻咽頭病変	4〜6
発症から72時間を超え，病変部位は拡大	8〜10
びまん性頸部腫脹（bull-neck）	8〜10

〈抗毒素血清に対する過敏性テスト〉

生食100倍稀釈（動物アレルギーや動物血清投与の既往がある場合には，1,000倍稀釈）抗血清0.02mlを皮内注射する．注射15〜20分後の膨疹が，対照（生食）より3mm以上大きい場合は陽性と判断する．

〈過敏テスト陽性者に対する脱感作スケジュール〉

	抗毒素血清の稀釈倍数*	稀釈抗毒素血清投与量**
1)	1：1,000	0.1ml→0.3ml→0.6ml
2)	1：100	0.1ml→0.3ml→0.6ml
3)	1：10	0.1ml→0.3ml→0.6ml
4)	原液	0.1ml→0.3ml→0.6ml→1.0ml
5)	原液	予定投与量の残量

1)→2)→3)→4)→5)の順で14段階で投与
*　生理食塩水で稀釈
**　静注で投与．皮下注や筋注で投与する方法もある

(Long SS, 1996[13])

(2) 抗生剤療法

*C. diphtheriae*を排除してtoxin産生を停止させ，また周囲への二次感染を防ぐ目的で使用される．通常，Penicillin（PC）G（10万〜15万単位/kg/day 分4 静注または筋注）またはErythromycin(EM)（40〜50mg/kg/day，分4，内服，最大2g/day）を14日間投与する．治療と併行して鼻咽喉の培養を繰り返し，除菌できたか確認する．

(3) その他の治療

喉頭ジフテリアによる呼吸障害に対しては，早期からの気管内挿管による気道の確保が行われる．うっ血性心不全に対してはドパミンなどの強心剤が使用されるが，不整脈を誘導する可能性があるとしてジギタリス製剤の使用には制限が必

要である．神経障害にはビタミンB1やATPなどが用いられている．ステロイドの使用は勧められていない．

5）予　　後

喉頭ジフテリアやbull-neckジフテリアからの窒息と心筋障害が主な死因であり，致死率はジフテリア全体の2～5％であるという．

◆ 4　破　傷　風

破傷風とは，破傷風菌 *Clostridium tetani* が産生する毒素により，神経系の痙性麻痺をきたす急性疾患である[15)16)]．

1）感染病態

土壌中に芽胞の形態で存在する *C. tetani* は，受傷部から侵入してtetanospasminを産生する．このtoxinは神経筋接合部に結合して運動神経へ取り込まれた後，筋収縮に対する正常な抑制を阻害するため，筋は強い収縮状態のまま維持される．このように破傷風の病態はtoxinによる症状であり，ヒト—ヒト間の感染はあり得ない．

2）症　　状

潜伏期間は菌量や侵入部位によって異なる．通常2～14日，ときに数ヵ月のこともある．

(1) 全身型破傷風

牙関緊急trismusと呼ばれる開口障害が最初の特徴的な症状であり，約半数の例にみられる．その後，筋のこわばり，咀嚼困難，嚥下困難，頸筋の硬直などが出現する．いわゆる痙笑risus sardonicus（図20）は顔面筋の痙縮によるものである．痙性麻痺が腹部，腰部，臀部，大腿筋に拡がると，患者は後弓反張opisthotonusの姿勢となる．咽頭や呼吸筋の痙縮により，気道は閉鎖し無呼吸状態となる．このような痙縮発作は，光，声，音などのささいな刺激で容易に誘発されるが，破傷風toxinは患者の意識や感覚神経を侵さないため，患者は繰り返して起こる痙縮発作の度に，激しい筋肉痛，呼吸苦，次の痙縮発作に対する不安に苛まされる．無治療であれば痙縮発作の持続時間は次第に伸び，持続するようになる．膀胱括約筋の痙直による無尿，筋の代謝亢進による発熱がみられ，40度を超す高

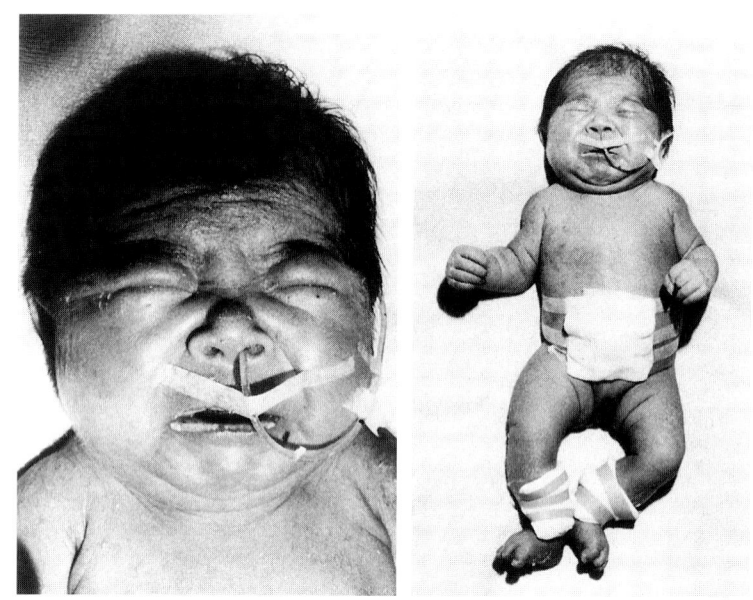

図20 新生児破傷風の痙笑（自験例）
生後5〜6日目ごろより哺乳困難が出現し，生後7日目に受診．
牙関緊急のため，開口は不能で，痙笑，後弓反張が認められる．

熱がしばしばみられる．自律神経の症状としては，頻脈，不整脈，高血圧などがみられる．

これらの痙縮発作は，発症から1週間で極期となり，その状態が1〜2週間持続し，その後1〜4週間の間に次第に減弱していく．

(2) 新生児破傷風（図20）

臍帯切断部からの感染と考えられており，出生後3〜12日以内に発症する．牙関緊急のため哺乳が困難となり，その後，痙笑や後弓反張など全身型破傷風の症状を示す．感染の併発や肺出血などで死亡する．

(3) 局在型破傷風

受傷部位近傍の筋肉に有痛性の攣縮や強直発作がみられ，全身型へ移行することもある．頭部，鼻孔，顔面の外傷や異物，中耳炎などを感染巣として，収縮した眼瞼，眼球偏位，牙関緊急，痙笑，舌や咽頭筋の強直性麻痺などの症状を特徴とする脳型テタヌスも局在型の亜型である．

3) 診　　断

牙関緊急や筋硬直などの臨床症状から診断される．2週間以内に受傷したエピソード，受傷時の追加トキソイドの有無，DPT接種歴などを確認する必要がある．検査では特異的所見はなく，末梢血や髄液は正常である．

牙関緊急とした類似した症状が，咽頭周辺や歯根部の膿瘍や，稀には急性脳炎から起こることがある．犬に咬まれた既往があれば狂犬病を鑑別すべきであり，

狂犬病では，恐水症，嚥下困難，クローヌス発作，髄液での細胞増多などの所見がみられる．その他，ストリキニーネ中毒，低 Ca 血症によるテタニー発作，てんかん発作なども鑑別診断に挙げられる．

4）治　　療

　神経系へ未結合の toxin を中和し，受傷部の破傷風菌を排除して toxin 産生を停止させ，反復する痙縮発作に対して保存的支持療法を行う．

(1) 破傷風ヒト免疫血清グロブリン human tetanus immunoglobulin (TIG)

　toxin を中和する目的で，直ちに TIG を 3000～6000 単位筋注する．受傷部への TIG 投与は必ずしも必要ではない．TIG は半減期が 30 日と長いため，治療開始後産生された毒素をも中和可能であり，1 回の投与で良い．

(2) 抗　生　剤

　Penicillin (PC) G 10 万単位/kg/day 分 4～6 を 10～14 日間経静脈的に投与する．PC アレルギー患者には Erythromycin (EM) または Tetracycline (TC) が代用される．

　受傷部位が明らかであれば，TIG および抗生剤投与後に受傷部位の切開と掻爬を行い，異物や壊死組織を除去する．

(3) 鎮静・抗痙攣剤

　鎮静作用により筋を弛緩させ攣縮発作をコントロールする目的で，速効性のあるジアセパムがよく用いられている．初回投与量として 0.1～0.2 mg/kg を 3～6 時間毎に静注し，攣縮発作をコントロールできる量まで次第に増量する．

(4) 呼吸管理および筋弛緩剤

　咽頭攣縮による無呼吸に対しては気管内挿管を行い，筋弛緩薬使用下に人工呼吸器による呼吸管理を行う．筋弛緩剤としては臭化ベクロニウム 100 ug/kg を静注し，その後 50 ug/kg/h で維持する．入眠をはかる目的でチオペンタール 5 mg/kg を静注し，1～2 mg/kg/h で持続する．

(5) 一　般　看　護

　患者はささいな光，音，声，接触刺激などで攣縮発作が起こるため，静かで薄暗い環境が必要である．処置や介助も手際よく行うべきであり，必要なチューブや処置は必要最小限にとどめる．

5）予　　後

　破傷風の全経過は重症度に関係なく 2～6 週といわれており，死亡例の多くは最初の 1 週間に発生する．全身型の死亡率は 5～35％であり，受傷から牙関緊急出現までの期間が 1 週間以内，あるいは牙関緊急から全身性の痙直発作出現までの期間が 3 日以内の場合は予後不良である．とくに新生児破傷風の場合の死亡率は

75％以上であるとされているが，集中治療室をもつ施設での死亡率は低く，支持療法の質が予後を左右する．

6）予　防

基礎免疫があれば，破傷風トキソイドを受傷時に追加接種することで抗体は速やかに上昇し，破傷風は予防可能である．基礎免疫はDPTワクチンとして1期4回（3ヵ月〜1歳までに3回，その6〜18ヵ月後に1回）およびDTワクチンによる2期の1回（11〜12歳）で獲得され，終生維持できる．受傷時の破傷風トキソイドおよびTIGの投与基準として，アメリカ小児科学会が作成したもの[17]を表48に示す．また，破傷風では自然免疫は獲得できないので，退院時にトキソイドを投与する．

表48　外傷時の破傷風予防指針

破傷風トキソイド	きれいな小さな傷		その他の汚い傷*	
接種歴	DTワクチン	TIG	DTワクチン	TIG
不明 or 3回未満	必要	不要	必要	必要
3回以上	不要**	不要	不要***	不要

* 埃，糞便，泥，唾液での汚染，刺瘡，裂傷，弾瘡，熱傷，凍瘡
** 最終接種から10年以上経っていれば投与する
*** 最終接種から5年以上経っていれば投与する

（Report of the committee on infectious diseases, 1994[17]）

文　献

1) Kaplan EL : Group A Streptococcal infections. Textbook of pediatric infectious diseases (Feigin RD, ed), 3rd ed, p 1269, Saunders, Philadelphia, 1992.
2) Todd J : Streptococcal infections. Nelson textbook of pediatric (Behrman RE, et al, ed), 15th ed, p 750, WB Saunders, Philadelphia, 1996.
3) Bisno AL : Streptococcus pyogenes. Principles and practice of infectious diseases (Mandell GL, ed), 4th ed, Churchill Livingstone, New York, 1995.
4) 清水可方：劇症型A群溶レン菌感染症の臨床．小児科臨床 48：2495，1995．
5) 藤川　敏ほか：Anti-deoxyribonuclease B（ADNase B）測定の臨床的意義と他のレンサ球菌抗体との相関について．リウマチ 20：11，1980．
6) 宮崎　博：リウマチ熱および小児溶レン菌関連疾患の各種溶レン菌抗体に関する研究．医学研究 55：200，1985．
7) Pichichero ME : Cephalosporins are superior to penicillin for treatment of streptococcal tonsillopharyngitis : is the difference worth it? Pediatr Infect Dis J 12 : 268, 1993.
8) Feigin RD, Cherry JD : pertussis. Textbook of pediatric infectious diseases (Feigin RD, ed), 3rd ed, p 1208, Saunders, Philadelphia, 1992.
9) Todd J : Streptococcal infections. Nelson textbook of pediatrics (Behrman RE, et al, ed), 15th ed, p 779, WB Saunders, Philadelphia, 1996.
10) 黒崎知道：小児の検査結果の考え方．小児内科 30（増刊）：458，1998．
11) 青山辰夫：百日咳・パラ百日咳：小児科診療 58（増刊）：144，1995．
12) Feigin RD, Strechenberg BW, Strandgaard Bo H : pertussis. Textbook of pediatric infectious diseases (Feigin RD, ed), 3rd ed, p 1110, Saunders, Philadelphia, 1992.
13) Long SS : Diphtheria. Nelson textbook of pediatrics (Behrman RE, et al, ed), 15th ed, p 775, WB Saunders, Philadelphia, 1996.
14) Centers for Disease Control (CDC) : Diphtheria epidemic-New independent stages of the former Soviet Union, 1990-1994. MMWR 44 : 177, 1995.
15) Weinstein L : Tetanus. Textbook of pediatric infectious diseases (Feigin RD, ed), 3rd ed, p 1102 Saunders, Philadelphia, 1992.
16) Arnon SS : Tetanus. Nelson textbook of pediatrics (Behrman RE, et al, ed), 15th

ed, p 815, WB Saunders, Philadelphia, 1996.
17) Report of the committee on infectious diseases (1994 Red Book), 23th ed, p 458, Tetanus (Lockjaw), 1994.

［武 井 修 治］

IX 慢性感染症

1 結 核

はじめに

　わが国の結核の減少は順調であったが，1997年，1959年以来38年ぶりに新発生結核患者が42,472名から42,715名へと前年に比して増加し，今後の結核患者減少の動向が懸念されている．また，近年小児にとって親の世代である若年成人での結核患者の減少は鈍化しており，さらに感染源として重要な塗抹陽性肺結核患者罹患率の減少は横這いであり，小児への感染の危険については油断できない状況である[1]．しかも重篤な後遺症を残すことが多く，予後不良の結核性髄膜炎が少数であるが未だ後を絶たない．実際当科では，90年代に入っても未だ予後不良の結核性髄膜炎症例が母子の結核死亡例，多剤耐性菌による髄膜炎例，院内感染例などと毎年続いており，死亡例が繰り返されている[2)~4)]．一方，結核の減少につれて，結核への関心が薄れたことから，診断の遅れや治療の不適切な症例が存在する．今一度，小児結核に対する関心を喚起する必要がある．本稿では，小児結核の特徴，小児への結核感染・発病のリスク，診断，肺結核や髄膜炎などの治療の要点について述べる．

1）結核症の進展，病型

　結核症は結核菌の感染を契機にして起こる疾患であるが，感染が成立し病変が形成されても，その多くは自然治癒し，発病に至るものはごくわずかである．初感染に引き続いて発病してくる小児型結核症（一次結核症＝primary tuberculosis）と，初感染から数年ないし数十年を経て発病してくる成人型結核症（二次結

核症＝secondary tuberculosis）とがある．

　小児型結核症（一次結核症）は初期変化群（primary complex）自体の悪化とそれに続く早期の血行性散布（早期蔓延）による髄膜炎，粟粒結核，および特発性胸膜炎などがあり，小児に多くみられ，リンパ行性血行性進展が特徴である．また，初期変化群の悪化したものが，初期肺結核症（primary pulmonary tuberculosis）といわれ，肺門リンパ節結核は初期肺結核症の代表的な型である．成人型結核症（二次結核症）は，肺尖や鎖骨下の病巣を初発病巣とする慢性肺結核症がその代表で，成人に多くみられ，管内性進展を主とする点が前者と異なる．結核児の年齢構成では，乳幼児は初期肺結核症が多くを占め，髄膜炎や粟粒結核も少なくない．中学高校生では成人型の慢性肺結核症が多い．

2）小児結核の特徴

　当科で診療した結核患児の特徴を表49に示す[2,3]．

　患者の排菌状況別に，その家族の子供達の感染状況をみると，塗抹陽性患者家族が最も高く45～65％感染を受けるといわれている[5]．また，塗抹陽性患者家族：培養陽性の家族：培養陰性家族の感染比は，10：2：1とも言われている[6,7]．このように患者の排菌状況が大きく影響し，塗抹陽性家族が感染の危険が最も大きい．

　小児においては成人と比して発病率が高いのが特徴である．家族に結核患者が発見された場合，患者の排菌状況別にその家族の感染者（感染が明確に確認できる者）の発病率は，塗抹陽性患者家族が約40％，培養陽性の家族は約20％，培養陰性家族は約10％であると言われている[8]．感染の場合と同様に塗抹陽性患者との接触者が発病の危険が最も高い．

　次に，感染から発病に至る時間的経過は，Wallgrenの結核のタイムテーブルに詳細な観察がなされているが[9]，BCG未接種の個体では，感染から発病までの時期は髄膜炎では早く，感染から2～3ヵ月目にピークを認めている．感染からツベルクリン反応（以下，ツ反と略す）が陽転するまでの期間を前アレルギー期といい，通常3～8週間と考えられている．一方，慢性肺結核症の発病は感染後数

表49　小児結核（初期結核）の特徴

1）乳幼児結核が多い．
2）発病率が高い．
3）早期に発病する．
4）リンパ行性，血行性に，全身に進展拡大しやすい（髄膜炎，粟粒結核など）．
5）発病しても，初期は症状がほとんどない．症状が出現すれば，重症であることが多い（検診発見が大切）．
6）家族内感染が多い（家族検診の徹底が重要）．
7）乳幼児ではBCG接種率がきわめて低い（esp. 乳児期早期のBCG接種が必要）．
8）ほとんどが発病予防可能である（本来は，公衆衛生学上'0'が目標でなければならない）．
9）小児結核患者は，保健問題の見張り役である（成人感染源に，有効な対策がとられていない，現実に対する問題提起）．

ヵ月からその後何年かにわたって発病がみられ，骨関節結核や腎結核などの発病はさらに遅いと言われている．

3）小児結核の診断

当科の現況もふまえて診断の要点を述べる．

(1) 感　　染
　・感染源の確認
　・ツ反による感染の確認

(2) 発　　病
　・菌の証明（組織学的証明を含む）
　・結核病巣のレントゲン画像による把握

(3) 個体の抵抗性
　・BCG 接種歴の確認（BCG 接種による獲得免疫の程度）
　・年齢，免疫力の強さ

などの点を考慮することが重要である．

以下に具体的に要点を示す．

小児肺結核患者 183 例の特徴を示す（表 50）．

　a．感染源は約 4 分の 3 の症例で確認が可能であり，その内訳は両親や祖父母などの身近な親族が大多数であった．

　b．ツ反は，肺結核患者では，通常陽性を示し，われわれの成績では中等度から強陽性を示す者が多かった．また，初期肺結核症では，慢性肺結核症よりツ反応は有意に小さく，髄膜炎ではさらに小さかった（図 21）[2)3)]．ツ反が陰性の場合は必ずしも未感染を意味せず，感染からの期間が短い前アレルギー期や，髄膜炎や胸膜炎などの重症結核症や発病初期の感作リンパ球の局在などの影響でツ反が減弱することも考慮しなければならない．

　c．初診時の喀痰または胃液，胸水，胸膜の菌検査で，結核菌が証明されたのは，初期肺結核症で 32.5％，慢性肺結核症で 49.3％，胸膜炎で 22.2％であった．胸膜炎では胸水から菌が証明されることは少なく，胸膜生検の併用で組織学的または結核菌の証明が得られ，診断精度は向上する．小児においても，治療に先立ち菌の分離に必要な検体を取るよう努力しなければならない．さらに，PCR 法を併用すると，胃液，髄液や胸水で診断精度が向上すると言われている[10)11)]．

　d．小児結核の病型は 9 割は胸腔内の結核症であり，胸部 X 線の読影は重要である．縦隔や肺門リンパ節の腫脹，肺野の空洞や結核腫，初感染巣の石灰化などが特徴的所見である．また，1 週間ぐらいの短期間で陰影が変化しがたいのも結核の画像の特徴である．

　e．BCG の有効性については，結核性髄膜炎や粟粒結核などの播種性の重症な

表50 小児肺結核183例の特徴

	初期 肺結核症	慢性 肺結核症	結核性 胸膜炎
1）発見動機			
有症状	18	32	23
家族検診	49	19	2
定期検診	16	22	2
2）ツ反			
（−）			1
（＋）	1	4	
（卄）	33	30	15
（卌）	47	36	11
3）BCG歴			
有	9	43	18
無	72	19	8
不明	2	11	1
4）感染源			
有	74	47	17
不明	9	26	10
5）排　菌			
塗抹陽性	3	18	2
培養のみ陽性	24	18	4
陰性	56	37	21

1978〜1990年の13年間に当科で治療を行った小児結核183例
初期肺結核症　83例
慢性肺結核症　73例
結核性胸膜炎　27例

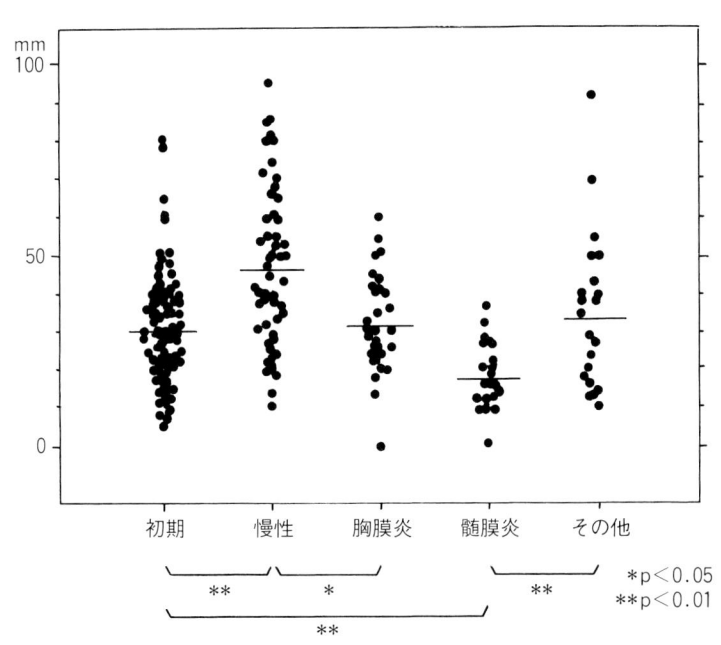

図21　病型別結核患児のツ反応最大径（1976〜91年，n＝282）
初　期：初期肺結核症　30.6±14.3mm
慢　性：慢性肺結核症　46.2±20.0mm
胸膜炎：31.5±12.0mm
髄膜炎：髄膜炎，粟状結核　17.1±8.1mm
その他：その他の肺外結核　33.1±20.7mm

*p＜0.05
**p＜0.01

結核症にはきわめて高い評価で一致している[12]．また，肺結核に対する予防効果に関しても最近の BCG に関する米国での再評価では，約 50％の予防効果が認められる[13]．

BCG 接種歴は病歴聴取時に母子手帳などで直接確認するのが望ましい．また，針痕が確認されない BCG 接種は予防効果が十分で無いと考えておいたほうがいい場合が多い．また，実際に BCG 接種歴を有する者は，慢性肺結核症や胸膜炎では約半数であったが，初期肺結核症では 10％程度に過ぎなかった．

f．乳幼児，とりわけ 0 歳，1 歳は発病リスクが大きく，発病した場合，重症化しやすいことの考慮が必要である．

乳幼児の結核では，非常に進行したものを除いては，全身状態が良好である場合が多く，初期肺結核症で 3/4，慢性肺結核症で 1/3 は無症状であった．そのため，発見動機では，初期肺結核症では家族内の結核患者発見時の家族検診で診断された者が多く，慢性肺結核症や胸膜炎では自覚症状で発見された者が多くなる．

4）小児肺結核の短期治療

近年，ピラジナミド（PZA）の初期強化治療における有効性が国際的に認識されるようになり，現在ではイソニアジド（INH），リファンピシン（RFP），PZA を用いた小児肺結核の 6 ヵ月治療が小児科領域においても世界の標準的化学療法となっている[14]〜[16]（表 51）．実際に米国の Starke らは，1,500 例を超える小児肺結核での治療経験をレビューし，「PZA を加えた小児肺結核 6 ヵ月治療は，治療成功率は 97％以上であり，2 年間の観察で 99％に再発を認めなかった」と報告している[17]．

わが国においても結核医療の基準が 1995 年 12 月に改正され，1996 年 4 月から PZA 2 ヵ月を含む 6 ヵ月治療が認められることとなった（図 22）[18]．

表51　米国小児科学会感染症委員会の勧告

1．（感染菌）肺結核には 2 HRZ_7/4 HR_{7or2}
　　耐性菌頻度の低い地域では 9 HR（1 HR_7/8 HR_2 or 9 HR_7）
2．コンプライアンスが悪いときは監視投薬（間欠投与）
3．肺門リンパ節結核は肺結核と同じだが，6 HR で十分．X 線写真が正常化しなくても中止できる．
4．肺外結核も肺結核と同じ．ただし骨関節結核，全身播種結核，結核性髄膜炎には 6 ヵ月治療のデータは不十分，結核性髄膜炎には 2 SHRZ_7/10 HR_{7or2}
5．菌の薬剤感受性情報を本人または感染源から積極的に得る．耐性菌感染が疑われるときは初期に S または E を追加．
6．HIV 感染者では 9 ヵ月以上の治療（？）
7．小児では副作用は少なく，ルーチンの血算，肝機能検査，尿酸検査は不要だが，月 1 回の診察が必要．粟粒結核，結核性髄膜炎では副作用が多いから定期検査が必要．
8．化学予防には 9 H，H 耐性では 9 R
9．VB_6 は低栄養児，母乳児，妊娠女性には併用
10．結核性髄膜炎でコルチコステロイドを併用，胸膜炎，心嚢炎，重症粟粒結核でもときにコルチコステロイドを併用

HR_{7or2} とは HR を連日投与もしくは週 2 回の間欠投与いずれでもよいことを示している

当科においても，小児肺結核の治療法として初期2ヵ月のINH（8〜10 mg/kg/day（最大400 mg/day）分1），RFP（10 mg/kg/day（最大450 mg/day）分1），PZA（30 mg/kg/day（最大1.2 g/day）分2）の3者連日，残り4ヵ月のINH，RFP連日の6ヵ月治療を実施している[19)20)]（図23）．なお，耐性が疑われるときには，耐性検査結果判明まで初期にストレプトマイシン（SM 20 mg/kg/day（最大0.75 g/day）1回注射）かエタンブトール（EB 15 mg/kg/day（最大0.75 g/day）分1）を併用している．また，治療終了後は，原則として2年間観察している．

米国小児科学会勧告（表51）では，肺門リンパ節結核はINH，RFP 2剤併用6ヵ月で十分とされているが，治療初期に強力に殺菌ないし滅菌的薬剤を使用する短期化学療法の理念からすれば，副作用のない限り，肺結核の標準化学療法を実施するのが良いとわれわれは考えている．

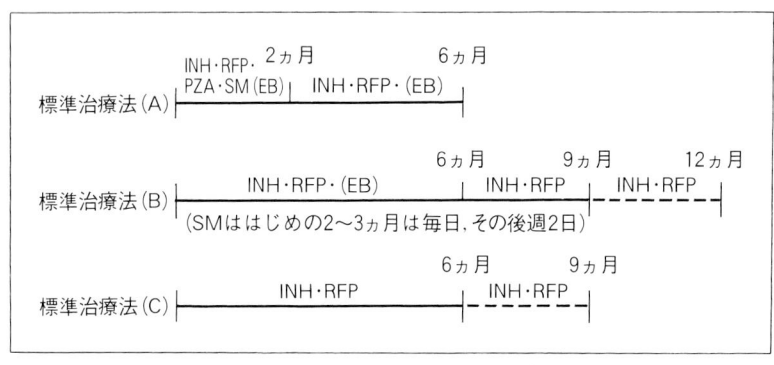

図22　新しい肺結核初回標準治療法

標準治療法(A)：初期2ヵ月間は，INF，RFP，PZA，SM（またはEB）の4剤併用．その後INH，RFP（EBを加えてもよい）の2〜3剤併用4ヵ月間，合計6ヵ月．
標準治療法(B)：INH，RFP，SM（またはEB）の3剤併用6ヵ月間．その後はINH，RFPの2剤併用3〜6ヵ月間，合計9〜12ヵ月間（ただしSMははじめの2〜3ヵ月間は毎日，以後週2日）
標準治療法(C)：INH，RFPの2剤併用を6〜9ヵ月間．
　　　　　　　適用基準：1）喀痰塗抹陽性例；標準治療法(A)または(B)．
　　　　　　　　　　　　2）その他（喀痰塗抹陰性・培養陽性あるいは陰性，気管支内視鏡下塗抹陽性，その他の症例）は，病状により(A)，(B)，(C)の中から適切なものを選択する．
（結核医療の基準とその解説，1996，(財)結核予防会から引用）

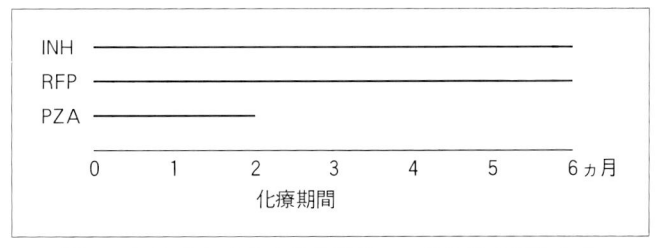

図23　PZAを加えた小児肺結核6ヵ月治療の標準方式
INH　10 mg/kg/day　分1　RFP　10 mg/kg/day　分1
PZA　30 mg/kg/day　分2

われわれの使用経験からは，治療完了者は約8割で，全例治癒を認め再発は認めていない．治療脱落者には，薬剤耐性，肝機能障害による副作用，治療中断などが含まれる．

　INH, RFP, PZAのいずれも副作用として肝機能障害があるが，INH, RFP併用によって認めることが多い．われわれは，治療開始，2週，その後1ヵ月毎に1回程度の肝機能検査を実施している．また，GOTもしくはGPTの最高値が100u前後であれば，治療を中断せずに慎重に継続投与とし，それ以上であれば治療をいったん中止して，肝機能の正常化を確認したうえで少量から漸増しながら再投与を試みている．実際には，治療変更を必要とした肝機能障害は7％であった．ただし，粟粒結核など栄養状態不良の重症患者では肝機能異常の頻度は比較的高く慎重な対応が必要である．また，血清尿酸値の上昇を認めることがあるが，ほとんどが治療継続にて正常化し，関節痛を認める者はわずかである．

　治療中の患者安静度は，一般状態が不良でなければ激しい運動を除いて，通常の運動は差し支えない．むしろ服薬遵守し，化学療法が確実に完了できる指導が重要である．そのためにも服薬回数は，INH, RFPは分1（朝1回），PZAは分2（朝夕）がよい．集団生活参加の制限は，排菌陰性であれば登校，登園は差し支えないが，塗抹陰性・培養陽性のことがあるので，培養結果が判明するまでの治療開始当初6週間は，集団への参加を制限せざるを得ない場合がほとんどである．

　短期化学療法では，治療の目標は従来の胸部X線写真によって確認される病理形態学的治癒ではなく細菌学的治癒である．したがって，排菌の有無ならびに菌の薬剤感受性の確認が治療上重要である．小児の肺結核では，痰または胃液の検査を確実に実施すれば，われわれの経験では表50のように初期肺結核症で32.5％，慢性肺結核症で49.3％に菌を証明できる．小児においても治療に先立ち菌の分離に必要な検体を得るよう努力しなければならない．一方，分離される菌量が少ないことが多く，そのために薬剤耐性検査には間接法が必要となり，結果の判定までに時間を要することが多い．したがって，排菌陰性の症例はもとより，排菌陽性の症例においても感染源の菌の感受性についての情報を可及的早期に入手するよう努力しなければならない．とくに初期肺結核症では89％と高率に感染源を特定できるのである．

5）結核性髄膜炎の治療

　RFPの導入による抗結核化学療法の進歩によって本症の死亡率は改善したが，後遺症を残さずに治癒する率は過去に比べて決して改善したとはいえない．われわれが経験した28症例では，0歳，1歳で16例と過半数を占め，また，BCG未接種者は26例（93％）であった．さらに，28例中8例（29％）に中枢神経後遺

症を残し，5例（18％）が死亡していた[21]．

　本症の病期分類は，意識障害と神経学的所見により三期に分類される．すなわち，III期は昏睡と広範な麻痺の時期で重篤である．II期は頭蓋内圧の亢進と意識障害，脳神経障害の時期．I期は以上のような症状が明確に認められない発熱や食欲不振などの非特異的症状の時期である．そして，予後に大きく影響するのは，診断時の病期である．I期（前駆期）に診断された症例は全例後遺症を残さずに治癒していたが，III期で診断された症例は4例（36％）が死亡し，5例（46％）が中枢神経後遺症を残していた．このことは，早期診断の重要性を物語っている．しかし，I期には本症に特異的な症状はなく症状のみから診断することは困難であり，当科でのI期診断例はいずれも肺結核，粟粒結核の診断時に実施された髄液検査によって発見されている．

　したがって，本症の早期診断のためには，小児を診る医師が常に本症を念頭におくべきであり，また乳幼児での肺結核，粟粒結核では髄膜刺激症状の有無にかかわらず髄液検査を実施すべきである．また結核患者発見時には，患者と接触のあった小児に迅速に接触者検診を実施し，適切に対応することが必要である．

　早期発見にも増して強調されるべきことは，本症にとっては治療よりも予防を重要視すべきことである．周知のごとく，BCGは本症に対する予防効果がきわめて大きく[12)13]，現状は28例中26例（93％）がBCG未接種者であり，BCGによる発病予防が不十分であった．また，髄膜炎児は低年齢児が多く，さらに感染源の点からいっても約半数において感染源が不明であり，未だ不特定多数の結核患者からの感染が半数を占め，早期の予防が重要である．したがって，初回BCG接種は生後3ヵ月からの乳児期早期の接種が必要である．

　治療では，表51のごとく，米国小児科学会感染症委員会の勧告は，INH，RFP，PZA，SMの4剤併用療法2ヵ月，その後INH，RFP 10ヵ月，合計12ヵ月の治療を勧めている[16]．われわれも原則的にこの方式を採用し，4剤による初期治療期間を2ヵ月，または髄液細胞数が30/mm^{3}以下に改善の，いずれか長いほうにしている．また，抗結核治療だけでなく，脳室シャントなど脳機能保護治療を積極的に併用すべきである．

6）小児結核の治療施設

　ところで，小児結核を結核専門病院でしか治療できない現状の体制には矛盾が多い．とくに結核性髄膜炎や重篤な基礎疾患を持つ結核児の治療は「結核病棟」ではきわめて困難なことが多い．治療の質の向上，経済性を考慮し，また，医療者の教育上の配慮も兼ねて，一般総合病院に空調を独立させた感染症病室を設置し，感染防止策を徹底したうえで治療することが最適であると考えている．

7）化学予防

　　結核既感染者に対する発病予防には，化学予防が行われる．羽曳野病院では，とりあえず表52のように基準を作り，感染の機会の有無，BCG接種歴を参考条件にし，化学予防適応児を選択している[2)3)]．ところで厚生省は，1989年1月に表53のような化学予防の基準を通達した[23)]．この厚生省基準は，羽曳野病院の基準と比べると，基準とするツ反応の大きさで若干の相違がある．われわれの基準は，化学予防すべき症例が見落とされることをできるだけ少なくすることに重点を置いたものであり，厚生省基準は不要な化学予防を極力少なくしようとしている点に差があるといえる．

　　ちなみに，小児結核児の多くは初期肺結核症であり，この病型は慢性肺結核症よりツ反は優位に小さく，結核児のツ反を判定するうえで考慮しなければならな

表52　化学予防試案（羽曳野病院小児科）

A．感染源あり	B．感染源なし（接触者検診で結核患者発見されず）
a）BCG接種歴なし 　1．ツベルクリン反応（−），（±），発赤10〜19 mm 　　→（INH）2ヵ月後再ツベルクリン反応 　　1）（−），（±）→BCG 　　2）10 mm以上→（INH）4ヵ月 　2．ツベルクリン反応発赤20 mm以上または硬結10 mm以上→（INH）6ヵ月 b）BCG接種歴あり 　1．ツベルクリン反応（−），（±）→BCG* 　2．ツベルクリン反応発赤10〜19 mm→1年，2年後X線写真 　3．ツベルクリン反応発赤20 mm以上→（INH）6ヵ月	a）BCG接種歴なし 　1．ツベルクリン反応（−），（±）→BCG 　2．発赤10〜19 mmの乳幼児→即再ツベルクリン反応 　　1）（−），（±）→BCG 　　2）発赤10〜14 mm→1年，2年後X線写真 　　3）発赤15 mm以上→（INH）6ヵ月 　3．発赤10〜19 mmの学童・生徒→1年，2年後X線写真 　4．発赤20 mm以上または硬結10 mm以上→（INH）6ヵ月 b）BCG接種歴あり 　1．ツベルクリン反応（−），（±）→BCG 　2．発赤30 mm未満→経過観察 　3．発赤30 mm以上，（##）→（INH）6ヵ月

（注1）INHは10 mg/kg朝1回投与とする．
（注2）感染源とは2年以内に治療を必要とした接触結核患者を意味する．
（注3）ツベルクリン反応接種部位をカルテに明記する．
（注4）感染源ありでは全例，感染源なしではBCG接種以外の者はX線写真が必要．
（注5）肝機能は投与前，投与開始後2週，以後2ヵ月ごとにチェックする．
（注6）（INH）終了後のfollowは6ヵ月，18ヵ月とする．
＊　乳幼児でBCG針痕がない例ではBCG接種歴なしとして扱う．

表53　新しい初の適用基準（厚生省）

塗と抹の陽接性触患状者況		BCG未接種	BCG既接種
	あり	ツ反応発赤10 mm以上	ツ反応発赤30 mm以上 かつ最近の結核感染が強く疑われる場合
	なし	ツ反応発赤30 mm以上 （再検査では20 mm以上）	ツ反応発赤40 mm以上

既往に化学療法がなく，X線上学会分類IV型である者，あるいはV型である者の一部

上を29歳までについて適応する．ただし，高校生年齢以上では集団感染が疑われる場合を原則とする．

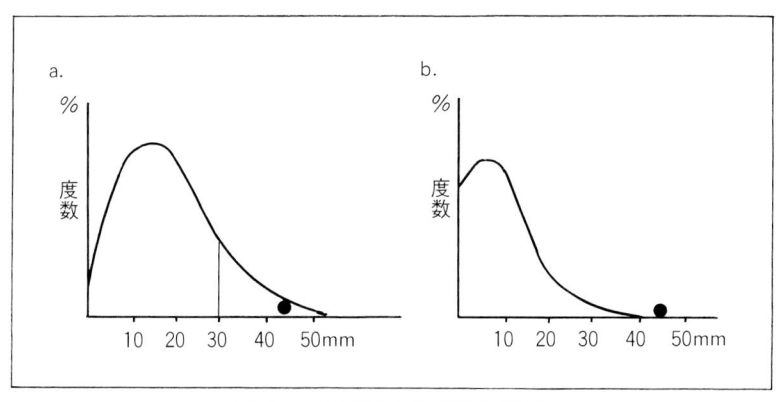

図24 ツ反発赤径の度数分布図
a：既往BCG接種が非常に強かった集団
b：既往BCG接触が弱かった集団

い点である[2)3)].

　要は，いずれの基準を利用するにしても，化学予防の実施にあたっては，各症例ごとに，ツ反の大きさだけにとどまらず，感染機会，年齢，BCG接種状況を参考にし，発病の危険を具体的に評価していく個別的で柔軟な判断が必要である．

　また，学校検診などでツ反の強さ・大きさから感染を疑い，化学予防を実施しようとするときには，単に発赤径の大きさだけで判断するのでなく，①家族・学校などでの結核家族からの感染機会，②ツ反発赤径の度数分布図，③過去のBCG接種歴，ツ反歴を詳しく調査する必要がある．すなわち，感染機会があり，感染しておれば発病リスクは高いと考えられる．また，度数分布図で図24 aのようになれば，過去のBCGによる強いツ反を示す集団の中に属している可能性が高く，図24 bのようにBCG接種後の度数分布の山から離れておれば，「その者が所属集団の中でツ反がとくに大きいことを示し」感染の可能性を示唆する所見である．さらに，前回ツ反からツ反が大きく増強した者やBCG未接種者でツ反陽性者は，感染者である可能性が大きいと考えられる．学校検診での強陽性者を医療機関に紹介する際に，以上のような解析資料を同時に提供できるようにすべきである．INH以外の抗結核剤による化学予防の有効性が報告されているが[24)25)]，現在結核予防法ではINH耐性時のRFP以外は認められていない．

[高　松　　勇]

2　非定型抗酸菌症（非結核性抗酸菌症）

はじめに

　非定型抗酸菌とは，抗酸菌のなかで結核菌群（*M. tuberculosis*，*M. bovis*，*M. africanum*，*M. microti* を一括）を除く培養可能な抗酸菌を一括した呼称であり，それによる感染症を非定型抗酸菌症と呼んできた．しかし最近では非定型（atypical）という表現は適切でないことから，専門家の間では非結核性抗酸菌（nontuberculous mycobacteria），非結核性抗酸菌症の名称が使われることが多くなったが，本稿では未だ慣用的に使用されることが多い非定型抗酸菌，非定型抗酸菌症を使用する．

　非定型抗酸菌は Runyon により集落の発育速度，着色，光発色性の指標によりⅠ～Ⅳ群に大別されているが，最近では同定キット，DNA プローブの利用で臨床上遭遇する大多数の菌を一定の菌種に鑑別，同定できるので（表54），それぞれの菌を菌種名で呼び，それによる疾患もその菌種名を付した感染症（例えば *M. kansasii* 感染症）と呼ぶのが正しい[1]．

1）一般的知識

　非定型抗酸菌は塵埃，土壌，水，家畜などに由来し，感染力はきわめて弱く，日和見感染症の起炎菌としての側面を有し，局所的または全身性防御機構の減弱に伴って発症することが多い．欧米では *M. avium* complex（MAC）感染症が集積する家系の報告があり，IL-12 の産生低下が報告されている[2]．しかし，患者家族や大量排菌者との接触者からの発病例がほとんどないことから，ヒトからヒトへの感染は無視し得ると考えられている．島津ら[3] は 124 例の検討で各 1 組の夫婦（同居），姉妹（非同居）例を見出したが，詳しい検査で交差感染を否定した．本症の成人の報告はわが国にも多く，ほとんどが肺感染症であり，皮膚疾患，リンパ節炎，全身播種型などの肺外疾患を起こすのは少数である．しかし，小児の非定型抗酸菌症の報告は稀で，植田ら[4] は自験例として表在リンパ節炎 3 例，皮膚感染 2 例，肺感染 1 例を報告している．Lincoln らの 17 歳以下小児症例についての精力的な症例集積ではプール肉芽種（174 例以上だが症例数記載なし）などの皮膚感染症と表在リンパ節炎 477 例が圧倒的に多く，その他は全身播種型 12 例，多発性骨髄炎 7 例，髄膜炎 6 例，肺感染症 13 例と少数であった[5]．

表54 ヒトに対する起病性別にみた抗酸菌

群別	Run-you分類	ヒトに対する起病性 ＋ 一般的	ヒトに対する起病性 ＋ 稀	ヒトに対する起病性 －
	結核菌群	M. tuberculosis* M. bovis M. africanum		M. microti
slow growers	非定型 I	M. kansasii* M. marinum*	M. simiae M. asiaticum M. intermedium	
slow growers	非定型 II	M. scrofulaceum*	M. szulgai* M. gordonae* M. interjectum M. lentiflavum	M. farcinogenes M. hiberniae M. cooki
slow growers	非定型 III	M. avium* M. intracellulare* M. xenopi*# M. malmoense# M. haemophilum# M. ulcerans#	M. shimoidei* M. celatum M. genavense M. conspicuum M. shinshuense* M. branderi M. nonchromogenicum*	M. gastri M. terrae M. triviale M. paratuverculosis M. lepraemurium
rapid growers	抗酸菌 IV	M. fortuitum* M. abscessus* M. chelonae*	M. mucogenicum M. smegmatis M. thermoresistibile*	M. phlei M. flavescens M. diernhoferi M. vaccae M. peregrinum M. aurum M. parafortuitum M. duvalii M. neoaurum M. gilvum M. gadium M. komossense M. senegalense M. chitae M. aichiense M. chubuense M. obuense M. rhodesiae M. sphagni M. tokaiense M. porcinum M. fallax M. pulveris M. austroafricanum M. agri M. poriferae M. confluentis M. brumae M. madagascariense M. alvei M. chlorophenolicum M. holderi M. hassiacum

* わが国で今まで感染症が報告されたことのある抗酸菌
\# ある特定の国・地域で稀ならずみられる.
　M. leprae は培養できないとされている.

(日本結核病学会非定型抗酸菌症対策委員会，1998[1])

2) 診　　断
(1) 臨床症状
a. 表在リンパ節炎

　Lincolnらの表在リンパ節炎477例の全例で表在リンパ節以外の病変はなかった．頸部リンパ節炎が最も多く，頰部粘膜の所属リンパ節であった．ほとんどすべて片側性で，両側は6例に過ぎなかった．年齢記載があった243例中136例（56.0％）が3歳以下，194例（79.8％）が5歳以下で，乳児は5例に過ぎなか

った．1歳から5歳の幼児が土への接触が多く，物を口に入れることが多いためであろうと推測している．

リンパ節腫脹以外には症状がなく，発赤，感染などの炎症所見はほとんどなく，発熱，CRP上昇などの炎症反応はないか軽微である．自然治癒することもあるが1～2ヵ月で増大し，皮膚発赤，波動を触知，自潰に至る．結核性より早期に膿瘍化する傾向がある．結核性では胸部レ線で初感染病巣を認めることが多いのに比べ，本症では胸部レ線では無所見である．また，リンパ節腫大が結核性では頸部下部ほど著明であるのに比し，本症では上頸部，顔（下顎部，耳下腺部，側頸部，耳前部）である．結核性頸部リンパ節炎が肺の初感染病巣に由来するのに対し，本症では口腔粘膜からの菌侵入に由来するからであろう．

わが国の報告例16例では，菌種を同定していない3例を除くと，*M. avium-intracellulare* 6例，*M. scrofulaceum* 6例，*M. kansasii* 1例であった[4)6)]．

摘出リンパ節の組織像は，類上皮細胞肉芽種，乾酪壊死，Langhans巨細胞を認め結核と同じである．予後は良好で，わが国の報告例に，再発例，死亡例はない．

b．皮膚感染症

M. marinum による感染症が多く，Lincolnらの報告ではプール肉芽種と分類しており，年齢記載があった174例中155例（89.1％）が10～16歳であった．この抗酸菌はプールの水に限らず海水中にも多量に証明され，汚染された魚や水から，プール壁での擦過傷などの皮膚外傷部に菌が侵入した後3週頃に局所に硬結が出現，やがて潰瘍化し痂皮で被われ，表面に小陥没のある肉芽種となる．通常数ヵ月で自然に治癒する．肘や膝が好発部位である．組織学的には多数の泡沫細胞を混ずる慢性炎症所見が主体で，類上皮肉芽種反応は部分的であることが多い[7)]．

Lincolnらの報告には *M. ulcerans* による皮膚感染症の報告例も多いが，熱帯，亜熱帯地域に集中している．ブルーリ潰瘍と呼ばれ，四肢の皮膚の大型単発性潰瘍である．熱感，疼痛はなく，所属リンパ腫腫脹は稀である．6～9ヵ月で自然治癒するが，ときに拡大し続け変形や拘縮をきたす．組織学的には真皮から皮下組織の広範な壊死巣が見られ，肉芽種反応は乏しい．抗酸菌染色で壊死部に多数の抗酸菌を認める[7)]．

植田ら[4)]の2例はともに *M. fortuitum* でネフローゼでステロイド治療中の1例，急性腹症で開腹術後の術創への感染1例であった．雉本ら[8)]は基礎疾患のない6歳児の皮下膿瘍から *M. chelonei* を検出したと報告している．また，Borghansら[9)]はオランダで3～15ヵ月児のジフテリア，百日咳，破傷風，ポリオ混合ワクチン接種による *M. chelonei* 感染性皮下膿瘍の多発を報告している．

c．肺　感　染　症

国立療養所非定型抗酸菌症共同研究班の診断基準（表55）が成人では一般に利

表55 非定型抗酸菌症（肺感染症）の診断基準
（国立療養所非定型抗酸菌症共同研究班）

1．X線像で新たに，空洞を含む病巣または乾酪性病変と思われる病巣が出現した場合．
    1）1ヵ月以内に，3日間の喀痰培養検査を行って，同一菌種の病原性抗酸菌[*1]を2回以上証明する．
    2）毎月1回の培養検査で，3ヵ月以内に2回以上同一菌種の病原性抗酸菌を証明する．
      ・X線像での新しい病巣（空洞または乾酪性病変と思われる病巣）の出現と，上記の排菌が同時に観察できた場合は，感染症と考える．
      ・排菌の量（分離培地上の集落数）は100集落以下でもよい．
2．すでに硬化巣中空洞，または硬化壁空洞，または排菌源と考えられる気管支拡張症など既存の病巣のある場合．
    6ヵ月以内に，月1回の月例喀痰培養検査で，3回以上，同一菌種の病原性抗酸菌を証明する．なお，上記3回以上の排菌のなかで，少なくとも1回以上は100集落以上[*2]の排菌であることを示す必要がある．また，上記の排菌は，臨床症状の変化（X線像の変化，発熱，喀痰・血痰・咳嗽・喀痰の増加など）と関連すること．

[*1] 病変性抗酸菌とは，*M. kansasii*, *M. szulgai*, *M. scrofulaceum*, *M. avium* complex, *M. fortuitum*, *M. chelonae*, *M. abscessus* をいう．この他に，次の抗酸菌も病原菌となりうる．*M. xenopi*, *M. simiae*, *M. shimoidei*, *M. nonchromogenicum*
[*2] *M. kansasii* 感染症では菌が複数回検出されれば，集落数を問わず感染症例として良い．

用されているが，American Thoracic Society の診断基準（1997）では，HRCT（High Resolution CT），気管支洗浄液，気管支肺生検など近年の画像診断，分離同定法，検体採取法の進歩を取り入れて初期の本症の診断に対応できるようにしている．成人ではほとんどが肺感染症であるが，小児では稀である．本菌肺感染症の局所的条件となりやすい気管支拡張症，既往の空洞性肺結核，塵肺などが小児に少ないためであろう．わが国での小児の報告は加我[10]，雉本[8]，植田[4]による3例があり，*M. avium-intracellulare* がそれぞれ胃液，胸腔穿刺液，摘出腫瘍から証明された．雉本例は基礎疾患なし，加我例は肺囊胞症，植田例は慢性肉芽種症が基礎疾患であった．

d．全身播種型

Lincoln らの12例は免疫不全または衰弱した小児で全例死亡，うち9例は発症は3歳以下であった．9例はIII群（うち1例は *M. avium* と同定，また1例は剖検時の検体からは *M. kansasii* だけであった），2例はII群，2例は *M. kansasii* であった．松島[11]はわが国の5例のうち2例は致死，3例は治癒と報告している（表56）．

表56 非定型抗酸菌播種性病変本邦例

		報告者	報告年	年齢(歳)	性	病原菌	発病(歳)	発熱	リンパ節表在性	リンパ節腹腔内	肝脾	肺	骨	その他	結核	組織球	ツ反応	抗結核剤	その他
致死例	1	砂川	1977	2〜8	♂	*M. intracellulare*	〜8	+	+		+	+	+			+	+	INH, RFP, KM, SM, CS; CEZ, EM	
	2	加納	1982	8〜	♀	*M. fortuitum*	6〜	+	+			+	+	皮膚潰瘍消化管潰瘍	+		−	INH, RFP, SM, EB, CS; CEZ	TF(無効)
治癒例	1	石原	1971	5〜10		*M. avium-intracellulare*	4〜				+	+				+		KM, RFP (KM, CS 感性)	肺切除
	2	星野	1972	2〜8	♀	*M. intracellulare*	1〜8		+			+				+		SM, INH, EB, TH, CS (KM 感性)	
	3	中下	1982	4〜	♀	*M. scrofulaceum*	2〜11			+						+	−→±(TF)	RFP, EB, TH; CTX (TH, CS 感性)	TF

（松島正視，1983[11]）

免疫不全状態の本菌感染症患者では組織学的に典型的な肉芽種反応を示さず，striated histiocyte と呼ばれる PAS 染色陽性ゴーシェ細胞様泡沫細胞の集簇巣として観察される．striated histiocyte には多数の抗酸菌が貪食されている[7)11)]．

e．多発性骨髄炎

発熱，関節腫脹などの症状で，レ腺で長管骨の骨崩壊性病変，ときにその他の骨の骨崩壊性病変を見る．Lincoln らの 7 例は 1 歳 2 例，残りは 5〜7 歳であり，予後は良好である．診断 5 ヵ月後にレ線で軽快傾向を認めたが，その後の追跡のない 1 例以外は 2 年から 10 数年で治癒している．

f．髄膜炎

髄液所見は結核性髄膜炎に一致する．Lincoln らの 6 例では 9 ヵ月から 13 歳で 4 例は致死，2 例（わが国の例）は治癒した．3 例で II 群，2 例で *M. kansaii*，1 例で *M. avium* が検出された．

(2) 細菌学的診断

a．非定型抗酸菌の証明

病的材料からの非定型抗酸菌の分離は結核菌に準じ小川培地を用いるが，液体培地の使用で検出率の向上，検出所要日数の短縮が可能となっている[1)]．リンパ節炎，皮膚感染症では膿，生検組織，摘出リンパ節などが，肺感染症では胃液，喀痰，気管支肺洗浄液など，全身播種型では胃液，喀痰，血液や便，さらに肝生検，骨髄生検などから検出を試みる．しかし，頸部リンパ節炎の菌検出率は一般に高くなく，Joshi ら[11)] の 86 例の報告では 68 例(79.1％)が摘出リンパ節から菌分離で診断，18 例は皮膚反応で診断している．片岡ら[6)] は皮膚反応が一般化していないわが国では菌陰性例は結核性と診断されているのであろうと推測している．

感染症である以上，病巣からの菌の検出が確定診断に重要であるが，本菌は本来動物体内だけで生存可能な結核菌とは異なり，通常は土壌，塵埃，湖沼水などの自然環境中で生存繁殖している 60 種以上の菌種群からなる環境常在菌で，一部がヒトや家畜の感染症の原因菌となりうるものである．したがって，喀痰，尿などからの少量 1 回の菌検出は環境からのコンタミネーションの可能性を否定できないことが多い[13)]．また堤は[7)]，染色用流しの清掃を怠り，染色中に抗酸菌が組織切片へ付着し，不注意に菌陽性と誤判断することがないよう戒めている．

各非定型抗酸菌症別に起炎菌の分類を表 57 に示す[14)]．

b．皮膚反応

非定型抗酸菌の感染を診断するために，各種の非定型抗酸菌の PPD 抗原による皮内反応は欧米やオーストラリアではすでに利用されている．Arnold ら[15)] は PPD-S (*M. tubeculosis*)，PPD-Y (*M. kansasii*)，PPD-B (Runyon group III)，PPD-F (*M. fortuitum*)，PPD-219 (Runyon group II) を使用し，24〜48 時間後の硬結の大きさを比較し，結核と非定型抗酸菌症の鑑別に有用であったと報告

表57　非結核性抗酸菌症（非定型抗酸菌症）と病原菌種

臨床病名	病原菌種（Runyon 分類）	
	一般名	低頻度
肺感染症	M. avium complex(III) M. kansasii(I) M. abscessus(IV) M. xenopi(II)	M. simiae(I) M. szulgai(II) M. malmoense(III) M. fortuitum(IV) M. chelonae(IV) M. scrofulaceum(II) M. terrae(III)
リンパ節炎	M. avium complex(III) M. scrofulaceum(II)	M. fortuitum(IV) M. chelonae(IV) M. abscessus(IV) M. kansasii(I)
皮膚感染症	M. marinum(I) M. fortuitum(IV) M. chelonae(IV) M. abscessus(IV) M. ulcerans(III)	M. avium complex(III) M. kansasii(I) M. terrae(III) M. smegmatis(IV) M. haemophilum(III)
播種型感染症	M. avium complex(III) M. kansasii(I) M. chelonae(IV) M. abscessus(IV) M. haemophilum(III)	M. fortuitum(IV) M. xenopi(II) M. gordonae(II) M. scrofulaceum(II) M. genavense(unclassified)

I：photochromogen，II：scotochromogen，III：nonpigmented，
IV：rapid grower
（Preheim RC ら，1997[14] から改変）

している．わが国では田坂や重藤ら[16)17)] の研究があり，最近原田ら[18)] は PPD-S と PPD-B の皮内反応の比較は MAC 症の補助診断に有用であると報告している．

3）治　　療

(1) 外科的治療

表在リンパ節炎，皮膚感染症など病巣の切除が可能な病変は外科的治療が第1選択である[4)6)]．十分に切除できなかった症例には化学療法を併用する．表在リンパ節炎でリンパ節切除後の抗結核剤投与の有無による治療成績の差はないとする報告がある．

成人の肺感染症でも化学療法による菌陰性化が6ヵ月以内に認められず，一定の条件を満たす患者では外科的治療が考慮される[1)]．

(2) 化学療法[1)]

非定型抗酸菌症の標準的な化学療法の方式は確立されていない．また，結核菌に対する薬剤感受性検査法を非定型抗酸菌に適応した *in vitro* の感受性検査結果は *in vivo* の治療成績とはかなり乖離があり，各薬剤の臨床的有効性の評価はきわめて不十分であるが，現在の薬剤選択の概略を以下に述べる（ただし，以下の薬品中には健康保険診療上非定型抗酸菌あるいは小児への適応のない薬品も含まれる）．

a. *M. avium* complex（MAC）感染症

ストレプトマイシン（SM），カナマイシン（KM），エンビオマイシン（EVM）のうち1薬の注射に，エタンブトール（EB），リファンピシン（RFP）を加えた3薬，あるいはこれにイソニコチン酸ヒドラジド（INH）を加えた4薬併用が一般的である．最近，クラリスロマイシン（CAM）が難治例にも有効であるとの報告があり，CAMを主薬として2～3薬の抗結核薬の併用療法が菌陰性化率良好との国療共同研究班の報告がある[18]．ただし，CAMは非定型抗酸菌症に対する健康保険適応はない．アメリカではAIDSに合併する播種型のMAC感染症にはCAMまたはアジスロマイシン（AZM），EB，リファブチン（RBT）の生涯治療を推奨している（AZM，RBTはわが国にはない）．

b. *M. kansasii* 感染症

M. kansasii はINH，RFP，エチオナミド（TH），サイクロセリン（CS），EB，シプロフロキサシン（CPFX），スパルフロキサシン（SPFX），レボフロキサシン（LVFX），CAM，スルフォメトキサゾール－トリメトプリム（ST）合剤に感受性があり，ピラチナミド（PZA）には感受性がない．INH，RFP，EBの3薬併用が有効である．

c. その他

M. marinum にはドキシサイクリン，ST合剤，CAMまたはRFP，EBの組み合わせで最低3ヵ月の治療が勧められる[14]．

M. scrofulaceum には感性薬がほとんどないが，そのなかでも比較的有効と思われるKM，RFP，EBまたはRFP，TH，EVMの組み合わせを試みる．

M. szulgai，*M. xenopi* にはRFP，TH，EBおよびSM，KM，EVMに感受性を示すものが多く，RFP，EBにSMまたはTHを加えて治療する．

M. fortuitum にはアミカシン（AMK），ニューキノロン，テトラサイクリン系薬剤（ミノサイクリン，ドキシサイクリン）に感受性があることがある．CAMも有効と言われている．

M. chelonae は，トブラマイシン，AMK，エリスロマイシン以外にCPFXにもかなり感受性がある．CAMも有効と言われている．

4）関連知識

(1) 乳児BCG接種との関係

片岡ら[6]は結核菌と非定型抗酸菌との共通抗原性ならびに新生児のBCG中止以後，頸部リンパ節炎が増加したとのスウェーデンの報告，非定型抗酸菌頸部リンパ節炎の自験例と文献例を合わせた14例中BCG接種歴の明らかな11例全例がBCG未接種であったことから，わが国の現行の乳幼児BCG接種が非定型抗酸菌頸部リンパ節炎の発症をある程度抑えているかもしれないと推測している．

(2) 結核予防法との関係[20]

　成人肺結核患者では喀痰から1％程度の率で非定型抗酸菌が分離され,「偶然の排菌」とか「single isolation」とか呼ばれる．このような偶然の排菌を「非定型抗酸菌陽性」には含めない．「非定型抗酸菌陽性」として保健所に通報すべき例は,表2を参考にして診断基準に合致した例だけである．

　結核予防法は,「結核」を目標とした法律であるが,例えば胸部レ線で肺結核を思わせる陰影があり,喀痰塗沫検査で抗酸菌を認めガフキー陽性となれば,入院となり,「肺結核活動性・喀痰塗沫陽性・初回治療」として登録し,予防法第35条の申請が認められる．しかし,2ヵ月後培養などで *M. avium* と確認され,非定型抗酸菌症の診断基準に合致したとする．この場合,予防法公費負担申請は第1病名：肺結核,第2病名：非定型抗酸菌陽性として第34条による申請に変更をする．このことで患者の医療は継続され,非定型抗酸菌陽性例に対応した患者管理に改められ,結核の統計も正しくなるのである．

　非定型抗酸菌頸部リンパ節炎の場合は,第1病名：結核性頸部リンパ節炎,第2病名：非定型抗酸菌陽性として申請できる．

［豊島　協一郎］

文　献
[1. 結　核]

1) 厚生省保健医療局結核感染症課監修：結核の統計1998．財団法人結核予防会, 東京, 1998．
2) 高松　勇, 亀田　誠, 井上寿茂ほか：小児結核の現状と今後の課題．結核 70：57-65, 1995．
3) 高松　勇, 豊島協一郎：小児結核．資料と展望 8：24-37, 1994．
4) 高松　勇：小児結核に思う．保健婦の結核展望 34：36-37, 1996．
5) Rouillon A, et al：Transmission of tubercle bacilli：The effects of chemotherapy. Tubercle 57：275-299, 1976.
6) Sepkowitz KA：How contagious is tuberculos is? Clinical Inf Diseases 23：954-962, 1996.
7) 青木正和：結核集団感染．結核管理技術シリーズ-2, 結核予防会発行, 1988．
8) Grzybowski S, et al：Contacts of cases of active pulmonary tuberculosis. Bull IUAT 50：90-106, 1975.
9) Margaret HD：Tuberculosis and Other Mycobacterial Infection, Ralph DF：Text-book of Pediatric Infectious Diseases, pp 1016-1060, Saunders, 1981.
10) Pierre C, et al：Diagnosis of Primary Tuberculosis in Children by Amprification and Detection of Mycobacterial DNA. Am Rev Respir Dis 147：420-424, 1993.
11) Lassence A, et al：Detection of mycobacterial DNA in pleural fluid from patients with tuberculous pleurisy by means of the polymerase chain reaction：comparison of two protocols. Thorax 47：265-269, 1992.
12) Smith PG：Case-control studies of the efficacy of BCG against tuberculosis. xxv th IUAT World Conf, pp 73-79, 1986.
13) Colditz GA, et al：Efficacy of BCG Vaccine in the Prevention of Tuberculosis. JAMA 271：698-702, 1994.
14) Scientific Comittees of the IUATLD：Guideline for diagnosis, prevention and treatment：Tuberculosis in children. Bull Int Union Tuberc Lung Dis 66：61-67, 1991.
15) WHO：Guideline for the treatment in adults and children in national tuberculosis programes. p 161, WHO/Tub, 1991.

16) Committee on Infectious Diseases : Chemotherapy for tuberculosis in infants and children. Pediatrics 89(1) : 161-165, 1992.
17) J Starke, et al : Management of mycobacterial infection and disease in children. Pediatr Infec Dis J 14 : 455-470, 1995.
18) 厚生省保健医療局エイズ結核感染症課監修：新しい結核医療の基準の概略．結核医療の基準とその解説．結核予防会発行，1996．
19) 高松　勇，村山史秀，土井　悟ほか：PZAを加えた小児肺結核6ヵ月治療成績．日本小児呼吸器疾患雑誌 5：102-105，1995．
20) 豊島協一郎：小児結核の短期化学療法．日本小児呼吸器疾患雑誌 5：47-50，1994．
21) 青木正和：結核化学療法による肝障害（review）．資料と展望 23：1-12，1997．
22) 高松　勇：第73回総会教育講演．小児結核の現状と治療．結核（印刷中）．
23) 厚生省保健医療局結核・感染症対策室監修：命令入所及び初感染結核通知．命令入所及び初感染結核の取扱いとその解説．結核予防会発行，1989．
24) O'Brien RJ : Preventive therapy for tuberculosis. In : Clinical Tuberculosis ed by PDO Davies, Chapman and Hall Medical, pp 279-295, London, 1994.
25) CDC : Prevention and treatment of Tuberculosis Among Patients Infected with Human Immunodeficiency Virus : Principles of Therapy and Revised Recommendation. MMWR Oct 30, Vol 47/No RR-20, 1998.

[2．非定型抗酸菌症]
1) 日本結核病学会非定型抗酸菌症対策委員会：非定型抗酸菌症の治療に関する見解．結核 73(10)：599-605，1998．
2) Frucht DM, Holland SM : Defective monocyte costimulation for IFN-gamma production in familial disseminated Mycobacterium avium complex infection : abnormal IL-12 regulation. J Immunol 157 : 411-416, 1996.
3) 島津和孝，中川義久，蛯原桃子ほか：非定型抗酸菌症患者の背景因子に関する臨床的検討―発症素因と環境について―．結核 73：287-293，1998．
4) 植田浩司，岡田賢司，日高靖文：小児の非定型抗酸菌症（非結核性抗酸菌症）．感染症 26(4)：157-161，1996．
5) Lincoln E, Gilbert LA : Disease in children due to mycobacteria other than Mycobacterium tuberculosis. Amer Rev Respir Dis 105 : 683-714, 1972.
6) 片岡直樹，稲葉　淳，涌波淳子ほか：非定型抗酸菌性頸部リンパ節炎の3小児例と文献的考察．日児誌 99：556-563，1995．
7) 堤　寛：非定型抗酸菌症．病理と臨床 15：60-61，1997．
8) 雉本忠市，初鹿野浩，小原　洋ほか：軽快せしめえた小児の限局性非定型抗酸菌症の2症例．結核 57：222，1982（学会抄録）．
9) Borghans JG, Stanford JL : Mycobacterium chelonei in abscesses after infection of diphteria-pertussis-tetanus-polio vaccine. Am Rev Respir Dis 107 : 1-8, 1973.
10) 加我牧子，茂木富美子，坂本　博ほか：肺嚢胞症に合併したMycobacterium intracellulare症の1例．小児科臨床 30：277-279，1977．
11) 松島正視：非定型抗酸菌症．小児科診療 46：1852-1858，1983．
12) Joshi W, Davidson PM, Jones PG, et al : Non-tuberculous mycobacterial lymphoadenitis in children. Eur J Pediatr 148 : 751-754, 1989.
13) 坂谷光則：非定型抗酸菌症．実験治療 646：86-88，1997．
14) Preheim RC, Smith TL : Mycobacterial infections : new threats from old diseases. Comprehensive Therapy 23 : 310-318, 1997.
15) Arnold JH, Scott AV, Spitznagel JK : Specificity of PPD skin tests in childhood tuberculin converters : Comparison with mycobacterial species from tissues and secretions. J Pediatr 76 : 512-522, 1970.
16) 重藤えり子，田坂博信：健康者有志における非定型抗酸菌ツベルクリン―PPD-B，PPD-Y，PPD-F．結核 68：283-291，1993．
17) 重藤えり子，田坂博信ほか：(非定型抗酸菌症研究協議会共同研究)：抗酸菌症患者における非定型抗酸菌ツベルクリン反応―PPD-S, PPD-B, PPD-Y, PPD-F, PPD-Cの検討―．結核 68：351-360，1993．
18) 原田泰子，原田　進，加治木章ほか：Mycobacterium avium complex症におけるPPD-Bによるツベルクリン反応の診断的有用性に関する検討．結核 73：349-353，1998．
19) 倉島篤行，毛利昌史：非定型抗酸菌症の新しい治療．日胸 54(suppl 11)：S 164-170，1995．
20) 厚生省保健医療局エイズ結核感染症課：結核活動性分類の解説．(財)結核予防会，1996．3．

X 特殊病態下での細菌感染症

◆ 1 悪性腫瘍ならびに免疫不全症候群に伴う感染症

1）小児における免疫不全症候群

(1) 免疫不全症候群の分類

小児における免疫不全症候群は，先天性免疫不全症と続発性免疫不全症に大きく分類される（表58）．先天性免疫不全症としては，重症複合免疫不全症・先天性無ガンマグロブリン血症など生下時からの免疫能異常が代表的疾病であるが，無脾症候群のような疾患も含まれる．一方，悪性腫瘍・血液疾患・膠原病などの基礎疾患を持つ小児は，原疾患自体，あるいは治療薬剤，カテーテル留置などにより感染防御機構が障害された続発性免疫不全状態となる．

表58 小児における免疫不全症候群

1．先天性免疫不全症候群
　1）重症複合免疫不全症・先天性無ガンマグロブリン血症・慢性肉芽腫症など生下時からの免疫能異常
　2）乳児一過性低ガンマグロブリン血症
　3）無脾症候群
　4）その他
2．続発性免疫不全症
　1）悪性腫瘍
　2）再生不良性貧血，好中球減少症など血液疾患
　3）膠原病
　4）ネフローゼ症候群
　5）重症アトピー性皮膚炎
　6）エイズ
　7）その他

(2) 免疫不全症候群と細菌感染症

a．先天性免疫不全症

　免疫機構の障害部位により，好発しやすい細菌感染症の種類，発症時期などが異なる．例えば，B細胞機能異常による無あるいは低ガンマグロブリン血症では，母体からの移行抗体が減少する生後半年頃から中耳炎，気道感染症，皮膚感染症などを反復したり髄膜炎などの重症感染症を発症する．食細胞の活性酸素産生能の欠損が原因である慢性肉芽腫症では，非 H_2O_2 産生，カタラーゼ陽性菌であるブドウ球菌，クレブシエラ，大腸菌などの感染をきたしやすい．

b．続発性免疫不全症

　続発性免疫不全症においても，それぞれの疾患特異的に発症しやすい細菌感染症がある．ネフローゼ症候群においては，低ガンマグロブリン血症とステロイド剤，免疫抑制剤によるリンパ球機能抑制があり，重症肺炎球菌感染症に注意する必要がある．アトピー性皮膚炎では，皮膚病変による防御バリアの破綻に起因する細菌感染症が起こりやすく，皮膚常在菌であるブドウ球菌の侵入，水痘後の連鎖球菌感染症などが有名である．本稿では，小児における続発性免疫不全症の代表的疾患である悪性腫瘍・血液疾患についてとくに詳しく述べる．

2）悪性腫瘍，血液疾患による続発性免疫不全症

(1) 免疫不全状態をきたす理由

　悪性腫瘍，再生不良性貧血・好中球減少症など血液疾患患児は，感染に対する防御能が著しく減弱した状態となる．細菌感染に対する防御に最も重要な役割を果たすのは白血球，なかでも顆粒球である．顆粒球減少状態においては，図25のような重症細菌感染症がしばしば起こる．さらに，悪性腫瘍・血液疾患患児において免疫不全状態が引き起こされる要因は他にも数多く存在している．表59に示すように，原疾患自体によるものと治療に伴い生じるものに大きく2つに分けられるが，これらの要因は相互に絡み合っている．顆粒球の減少は，白血病・再生不良性貧血など病気自体の症状でもあるが，抗がん剤投与による骨髄抑制によっても引き起こされる．口腔，腸管粘膜の常在細菌叢は抗生剤投与，白血球減少により変動し[1,2]，そこへ抗がん剤による粘膜傷害が加わり，粘膜バリアの破綻は決定的なものとなる．図26は，抗がん剤の粘膜傷害により歯肉口内炎をきたした急性骨髄性白血病（Acute myeloblastic leukemia, AML）の女児である．また，中心静脈カテーテル，尿道カテーテルなどの留置は，当然細菌感染症発症の危険因子となるが，小児であるがゆえに採血，輸液時の穿刺に伴う苦痛の軽減を目指して装着した皮下埋込型ポートからの感染をきたすこともある．

　私たちが，1990年に経験した悪性腫瘍・血液疾患患児における菌血症例すなわち発熱などに際して行われた血液培養より細菌が分離された症例の一覧を表60

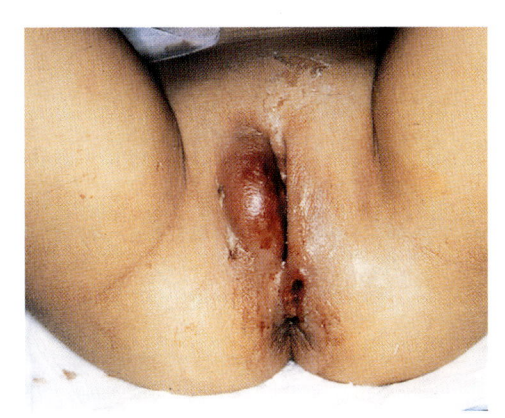

図25 抗がん剤治療後の顆粒球減少状態で，外陰部および肛門周囲膿瘍を発症した白血病乳児

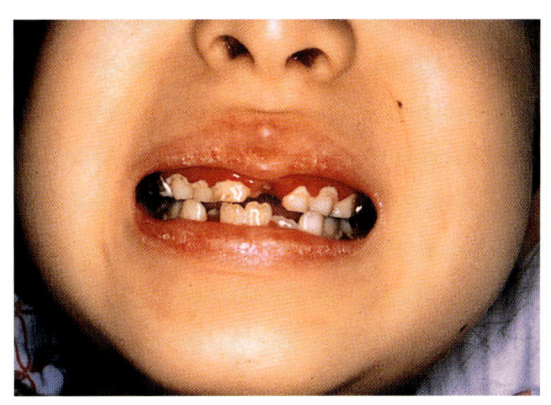

図26 抗がん剤投与後に，粘膜傷害により著明な歯肉口内炎をきたした AML 女児

表59 悪性腫瘍・血液疾患児が免疫不全をきたす要因

1．原疾患によるもの
　1）白血球・顆粒球減少
　2）低ガンマグロブリン血症など液性免疫の低下
　3）細胞性免疫能の低下
2．治療によるもの
　1）抗がん剤投与
　　(1) 白血球減少，液性・細胞性免疫障害
　　(2) 口腔，腸管など消化管粘膜への傷害による粘膜バリアの破綻
　2）副腎皮質ステロイド剤，免疫抑制剤
　　(1) 液性・細胞性免疫障害，白血球機能低下
　3）中心静脈カテーテル，尿道カテーテルなどの留置
　4）常在細菌叢の変化による皮膚，粘膜バリアの破綻

表60 発熱時に行った血液培養から細菌が分離された症例（三重大学小児科，1990年）

No.	年齢	基礎疾患	顆粒球数	CRP(発症時)	血液培養からの分離菌	同一の菌を口腔/咽頭より分離	同一の菌を便より分離
1	4M	急性骨髄性白血病	0	0.6	Streptococcus (viridans)	●	
2	2Y	急性リンパ性白血病	1,308	5.4	Salmonella typhimurium		●
3	2Y	急性リンパ性白血病	440	3.4	Enterobacter cloacae	●	●
4	3Y	肝芽腫	0	9.9	Corynebacterium		
5	5Y	急性リンパ性白血病	24	3.7	Staphylococcus epidermidis		
6	5Y	急性リンパ性白血病	564	6.6	Staphylococcus epidermidis		
7	6Y	骨肉腫	81	0.5	Enterobacter cloacae		
8	6Y	骨肉腫	2,847	0.3	Enterobacter gergoviae		
9	11Y	再生不良性貧血，骨髄移植後	6	0.2	Staphylococcus epidermidis	●	●
10	13Y	急性リンパ性白血病	30	1.1	Streptococcus sanguis	●	
11	13Y	急性リンパ性白血病	72	1.3	Staphylococcus epidermidis		
12	14Y	急性リンパ性白血病	950	2.0	Bacillus		
13	15Y	急性リンパ性白血病	0	0.7	Staphylococcus epidermidis		
14	15Y	急性リンパ性白血病	0	7.3	Enterobacter cloacae		●
15	17Y	再生不良性貧血	168	3.8	Klebsiella pneumoniae		●

に示した．1年間で合計141回の血液培養が行われ，延べ15例の陽性例があった．基礎疾患は白血病，再生不良性貧血，悪性固形腫瘍，骨髄移植後などで，基礎疾患の病期としては，完全寛解中の症例が2割であったが8割は再発あるいは難治期にあった．発症時の顆粒球数 500/mm³ 未満であった症例が 11 例（うち無顆粒球症状態4例）であり，顆粒球減少状態は細菌感染の発症に大きく影響する危険

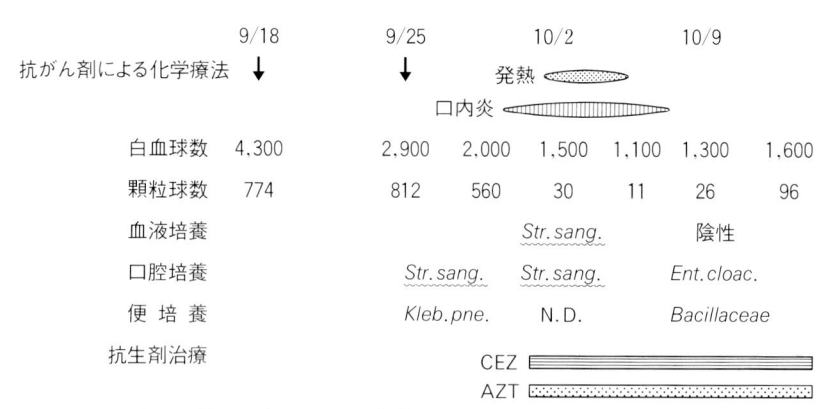

	9/18	9/25	10/2			10/9	
抗がん剤による化学療法	↓	↓	発熱				
			口内炎				
白血球数	4,300	2,900	2,000	1,500	1,100	1,300	1,600
顆粒球数	774	812	560	30	11	26	96
血液培養			*Str. sang.*			陰性	
口腔培養		*Str. sang.*	*Str. sang.*			*Ent. cloac.*	
便培養		*Kleb. pne.*	N.D.			*Bacillaceae*	
抗生剤治療			CEZ				
			AZT				

図27 抗がん剤による化学療法後に菌血症をきたした症例

因子と考えられた．発熱時には未だ CRP が上昇していない症例も多く，検査所見のみにより病初期から細菌感染の有無を判断することは困難であった．分離菌の種類はグラム陽性球菌が 47％（7例；表皮ブドウ球菌 5例，口腔内常在レンサ球菌 2例），グラム陰性桿菌が 40％（6例；うちエンテロバクター 4例）であった．前者は口腔/咽頭培養，後者は便培養から血液と同一菌が分離される頻度が高く，消化管粘膜からの菌の侵入が疑われた．

症例番号 10，13歳女児の経過を図 27 に示した．13歳女児，急性リンパ性白血病の再発時に抗がん剤による強力な化学療法を施行し，顆粒球減少と口内炎をきたした．発熱時に行った血液培養，同時に採取した口腔培養より *Streptococcus sanguis* が分離された．発熱前に行っていた監視培養でも口腔より *Streptococcus sanguis* が分離されており，本児においては抗がん剤治療後の顆粒球減少と口腔粘膜傷害により，口腔細菌叢より侵入した菌による菌血症をきたしたと考えられた．監視培養により *Streptococcus sanguis* の存在が分かっていたため，感受性のある CEZ を組み合わせた抗生剤治療を行うことができ，著効した．

(2) 細菌感染症の診断

発熱，感染部位の疼痛・腫脹・発赤など炎症所見が，通常最も初期に気づかれる細菌感染の徴候である．ただし免疫不全宿主においては，発熱などに気づかれずに頻脈・多呼吸・血圧低下などコールドショックの状態に数時間以内で進行する場合もあり，健常児と比べて遙かに急激に症状が増悪する場合があることを忘れてはならない．細菌感染症が疑われる際には，表 61 に示した点に注意しながら診断を進める．

表61 悪性腫瘍，血液疾患児における細菌感染症の診断に際しての注意点

1．身体所見：常に，何よりも重要な患者からの情報であることを忘れてはならない
  1）全身状態：活動性，機嫌，食欲など
  2）バイタルサイン：体温，脈拍，血圧，呼吸（コールドショックでは低体温を呈する）
  3）局所所見：口腔，歯肉，耳，尿道，肛門，CVC刺入部など感染が起こりうるすべての場所を観察すること．
2．一般検査
  1）炎症反応：
   (1) 白血球数：常に上昇するとは限らず，低下する場合も多い
   (2) 顆粒球数：骨髄抑制などによる顆粒球減少・無顆粒球症の状態では細菌感染は急激な経過で重症化しやすい
   (3) CRP：細菌感染発症の直後では未だ上昇していない場合もあるが，免疫不全宿主では治療開始の遅れはしばしば致命的となる
   (4) 血沈：貧血，低ガンマグロブリン血症，DICなど他の因子に影響された値となる
  2）尿・髄液検査：無顆粒球症の状態では，膿尿・髄液細胞数増多が認められない
  3）胸部レントゲン：健常小児でも咳の著明でない肺炎が存在することは周知の事実である．また，無顆粒球症など白血球の反応が不良な状態では陰影の出現に時間を要する場合がある．
3．細菌学的検査
  1）起因菌の同定：起因菌の決定，薬剤感受性検査は治療のために不可欠である．抗生剤投与前に，血液，尿，咽頭，便，髄液，感染局所などから菌の分離同定を必ず試みる．
  2）監視培養：口腔，便の培養を定期的に行い細菌叢を把握していると，抗がん剤治療後の白血球減少と粘膜傷害を契機に消化管から侵入した細菌感染症の際には，抗生剤の選択など治療の対応が迅速に可能である．
  3）塗抹検査の重要性：すでに抗生物質が投与されている場合には，検体中に細菌が存在しても同時に存在する抗生物質の影響により，培養検査では菌の発育を見ない場合がある．このような場合でも，塗抹標本のグラム染色では菌を同定できる．とくに，髄液・胸水など元来無菌状態の清澄な体液では診断価値が高い．検体を採取して培養の結果が検査部門から報告されるのをただ待つだけではなく，疑わしき病巣からなんとか原因菌を見つけだそうという意欲をもって，グラム染色程度は是非行って欲しい．

(3) 細菌感染症の治療

a．抗生物質

　免疫低下児，とくに顆粒球減少状態で発症した細菌感染症の症状進行はきわめて急激であり，健常児のような経過を示さない場合も多く，治療開始が遅れないように注意しなければならない．細菌感染が疑われる場合には，塗抹・培養検査用の検体採取後，抗生物質によるempiric therapyを開始する（図28）．

　投与される薬剤は，原因菌に対して抗菌力をもっていなければならない．菌分離が未だ成されていない初期治療の段階では，原則としてグラム陽性菌・陰性菌の両方をカバーできる薬剤が選択されることになり，2剤以上の併用療法を行うことも多い．抗生物質は実に多種類の薬剤が市販されており，選択肢はたくさんあろうがいくつかの例[3〜5]を紹介しておく．

　図28に示すように，まずRegimen Iの抗生物質にて治療を開始する．グラム陽性菌としては口腔内常在菌である連鎖球菌やコアグラーゼ陰性ブドウ球菌・小児細菌感染症の起因菌として頻度の高い肺炎球菌や黄色ブドウ球菌など，グラム陰性菌としては腸管内の細菌叢となりやすい大腸菌，エンテロバクターやクレブシエラ・市中感染症としても重要なインフルエンザ桿菌・さらには緑膿菌も含めてカバーできる広い抗菌スペクトラムに基づいた選択である．Regimen Iにて治療開始後48〜72時間で，治療に対する患者の反応をみて治療の再評価を行う．こ

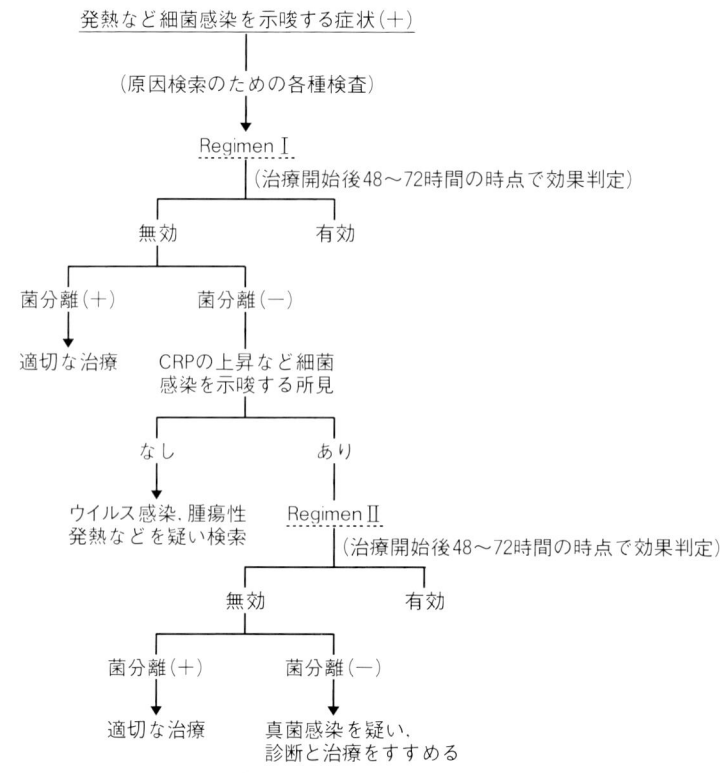

図28 顆粒球減少状態の児において細菌感染が疑われる際の診断と治療フローチャート

〈Regimen Ⅰ〉
1．CEZ（80〜100 mg/kg/day）＋AZT（80〜100 mg/kg/day）
2．SBT/ABPC（ABPCで80〜100 mg/kg/day）＋CAZ（80〜100 mg/kg/day）
3．IPM/CS（50〜80 mg/kg/day）あるいはPAPM/BP（50〜80 mg/kg/day）

〈Regimen Ⅱ〉
Regimen Ⅰの薬剤を基本として，原因と考えられる菌に合わせて，下記の薬剤への変更あるいは追加を考慮する．
・VCM（40 mg/kg/day）　　　　・ABK（3〜5 mg/kg/day）
・CTRX（50〜80 mg/kg/day）　 ・CTX（80〜100 mg/kg/day）
・SBT/CPZ（CPZで80〜100 mg/kg/day）　・MINO（3〜5 mg/kg/day）

の頃には治療開始時に採取した細菌培養の結果，薬剤感受性などが判明しつつあるはずであるから，それも参考にして総合評価する．明らかに起因菌が判明したときには，できるだけ狭域の抗生剤を選択することが原則であるが，顆粒球減少が長引く際には二次感染の頻度も高くなるという報告も多く，広域抗生剤の投与を続行する場合もある．Regimen Ⅰが無効の場合は，再度細菌学的検査を行った後，抗生物質を追加あるいは変更する．Regimen Ⅱとして，Regimen Ⅰの治療が無効な場合の選択候補薬剤をあげた．各種耐性菌，メチシリン耐性黄色ブドウ球菌（methicillin resistant *Staphylococcus aureus*, MRSA），バンコマイシン耐性腸球菌（vancomycin resistant *Enterococcus*, VRE）なども念頭において治療

にあたらねばならない．VCM，ABK は MRSA をターゲットとした薬剤であるが，VCM は多剤耐性肺炎球菌，ABK は耐性緑膿菌に対する効果も期待できる．肺炎球菌，インフルエンザ菌など小児で重症感染症を起こす頻度の高い細菌に対してはCTX，CTRX などの抗菌力が良好であり，髄液移行も良好であるが，担癌患者では口腔内や腸管内の細菌による内因性感染[6]を起こす頻度が高く，市中感染症とは起因菌の頻度が異なるので注意が必要である．胆道系の感染が疑われる際には，胆道排泄型広域セフェム CPZ と β ラクタマーゼ阻害剤との合剤であるSBT/CPZ が有用である．MINO は，β ラクタム剤にてカバーできない細菌に対する抗菌スペクトラムがあり有用な薬剤であるが，作用が殺菌的ではなく静菌的であるため，個体自身の細菌に対する殺菌力が低下した顆粒球減少状態など免疫不全宿主では，健常小児ほどの効果が期待できない場合も多いことを忘れてはならない．

b．ガンマグロブリン製剤

抗がん剤，免疫抑制剤による強力な化学療法によりリンパ球数の低下をきたし，しばしば二次性の低ガンマグロブリン血症をきたす．このような低ガンマグロブリン血症がある場合の細菌感染症治療には，抗生物質にガンマグロブリン製剤を併用する．IgG の Fc 部分を有するグロブリン製剤を 100～200 mg/kg/day，3 日間使用する．持続する低ガンマグロブリン血症による易感染性がみられる症例では，定期的にグロブリン製剤を静脈内投与で補充することにより細菌感染を予防できる場合がある．

c．顆粒球コロニー刺激因子（granulocyte colony-stimulating factor, G-CSF）

$500/mm^3$ 未満の顆粒球減少があり，かつそれが持続することは細菌感染症発症の最も大きな危険因子であることはすでに判明している[3)〜5)7)8]．G-CSF の使用により，強力な化学療法後の骨髄抑制による顆粒球減少の期間を短縮することができる．これは，細菌感染症の予防・治療に有効であると考えられるが，AML の細胞は G-CSF レセプターを持っている場合があり，芽球が多く存在する状態での G-CSF 投与は，基礎疾患の病勢が悪化することも懸念されるので注意が必要である．

(4) 細菌感染症の予防

感染症対策において治療はもちろん大切であるが，感染を防ぐ予防対策も忘れてはならない．顆粒球減少時には患者を個室管理（逆隔離）とするのも一法である．この際忘れてはならない事柄は，医療従事者など入室者の手指消毒，マスク・ガウン着用や病室の清掃である．逆隔離によりある程度の外因性感染を防ぐことはできるが，内因性感染のことを考えるとそれだけでは十分とはいえない[8)9]．

高度な，長期の顆粒球減少がある場合には，口腔・腸管内など患者自身の細菌

叢による内因性感染への対策が重要であり，カリニ肺炎，真菌感染の予防も含めてST合剤とアンフォテリシンBを経口投与する方法（嫌気性菌による腸管内のcolonization resistance は保ちながら，好気性菌・真菌の増殖を抑制する selective decontamination[1)2)7)8]）が一般的である[5)7)10]．骨髄移植時など，さらに高度な消化管内の無菌化が必要な場合には，selective decontamination に加えて非吸収性のバンコマイシン，ポリミキシンB，アミノ配糖体抗生物質の経口投与を行い[5)7)8]（total decontamination），食事も無菌食とする．

気道からの細菌・真菌の侵入を予防するためには，トブラマイシン，アンフォテリシンBの吸入療法を行う[5)8]．

口内炎対策としては，アロプリノール（商品名；ザイロリック）含そうによる効果[8)11]も報告されている．

3）重症アトピー性皮膚炎における易感染性

重症のアトピー性皮膚炎も続発性免疫不全状態を惹起する．私たちが経験した症例[12]を紹介する．

症例1：14歳，男児

既往歴：心奇形，心疾患なし．重症のアトピー性皮膚炎あり．ステロイド剤はときどき外用のみ使用していた．

現病歴：1997年10月12日，39〜40°Cの発熱あり，近医で投薬受けた．13日，発熱持続するため，他院でCFPN-PI投与．15日，解熱し登校した．17日38〜39°Cの再発熱あり．20日，発熱持続するため，MINOに内服変更．

その後，37°C台の体温となるも，10月23日に38.5°Cの発熱を認め，10月24日当科入院となる．

入院時現症：顔色やや不良，チアノーゼ・呼吸困難なし．血圧114/58．重症のアトピー性皮膚炎あり（図29）．心拍数118/分，整．収縮期雑音を聴取．

入院時検査所見：WBC 10,400（好中球66％），RBC 373万，Hb 11.1，Plt 16.2万，CRP 6.73，赤沈 30/69，IgG 1,537 mg/dl，IgE 13,110 IU．血液培養；陰性．心エコー検査にて，僧帽弁後尖に径2〜3cmのvegetationを認めた（図30）．

症例1は，心奇形などの心臓基礎疾患がないにもかかわらず，感染性心内膜炎を発症した重症アトピー性皮膚炎の14歳男児である．当科入院時の皮膚所見を図29に示すが，顔面と体幹上半身を中心に紅斑と苔癬化が著明であった．入院時に心雑音が聴取され，遷延する発熱と併せて感染性心内膜炎を疑った．心エコー検査にて，僧帽弁後尖に付着する径2〜3cmの巨大なvegetationとそれに伴う僧帽弁逆流を認めた（図30）．抗生剤投与を行うとともに，巨大なvegetationからの

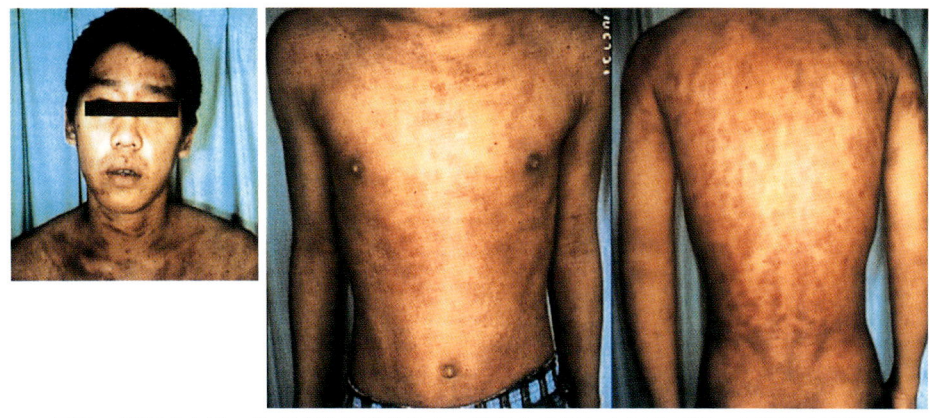

図29　重症アトピー性皮膚炎に感染性心内膜炎を合併した14歳男児，入院時皮膚所見

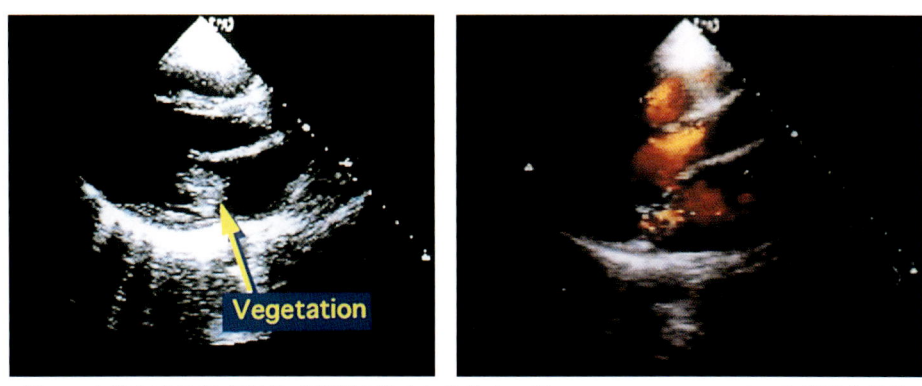

図30　心臓超音波検査所見（僧帽弁後尖に付着する径2〜3 cm の vegetation と僧帽弁逆流

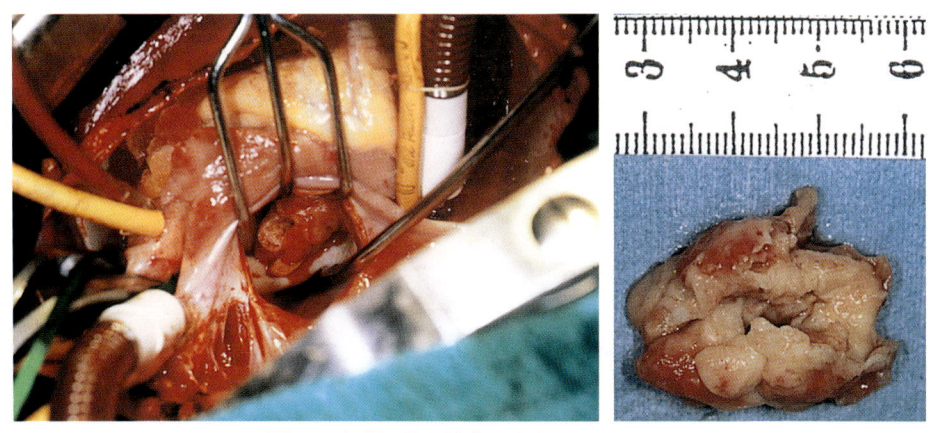

図31　術中所見と摘出された vegetation

　塞栓併発を危惧し早期に胸部外科にて手術を施行した．手術により切除した僧帽弁後尖の vegetation（図31）からはコアグラーゼ陰性ブドウ球菌が分離され，重症アトピー性皮膚炎により皮膚の防御バリアが破綻し，菌が侵入したと考えられた．

症例2：10ヵ月，男児

既往歴・成長発達歴：生後3ヵ月頃より全身に湿疹性病変があり，某医にて食事療法とステロイドを使用しない局所療法を受けていた．

易感染性，感染症重症化・遷延化の病歴はない．

頸定は完了しているが，座位は未だできない．

現病歴：1997年3月22日，嘔吐を認めた．23日，食思不振が著明になる．24日，AM 3：00吐血とともに，急激な意識低下を認めた．近位を受診し，多呼吸，意識障害を指摘され，当科へ搬送された．

入院時現症：全身の皮膚に紅斑性浮腫を伴う湿疹性病変あり．チアノーゼを認めた．心拍100/分，血圧101/85，浅薄な呼吸で呼吸数は35/分であった．入院後まもなく血圧82/41と低下し，自発呼吸停止．その後，徐脈から心停止をきたし，蘇生試みるも入院後1時間20分で死亡した．

入院時検査所見：WBC 2,800（好中球12％，好酸球7％，単球2％，リンパ球79％），RBC 445万，Hb 11.3，Plt 11.1万，CPR 20.32，TP 2.3g/dl，Alb 1.1g/dl，Na 122mEq/l，Ca 8.0mg/dl，IgG 119mg/dl，IgA 30mg/dl，IgM 29mg/dl，IgE 13,110IU，CD3 87％，CD20 5％，CD4 46％，CD8 49％，CD3/HLA-DR 13％．血液培養；緑膿菌．髄液培養；緑膿菌（髄液細胞増多なし）

症例2は，生後3ヵ月頃より全身の湿疹があり某医にて食事指導とステロイド剤を用いない局所療法を受けていた児である．当院へはショック状態で搬送され，緑膿菌による敗血症性ショックの状態であり残念ながら死亡した．著明な高IgE血症と低IgG血症が，重症アトピー性皮膚炎とその皮膚病変からの漏出によるものか，あるいは何らかの先天性免疫不全症が基礎疾患として存在していたのかは，入院直後に死亡し十分な検討が成されていないため不明であるが，重度の皮膚病変を認める乳児では免疫不全が存在する可能性を忘れてはならない．

結　語

免疫不全宿主における細菌感染症の診断と治療，予防について，小児悪性腫瘍を中心に概説した．Compromised hostにおいては，起因菌，生体の反応，症状の進行と臨床所見などにおいて，健常児とは異なる点がみられ，その管理においては種々の注意点が必要である．細菌の侵入を早期から診断することは困難な場合も多く，empiric therapyに頼らざるを得ない．しかし，発症時，治療効果評価時など常に起因菌を発見する努力が，治療の向上のためには不可欠であることを忘れてはならない．

本文中で使用した抗菌剤の略称，一般名，商品名を表62に一覧表で示した．

表62 本文中で使用した抗菌剤の略称，一般名，商品名の一覧表

略称	一般名	商品名
SBT/ABPC	sulbactam/ampicillin	ユナシン-S
CEZ	cefazolin	セファメジン
CTX	cefotaxime	クラフォラン，セフォタックス
SBT/CPZ	sulbactam/cefoperazone	スルペラゾン
CTRX	ceftriaxone	ロセフィン
CAZ	ceftazidime	モダシン
AZT	aztreonam	アザクタム
IPM/CS	imipenem/cilastatin sodium	チエナム
PAPM/BP	panipenem/betamipron	カルベニン
MINO	minocycline	ミノマイシン
ABK	arbekacin	ハベカシン
VCM	vancomycin	バンコマイシン

[中野　貴司／神谷　齊]

◆ 2　新生児感染症

1）新生児期細菌感染の特徴

感染症は新生児期の最も重要な疾患群である．最大，胎児の2％が子宮内で，新生児の10％が出生時・その後の新生児期に感染に陥る．また，新生児の剖検所見のなかで，炎症性変化は肺硝子膜症に次いで多く見られ，約25％にのぼるといわれる[1]．

ウイルス，真菌，スピロヘータなどさまざまな微生物の感染症が新生児期に起こりうるが，なかでも重症化しやすく，早期診断早期治療開始が求められるのが細菌感染症，なかでも敗血症である．新生児の敗血症は1,000の出生に対し，1～10例の頻度で起こる[2]．その死亡率は高率であり，新生児医療において大きな問題である[3]．新生児が敗血症に陥り，かつ重症化しやすいのは，新生児のもつ感染防御能の未熟性によって説明できる．

比較的無菌な環境で胎児期を過ごした後，新生児は出生児，および出生後に無数の細菌に暴露される．これらの細菌が結膜，呼吸器，消化管，皮膚・粘膜を通じ体内に侵入し感染する．母体に菌血症があれば，胎盤を通過し，直接胎児に血行性に感染する可能性もある．このように，新生児期の細菌感染症の感染経路は，他の時期と比べ特殊な状態にあると言える（図32）．

生直後，新生児は分泌型IgAを産生しない．このため，消化管や呼吸器の上皮は細菌の増殖，侵入に対し脆弱である[3,4]．さらに，新生児，とくに早期産児の皮膚は未熟で損傷を受けやすい．新生児期には損傷された皮膚から細菌が侵入し敗

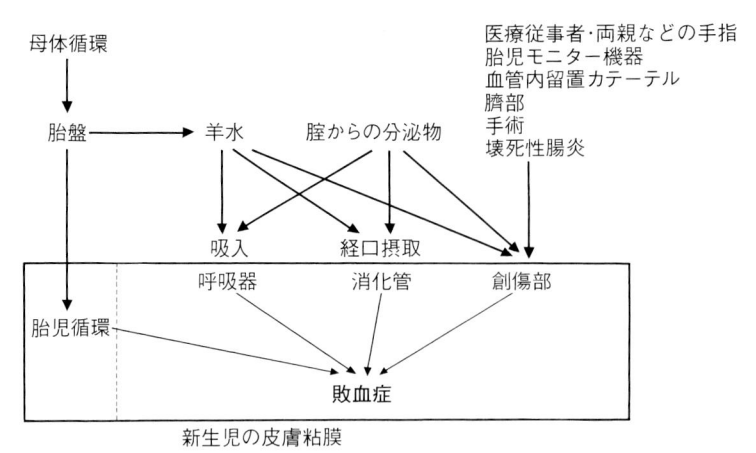

図32 新生児の感染経路
出生前に胎盤を通過し胎児循環に感染,周産期に感染した羊水,細菌が定着した腟の分泌物が皮膚粘膜を通過し感染(垂直感染),あるいは皮膚粘膜の創傷部を通過し,環境からの水平感染がある.

血症に至る例が少なくない.呼吸窮迫症候群など基礎疾患が存在すると,動脈カテーテル,静脈カテーテル,気管内チューブなどの異物が体内装着され,刺入部位から細菌が侵入しやすい状態になる.臍部は臍帯が断裂して露出している.このため細菌が容易に感染する.臍帯は血管系に直接連絡しているため,臍部の感染は全身感染に拡がる危険性が大きい.

　新生児の細胞性・液性免疫は未熟である.免疫グロブリンのなかでIgGのみが,母体から胎盤を通じ胎児に移行する.満期産児の血中IgGは母体と同等あるいはむしろ高濃度になる[3].一方,IgGの移行の少ない胎生32週未満の早期産児は移行免疫の感染防御能が不十分である(図33).さらに,IgA,IgM抗体は胎盤を通過できないため移行されず,新生児期の濃度は新生児期以降と比べ明らかに低値である.補体系,リンパ球系,貪食細胞機能も新生児期はその後の時期に比べ未発達であり,細菌感染に対し抵抗力が少ないといえる[3〜6].新生児期の細菌感染症をearly onset, late onset, nosocomial infectionと大別できる.early onset infectionは生後7日未満に発生し,B群溶連菌,大腸菌,*Listeria monocytegenes*などが起炎菌であることが多く,羊水,産道を介する母児間の垂直感染が主たる感染経路である.late onset infectionは生後8〜28日に起こる感染であり,起炎菌はtype III B群溶連菌,大腸菌,*L. monocytegenes*などが主なもので,出生後環境,主として母親,医療従事者などの手を介して水平感染で起こる.nosocomial infectionは基礎に呼吸窮迫症候群などを持つ例に多く,起炎菌は*Staphylococcus epidermidis*, *S. aureus*, *Pseudomonas aeruginosa*,大腸菌など多彩である(表63).

　本稿では,新生児期細菌感染症のなかで,最も重要な敗血症の診断と治療につ

図33 免疫グロブリン濃度の変化

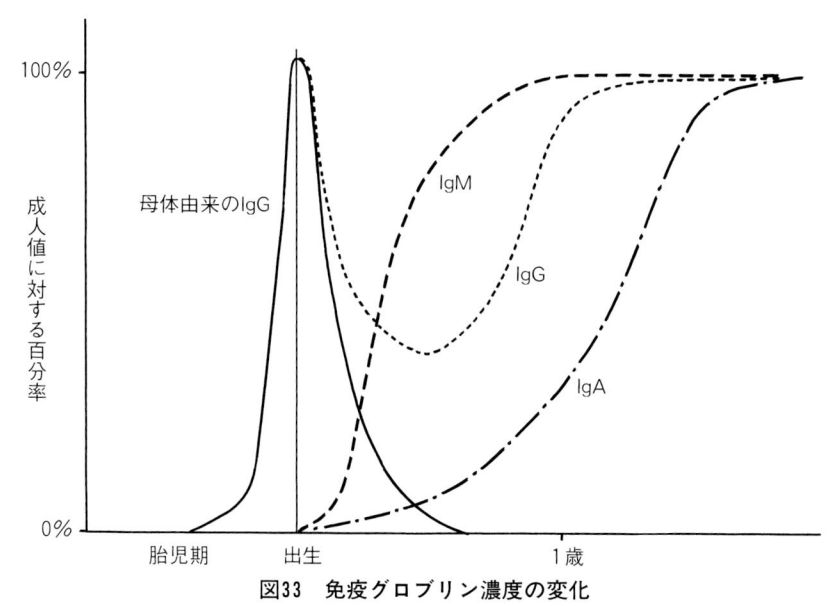

新生児期は経胎盤的に母体から移行した IgG 以外の免疫グロブリンは低濃度である．早期産児は母親由来の IgG が少ない．

表63 新生児感染症の分類

	Early Onset	Late Onset	Nosocomial
発症時期	生下時-＜7日（通常＜3日）	8〜28日	生後1週以降
危険因子	あることが多い	稀	未熟性，基礎疾患 侵襲的治療手技
症状	呼吸窮迫，低血圧，多呼吸など	発熱，中枢神経系などの局所症状	無呼吸，心拍低下，体温変動
髄膜炎	30%	75%	10〜20%
起炎菌	B群溶連菌（Ia, Ib, Ia/c, II, III） *E. coli, Klebsiella, L. monocytogenes, enterococci, H. influenzae, S. pneumoniae*	B型溶連菌（III） *E. coli, L. monocytogenes*	*S. epidermidis, S. aureus, P. aeruginosa, E. coli, Klebsiella, Serratia*
投与抗生物質	ABPC＋GM または CTX	ABPC＋GM または CTX	VCM，GM，第3世代 Cephem
死亡率	10〜30%	10〜20%	5〜10%

いて述べてみたい．

2）新生児敗血症

　新生児敗血症は約 1/3 に髄膜炎を伴い，死亡率は依然として 30〜50％と高率で[3]，生存例でも神経学的後遺症を残しやすい重篤な疾患である．新生児医療を行う医師にとって最も重大な使命に敗血症の危険因子をもつ新生児の評価がある．すなわち，敗血症が疑われる新生児を適確に診断し，早期に治療を開始する使命がある．しかし一方では，過度の抗生物質使用による多剤耐性菌の増加を防ぐため，無用な投与をしないことも求められている．

　基本的に敗血症は培養によって起炎菌が同定されてはじめて診断が下されるが，周産期の母体に対する抗生物質治療，血液培養における採血量が少量であることなど，新生児期に独特の条件があるため，起炎菌が同定されないことが少な

くない．このため，新生児の敗血症を診断するためには，敗血症の危険因子，症状，検査成績などさまざまな面から検討する必要がある．

(1) 敗血症の危険因子

早期に敗血症を診断するために，母体側，すなわち出生前の情報を得ることはきわめて重要である．このために，常に産科の情報を迅速にかつ適確に知っておく必要がある．危険因子として，早期産，早期破水(premature rupture of membrane：PROM)，母体の発熱，絨毛膜羊膜炎，母体のB群溶連菌定着などがある．

B群溶連菌が腟培養で検出された母親から出生した満期産児の敗血症の頻度は1〜2％であるが，37週未満の早期産児では15.2％と報告されている[7]．また，絨毛膜羊膜炎あるいは24時間以上のPROMがあると10.7％，母親に菌血症の徴候がある場合は9.7％と敗血症の頻度が高くなると報告されている[7]．母体の37.5℃以上の発熱があると，敗血症の危険性は平熱の母親から出生する新生児に比べ4〜5倍になる[8)9)]．Gerdesらは，18時間以上のPROMがあると敗血症の危険性が1％高くなり，母親のB群溶連菌定着は0.5〜1％危険性を高め，ふたつの危険因子を持つ新生児の敗血症の危険性は4〜6％と報告している[10]．危険因子が複数同時に存在するとき，敗血症の危険性が高くなることに注意すべきである．

また，生下時体重が少ないほど感染率は上がり，体重2,500g以上では出生1,000に対し1人の感染が，1,501〜2,000gでは9人，1,000g未満では26人と高率になり[8)9)]，低出生体重も敗血症の危険因子になる（表64）．

表64 新生児敗血症の危険因子

大因子		小因子	
早期破水	＞24時間	早期破水	＞12時間
周産期母体発熱	＞38℃	周産期母体発熱	＞37.5℃
絨毛膜羊膜感染		母体末梢血白血球数	＞15,000/mm³
胎児心拍	＞160/分持続	Apgarスコア低値	＜5 at 1min・7 at 5min
		早期産	＜37週
		多胎	
		悪臭のある悪露	
		母体のB群溶連菌定着	

(Spear MLら，1995[28])

(2) 敗血症の症状

症状は非特異的で，無症状のこともある．進行すると，重篤な多臓器障害，循環器呼吸器系の症状が出現する．このような状態は肺硝子膜症による呼吸窮迫症候群をはじめとする非感染症の原因によっても起こるため，表に掲げるような疾患を鑑別する必要がある(表65)．多くの場合，呼吸窮迫がみられる．すなわち無呼吸，多呼吸，瀕脈ではじまり，多臓器障害の症状が順次出現する．低血圧，高血糖，代謝性アシドーシス，痙攣，皮下出血などが出現したときには敗血症を疑う必要がある．消化器系の症状は嘔吐，下痢，腹部膨満，イレウス，哺乳低下な

表65 新生児敗血症の鑑別疾患

新生児仮死
細菌以外の（ウイルス性）感染症
単純ヘルペス・エンテロウイルス・アデノウイルス
呼吸器系疾患
一過性多呼吸・胎便吸引症候群・肺硝子膜症
心血管系疾患
左心低形成・大動脈狭窄・心筋炎
中枢神経系疾患　頭蓋内出血
代謝疾患
低血糖・副腎過形成・尿素サイクル異常など
消化器疾患
消化管穿孔・壊死性腸炎
血液疾患
貧血・メトヘモグロビン血症・白血病・neonatal purpura fulminans
薬物中毒　アスピリン

どである．体温の変化は重要な症状であり，発熱とともに，低体温に注意する．

(3) 検　　査

a．血液培養

血液から細菌を検出することが敗血症の診断に最も確実な方法である．しかし，新生児，特に低出生体重児では大量の血液を培養に使用することができない．血液量は培養検出率に強く関係することが報告されている[11]〜[14]．検出率を向上させるためには，採血量は0.5ml以上が必要である．さらに，採血回数も複数回行うと検出率が高くなる．患児の状態によって適宜採血量・回数を増減する．また，感染症治療のため周産期の母体に抗生物質が投与されているとき，新生児の血液培養が陰性になることが多い．

b．白血球数と immature (band) netrophil (I/T) 比

新生児敗血症には，1）症状が非特異的である，2）確定診断をする血液培養に低い検出率，長時間の培養時間など諸問題がある．このため，危険因子，症状から敗血症を疑う場合，炎症の重症度を評価する検査が検討されてきた．最も昔から検討されてきたものに，末梢白血球数がある[15]〜[21]．総白血球数5,000/mm³以下，好中球数1,000/mm³以下，I/T比0.2以上は感染症の危険性が高いといわれている．しかし，白血球数はさまざまなストレスで変化するため1回の検査では信頼性が低い．特に，感染初期においては診断的な価値が低いとされているため経過をみながら，複数回，他の検査と組み合わせ検討する必要がある．

c．赤沈・CRP・その他

赤沈・CRPともに単独では感受性，特異性が低く敗血症の検査として不十分であったが，CRPは微量の定量が可能になり，発症12〜24時間の時点での異常CRP値は97〜100％の感受性があるといわれている[22]〜[24]．しかし，胎便吸引症候群，気胸，脳室内出血など非感染性疾患でもCRPが増加することを考慮しなければならない．生後1週以内の376名の新生児を対象に，白血球数（5,000/mm³以

下），I/T 比（0.2以上），CRP 0.8 mg/dl 以上），ハプトグロブリン値（25 mg/dl 以上），赤沈（15 mm/1時間 以上）の5種類の測定異常値を組み合わせた研究の成績では，1項目以下の異常項目を持つ新生児の敗血症がない可能性は99％，3項目以上が異常のときには敗血症である可能性が90％と報告されている[25]．このように白血球数，赤沈，CRPいずれも単独では敗血症の診断は困難であるため，さらに鋭敏で特異性が高い検査を求め研究が行われ，interleukin-6, procalcitonin，その他の炎症を示す物質の測定が研究されている[26]～[28]．

d．髄液検査

新生児の敗血症の1/3が髄膜炎を伴う．したがって，敗血症の危険因子を持ち，症状がある新生児に対しては，患児の状態を考慮して髄液採取を行い，培養その他の検査を行うべきである．一方，敗血症を疑わせる症状がない例では，ほとんどの場合，髄膜炎が存在しないため，敗血症の危険因子が存在するだけの理由で髄液検査をする必要はないと考えられている．

(4) 治　　療

a．敗血症を疑う症状のある新生児

新生児敗血症の症状は前述のごとく非特異的であり，他の疾患と鑑別を即座にできない．したがって，敗血症を疑わせる症状がある場合は診断が確定するまでempirical therapy を開始し，感染が否定されたとき中止する．抗生物質投与を開始する前に，血液培養，末梢血白血球検査（総数，I/T 比測定）を行っておく．

b．敗血症を疑わせる症状がない新生児

症状がない新生児が敗血症である可能性は高くない．しかし，そのなかの一部は無治療であると，重篤な多臓器障害に発展する例がある．このため，さまざまな方法で，可能な限り正確に敗血症を選別しようとする試みが行われている．このなかに，米国で行われている，敗血症の危険因子と，末梢血白血球検査（総数，I/T 比測定）を組み合わせた方法がある[29]．表に掲げた危険因子のうち，大因子1と小因子がある場合は，末梢血白血球検査と，血液培養を行い注意深く観察する．前述のごとく，白血球検査の感受性，特異性は低いが，総白血球数 5,000/mm³ 以下，I/T 比 0.2以上の例には注意が必要である．さらに，大小の危険因子が多数認められる例には，白血球検査，血液培養，髄液培養を行った後，empirical therapyを行うことが原則になっている．治療開始後48時間の時点で培養検査の成績などから敗血症が否定的な場合，抗生物質投与を中止する．

c．抗生物質

empirical therapy に使用される抗生物質はB群溶連菌，大腸菌，*L. monoctegenes* など主要な起炎菌をカバーする ampicillin+gentamicin を原則とする．起炎菌が検出された後は，感受性テストの成績に従い抗生物質を選択する．髄膜炎が存在する例には，髄液移行の良い cefotaxime を加える．nosocomial infection では *S. epidermidis*, *S. aureus*, *P. aeruginosa* など多剤耐性菌の可能性が高くなるため，vancomicin，第3世代セフェムなど広域スペクトラムの抗生物質の組み合わせで治療を開始する（表66）．

表66 新生児抗生物質投与量

抗生物質	投与法	1日投与量/kg（投与回数）	
		生後1週以内	生後1週以降
ABPC	静注，筋注	50〜100 mg(2)	100〜150 mg(3)
敗血症・髄膜炎		100〜200 mg(2)	200〜300 mg(3)
AMK	点滴静注，筋注	15 mg(2)	15〜20 mg(3)
CTX	静注	100 mg(2)	150 mg(3)
CBPC	静注，筋注	200 mg(2)	≦2,000 g　300 mg(3)
			>2,000 g　400 mg(4)
DMPPC	静注，筋注	50〜100 mg(2)	75〜150 mg(3)
髄膜炎		100 mg(2)	150〜200 mg(3)
GM	点滴静注，筋注	5 mg(2)*	7.5 mg(3)*
LMOX			
髄膜炎	静注	100 mg(2)	150 mg(3)
水性PCG	静注	10万U(2)	15〜20万U(3〜4)
TOB	点滴静注，筋注	4〜5 mg(2)	6〜7.5 mg(3)
VCM	点滴静注	<1,200 g　15 mg(1)	15 mg(1)
		>1,200 g　30 mg(2)	30〜45 mg(2〜3)

＊：胎生34週以前は2.5 mg/kg/回を18時間毎

［山 下 直 哉］

文　献

[1．悪性腫瘍ならびに免疫不全症候群に伴う感染症]

1) Van der Waaij D, Berghuis JM, Lekkerkerk JEC : Colonization resistance of the digestive tract of mice during systemic antibiotic treatment. J Hyg 70 : 605-610, 1972.
2) 吉岡　一ほか：免疫機能低下患児の敗血症と腸内細菌—colonization resistance の臨床的意義—．小児科 30：811-816, 1989.
3) 神谷　齊，荒井祥二朗，中野貴司：免疫不全の感染症—敗血症を中心に—．小児科臨床 45：1026-1030, 1992.
4) Hughes WT, Armstrong D, Bodey GP, et al : Guidelines for the use of antimicrobial agents in neutropenic patients with unexplained fever. J infect Dis 161 : 381-396, 1990.
5) 小児白血病研究会（JACLS）：ALL-97 治療研究；感染症の予防と治療＆抗生剤, pp 51-55, 1997年4月.
6) Schimppff SC : Origin of infection in acute nonlymphocytic leukemia. Ann Intern Med 77 : 707-714, 1972.
7) 神谷　齊，荒井祥二朗：Compromised host と細菌感染症—予防と治療—．小児科診療 54：1323-1330, 1991.
8) 矢島周平，本郷輝明：小児白血病治療中の感染とその対策．小児内科 29：269-277, 1997.
9) Nauseff WM, Maki DG : A study of the value of simple protective isolation in patients with granulocytopenia. N Engl J Med 304 : 448-453, 1981.
10) Storring RA, Jameson B, McElwain TJ, et al : Oral non-absorbed antibiotics prevent infection in acute non-lymphoblastic leukemia. Lancet 2 : 837-840, 1977.
11) 堂園晴彦，中村和男，本屋敏郎ほか：癌化学療法時にみられる口内炎の予防．癌と化学療法 16：3449-3451, 1989.
12) 寺田明彦，早川豪俊，駒田幹彦ほか：感染性心内膜炎を合併したアトピー性皮膚炎の1男児例．日本小児科学会雑誌 103：853-856, 1999.

[2．新生児感染症]

1) Gotoff SP : Infection of the Neonate : Section 1 Unique aspect of infection. In : NelsonTextbook of Pediatrics (15th Ed.), Saunders, 1996.
2) Stoll BJ, Gordon I, Korones SB, et al : Late-onset sepsis in very low birth weight

neonates : A report from the National Institute of Child Health and Human Development Neonatal Research Network. J Pediatr 129 : 63-71, 1996.
3) Quie P : Antimicrobial defences in the neonate. Semin Perinatol 14 : 2-9, 1990.
4) Yoder M, Polin R : Immunotherapy of neonatal septicemia. Pediatr Clin North Am 33 : 481-501, 1986.
5) Wilson C : Immunologic basis for increased susceptibility of the neonate to infection. J Pediatr 108 : 1-12, 1986.
6) Edwards M : Complement in neonatal infections : An overview. Pediatr Infect Dis J 5 : 168-170, 1986.
7) Centers for Disease Control and Prevention. Prevention of perinatal group B strep diseases : A public health perspective. MMWR 45 (RR7), 1996.
8) Boyer KM, Gadzala CA, Kelly PD, et al : Selective intrapartum chemoprophylaxis of neonatal group B streptococcal early-onset disease. II. Predictive value of prenatal cultures. J Infect Dis 148 : 802-809, 1983.
9) Boyer KM, Gadzala CA, Burd LI, et al : Selective intrapartum chemoprophylaxis of neonatal group B streptococcal early-onset disease. I. Epidemiologic rationale. J Infect Dis 148 : 795-801, 1983.
10) Gerdes JR : Clinicopathologic approach to the diagnosis of neonatal sepsis. Clin Perinatol 7 : 122-126, 1987.
11) Dietzman DE, Fischer GW, Shoenkneckt FD : Neonatal Escherichia coli septicemiabacterial counts in blood. J Pediatr 85 : 128-130, 1974.
12) Neal PR, Kleiman MB, Reynolds JK, et al : Volume of blood submitted for culture from neonates. J Clin Microbiol 24 : 353-356, 1986.
13) Schelonka RL, Chai MK, Yoder BA, et al : Volume of blood required to detect common neonatal pathogens. J Pediatr 129 : 275-278, 1996.
14) Fisher GW, Crumrine MH, Jenning PB : Experimental Escherichia coli sepsis in rabbits. J Pediatr 85 : 117-119, 1974.
15) Manroe BL, Weinberg AG, Weinberg AG, et al : The differential leukocyte count in the assessment and outcome of early-onset neonatal group B streptococcal disease. J Pediatr 91 : 632-637, 1977.
16) Manroe BL, Weinberg AG, Weinberg AG, et al : The neonatal blood count in health and disease. I. Reference values for neutrophilic cells. J Pediatr 95 : 89-98, 1979.
17) Zuerlein TJ, O'Connor TA, Kilbride HW, et al : Use of standard neutrophilic references values for prediction of sepsis in ≦800 gram birthweight infants. J Matern Fetal Med 3 : 166-170, 1994.
18) Mouzinho A, Rosenfeld CR, Sanchez PJ, et al : Revised reference ranges for circulating neutrophils in very low birhtweight neonates. Pediatrics 94 : 76-82, 1994.
19) Benuck I, David RJ : Sensitivity of published neutrophi indexes in identifying newborn infants with sepsis. J Pediatr 103 : 961-963, 1983.
20) Squire E, Favara B, Todd J : Diagnosis of neonatal bacterial infection : Hematologic and pathologic findings in fatal and nonfatal cases. Pediatrics 64 : 60-64, 1979.
21) Engle WD, Rosenfeld CR, Mouzinho A, et al : Circulating neutrophils in septic preterm neonates : Comparison of two reference rages. Pediatrics 99 : 1-6, 1997.
22) Messer J, Eyer D, Donato L, et al : Evaluation of interleukin-6 and soluble receptors of tumor necrosis factor for early diagnosis of neonatal infection J Pediatr 129 : 574-580, 1996.
23) Lehrnbecher T, Schrod L, Kraus D, et al : Interleukin-6 and soluble interleukin-6 receptor in cord blood in the diagnosis of early onset sepsis in neonates. Act Paediatr 84 : 806-808, 1995.
24) Gerdes JS, Polin RA : Sepsis screen in neaonates with evaluation of plasma fibronectin. Pediatr Infect Dis J 6 : 443-446, 1987.
25) Philip AG, Hewitt JR : Early diagnosis of neonatal sepsis. Pediatrics 65 : 1036-1041, 1980.
26) Doellner H, Arntzen KJ, Haereid PE, et al : Interleukin-6 concentrations in neonates evaluated for sepsis. J Pediatr 132 : 295-299, 1998.
27) Gendrel D, Assicot M, Raymond J, et al : Procalcitonin as a marker for the early diagnosis of neonatal infection. J Pediatr 128 : 570-573, 1996.
28) Spear ML, Stefano JL, Fawcett P, et al : Soluble interleukin-2 as a predictor of neonatal sepsis. J Pediatr 126 : 982-985, 1995.
29) Guerina NG : Bacterial and fungal infections. In : Manual of Neonatal Care, 4th ed, Lippincott-Raven, 1998.

XI 細菌感染症を引き金とする免疫異常反応とその対策

はじめに

　細菌感染症によって引き起こされる免疫異常反応は，モノサイト/マクロファージの活性化を主体とするものと，Tリンパ球の活性化を主体とするものの2つに大別される．モノサイト/マクロファージの活性化を主体とする反応は，大腸菌や緑膿菌などのグラム陰性菌によって起こる敗血症が代表的である．敗血症ではtumor necrosis factor（TNF）[1]などの炎症性サイトカインが産生され，高サイトカイン血症を呈する．近年，敗血症に限らず，高サイトカイン血症によって引き起こされる全身反応を全身性炎症反応症候群（systemic inflammatory response syndrome, SIRS）と呼称するようになった[2~5]．一方，Tリンパ球の活性化を主体とする反応は toxic shock syndrome toxin-1（TSST-1）などのスーパー抗原によって起こる反応である．本稿では，主として敗血症とSIRSの免疫病態とその対策について述べ，ついでスーパー抗原について触れる．

1）敗血症と SIRS

(1) 定　義

　感染巣から細菌が血中に入り全身に播種される状態が敗血症であり，頻脈，呼吸促迫，発熱，白血球増多または減少などの症状を示す．さらに敗血症が重症化するとショックや多臓器不全（multiple organ dysfunction syndrome, MODS）が惹起される．敗血症は，細菌毒素がモノサイト/マクロファージを活性化し，炎症性サイトカインを産生し，そのサイトカインによって誘導されるサイトカインやスーパーオキサイド，prostaglandin（PG）などの炎症性メディエーターによって引き起こされる病態である．

　近年，集中治療（critical care）の分野を中心に全身性炎症反応症候群（systemic inflammatory response syndrome, SIRS）の概念が提唱された[2~5]．この概念は1991年に開催されたSociety of Critical Medicine（アメリカ集中治療医学会）

と American College of Chest Physicians（アメリカ胸部疾患医学会）の合同カンファレンスで初めて提唱された[2)3)]．SIRS は，敗血症だけでなく感染，外傷，熱傷，膵炎などの侵襲により局所の免疫担当細胞あるいは炎症細胞で産生されたサイトカインが血中へ放出され，この血中サイトカインによる全身性炎症反応と定義される（図34）．表67の4項目中の2項目以上を満たすものを SIRS と臨床的に診断する(表67)．この診断基準は成人に対応しているもので，小児の SIRS の診断基準はない．多呼吸（乳児 160/分以上，幼児 150/分以上），頻脈（乳児 60/分以上，幼児 50/分以上），白血球増多（乳児 18,000/mm^3 以上，幼児 14,000/mm^3 以上）など小児の正常値に合わせた診断基準が必要である[6)]．

救急部における成人の SIRS の発生頻度は 60% 前後で，SIRS 診断基準の項目

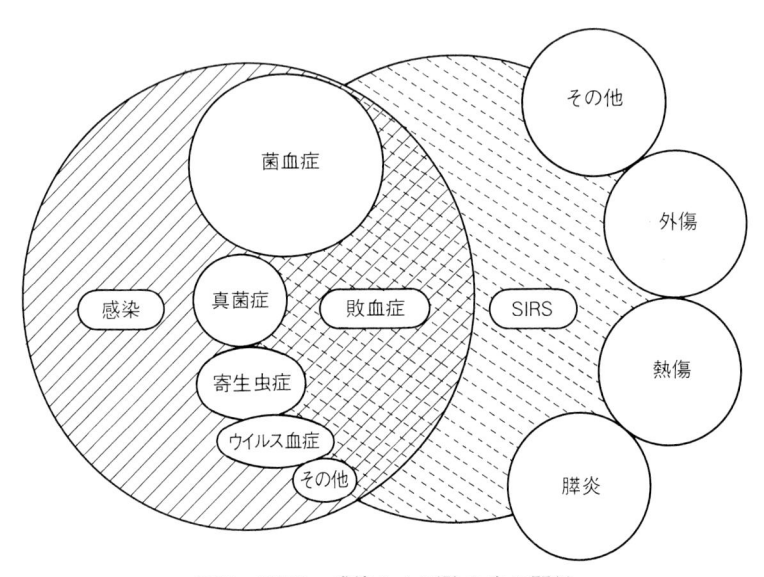

図34 SIRS，感染および敗血症の関係
SIRS : systemic inflammatory response syndrome
（文献[1)2)] 改変）

表67 SIRS および敗血症の定義

SIRS：以下の2項目以上を満たす
　1）体温　＜36℃，＞38℃
　2）脈拍　90回/分以上
　3）呼吸数　20回/分以上，PaCO$_2$＜32$_{torr}$
　4）白血球数12,000/mm^3 以上，4,000/mm^3 以下または immature cell が10%以上

敗血症（sepsis）：SIRS を伴う感染症
重症敗血症（secere sipsis）：臓器障害，循環不全または敗血症性ショックを伴う敗血症
敗血症性ショック（septic shock）：十分な補液をしても循環不全（乳酸血症，乏尿，精神状態の悪化）による低血圧状態，また昇圧剤投与により血圧を維持している状態
多臓器不全（multiple organ dysfunction syndrome, MODS）：処置なしにはホメオスターシスを維持できない急性期の重症患者
敗血症による低血圧（sepsis-induced hypotension）：収縮期血圧が90mmHg 未満または基礎値より40mmHg 以上低下した，他に原因のない低血圧

（文献[2)3)] 改変）

数を多く満たすほど重症となる．SIRS，敗血症，重症敗血症および敗血症性ショック患者の死亡率はそれぞれ7％，16％，20％，46％と重症例ほど高い[7)8)]．

炎症性サイトカインで引き起こされたSIRSでは，その後炎症を抑制する抗炎症性サイトカインが産生される．すなわち炎症性サイトカインと抗炎症性サイトカインのバランスが生体を治癒，ホメオスターシス状態，臓器障害あるいは免疫不全状態へと進展させる（図35）[9)]．炎症性サイトカインが主体のSIRS優位の状態では臓器障害が進み，炎症性サイトカインと抗炎症性サイトカインの両者のバランスがとれれば生体のホメオスターシスが保たれ治癒に向かう．逆に，抗炎症性サイトカイン優位では免疫不全状態となり，二次的な感染症を併発する．抗炎症性サイトカイン過剰状態をcompensatory anti-inflammatory response syndrome（CARS），SIRSとCARSが混合した状態をmixed antagonist response syndrome（MARS）と呼称することが提唱されている．

しかし，実際の臨床の場で血中のサイトカインを測定すると，炎症性サイトカインと抗炎症性サイトカインの両者が同時期に上昇していることが多く，明確に区別しえない状態が多い．このCARS，MARSは病態理解のための概念と考えるべきである．

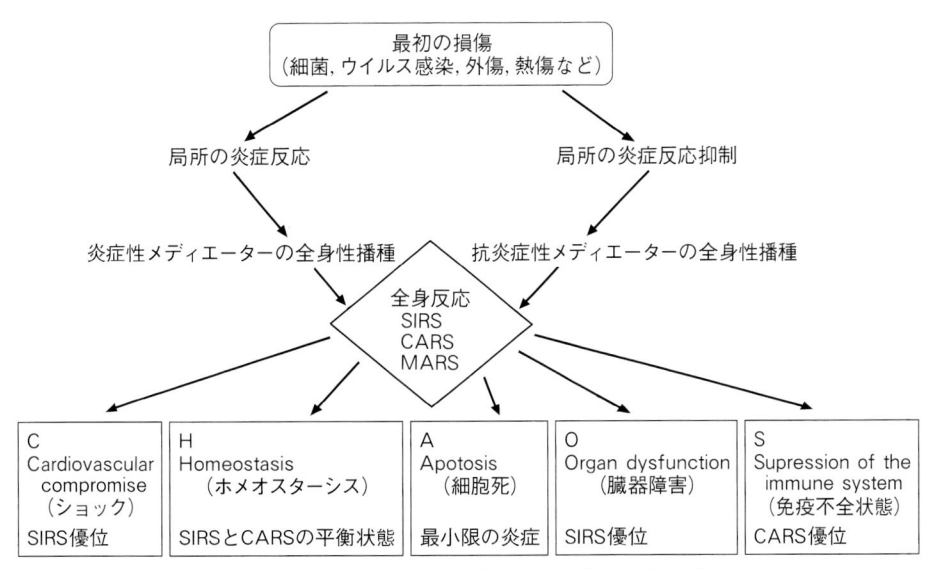

図35 SIRS，CARS，MARSとCHAOSの関係
炎症性サイトカイン優位で起こる全身性反応をSIRS，抗炎症性サイトカイン優位によって起こる全身性反応をCARS，その混合した状態をMARS，それらのバランスによって引き起こされる病態像を頭文字をとってCHAOSと定義している．

CARS: compensatory anti-inflammatory response syndrome, MARS: mixed antagonist response syndrome

(Bone RC, 1996[9)] より改変)

(2) 敗血症およびSIRSの病態

SIRSでみられる高サイトカイン血症の病態は，免疫担当細胞，主としてモノサイト/マクロファージの活性化，その活性化により産生されるサイトカインおよび炎症の場に存在する血管内皮細胞などで形成され，好中球の免疫応答がそれに加わる．

a．モノサイト/マクロファージ

リポポリサッカライド（lipopoly saccaride, LPS）は，そのレセプターであるCD14と結合しモノサイト/マクロファージを活性化し，炎症性サイトカインを産生する．

最近，モノサイト/マクロファージのサブポピュレーションであるCD14^{dim+}CD16(FcγR II)$^+$モノサイト/マクロファージが注目されている[10]．CD14^{dim+}CD16$^+$モノサイト/マクロファージは通常のモノサイト/マクロファージよりも小型で，より炎症に関与するサブポピュレーションである．敗血症患者の末梢血中にCD14^{dim+}CD16$^+$モノサイト/マクロファージの増加が報告されている[11]．小児疾患でのモノサイト/マクロファージサブポピュレーションを図36に示す．敗血症などの重症細菌感染症でCD14^{dim+}CD16$^+$モノサイト/マクロファージの増加がみられた．川崎病でもこのサブポピュレーションの増加がみられ，全身性の強

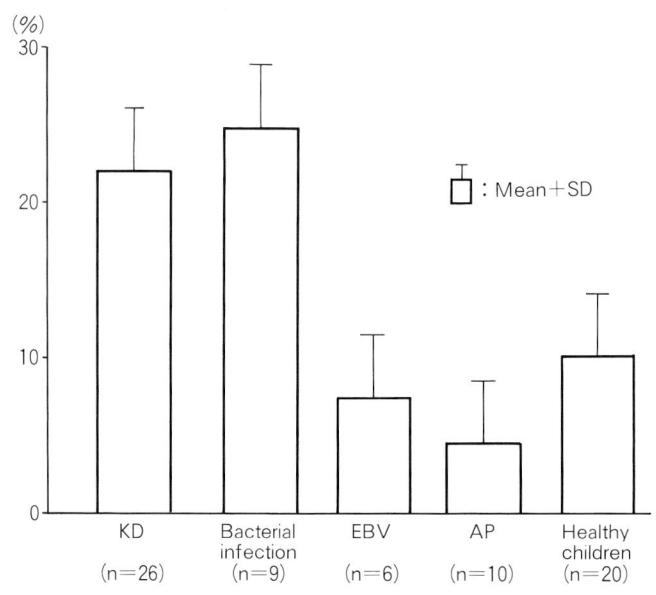

図36 小児疾患における末梢血中CD14$^+$CD16$^+$モノサイト/マクロファージサブポピュレーション

CD14$^+$モノサイト/マクロファージに占めるCD14$^+$CD16$^+$モノサイト/マクロファージの比率を%で示す．
川崎病および重症細菌感染症ではCD14$^+$CD16$^+$モノサイト/マクロファージの増加がみられた．
KD：Kawasaki disease, EBV：EB virus infection,
AP：anaphylactoid purpura

い炎症性疾患ではCD14^{dim+}CD16$^+$モノサイト/マクロファージが重要な働きを担っている．

敗血症性ショック時にはモノサイト/マクロファージのCD14抗原の発現が低下する[12]．その際，モノサイト/マクロファージにおけるHLA-DRの発現低下がみられ，モノサイト/マクロファージが免疫不応答状態（hyporesponsiveness）になる．抗炎症性サイトカイン優位の状態であるCARSではモノサイト/マクロファージにおけるHLA-DRの発現が30％以下に低下し，炎症性サイトカイン産生が減少する．Interferon gamma（IFN-γ）の投与により，HLA-DR発現が増強し免疫不応答状態（hyporesponsiveness）が回復する．

b．サイトカイン

a）炎症性サイトカイン グラム陰性菌産生毒素であるLPSをヒトに静注した際の血漿中サイトカイン濃度の変化はLPS（30分後），TNF-α（1時間後），interleukin（IL）-1（1.5時間後），IL-6（3.5時間後）の順でピークを示す[6]．

ⅰ）TNF-α：モノサイト/マクロファージ，肺胞や腹腔内マクロファージおよびクッパー細胞など種々の網内系細胞で産生されるTNF-αは，敗血症に関与するサイトカインとして重要である[13)14]．TNF-αの作用は多彩で，血管内皮細胞への作用は，凝固促進，IL-1産生亢進および細胞間接着分子発現増強などである．生体内にrecombinant TNF-αを投与するとSIRSの症状が出現する．敗血症におけるTNF-αの高値は死亡率と密接に関連している．

ⅱ）IL-1，IL-6：IL-1およびIL-6は活性化したモノサイト/マクロファージで産生される．IL-1[15]はTNF-αとパラレルに変動する．IL-1はgranulocyte-macrophage colony-stimulating factor（GM-CSF）やmacrophage colony-stimulating factor（M-CSF）を誘導，肝細胞での急性期相蛋白の誘導促進，血管内皮細胞での凝固促進，活性化好中球の血管への接着に働く．敗血症患者では血清中IL-6高値がみられ，この高値は死亡率やMODS発症率と相関する[16]．

ⅲ）ケモカイン：ケモカインは濃度勾配により組織に白血球を走化させる白血球走化因子である．敗血症患者の血中でmonocyte chemoattractant protein-1（MCP-1）[17]，macrophage inflammatory protein -1α（MIP-1α）およびIL-8[18]の上昇が報告されている．

b）抗炎症性サイトカイン

ⅰ）IL-10，IL-1 receptor antagonist（IL-1ra）：抗炎症性サイトカインの代表はIL-10である[19]．IL-10は液性免疫に関与するTh2タイプのTリンパ球で産生され，Th1タイプのTリンパ球からのサイトカイン産生を抑制する．またIL-10はモノサイト/マクロファージからのPGE$_2$産生抑制およびTNF-α，IL-1，IL-6およびIL-8など炎症性サイトカイン産生の抑制に働く．さらにLPS刺激好中球で産生されたIL-1raの発現促進や，スーパーオキサイドの産生を抑制する．

IL-1ra は IL-1 や LPS 刺激でマクロファージなどの免疫担当細胞で産生される蛋白である．IL-1ra は IL-1 と競合的に IL-1 receptor に結合し，IL-1 の作用を抑制する．敗血症患者では血清中 IL-10，IL-1ra の上昇がみられ，とくに敗血症性ショック群でより高値を示す[20]．

ii) soluble TNF receptor (TNF-R)：炎症抑制に働くサイトカインレセプターとしては，TNF-α 産生に伴い血中に増加する soluble TNF-R がある．soluble TNF-R は細胞膜表面レセプターの細胞外部分が血中に遊離したもので，TNF-α と結合しその作用を中和する．敗血症患者の血中 soluble TNF-R 値は上昇し，重症度と相関する[20,21]．

c．血管内皮細胞

敗血症および SIRS における炎症の場は血管内皮細胞である．血管内皮は微小血管内の血流調節，血管拡張および血管内凝固に関与する．血管内皮細胞は刺激や損傷により tissue factor や procoagulant factor を産生して凝固系亢進に，またプラスミノーゲンアクチベーター活性を低下させ線溶系を低下させる．

血中で速い速度で移動しているモノサイト/マクロファージ，好中球などの細胞が血管内皮細胞と反応する際に重要なのは互いを接着させる細胞間接着分子である[22]．細胞間接着分子は selectin, integrin および immunoglobulin ファミリーに分類される．selectin ファミリーはリンパ球と好中球，integrin ファミリーは血小板，immunoglobulin ファミリーはTリンパ球やBリンパ球との接着に関与する．血管内皮細胞は IL-1 および TNF-α 刺激で selectin ファミリーである endothelial cell leukocyte adhesion molecule (ELAM)-1，immunoglobulin ファミリーである intercellular adhesion molecule (ICAM)-1 を発現する．ICAM-1 の発現は IL-1，IL-6 および TNF-α によって増加する．他に immunoglobulin ファミリーには vascular cell adhesion molecules (VCAM)-1 があり，リンパ球やモノサイト/マクロファージと接着する．

これらの細胞間接着分子は活性化に伴いその遊離型 (soluble form) が血清中に遊離する．敗血症および SIRS では，soluble ICAM-1，soluble VCAM-1，soluble E-selectin および soluble ELAM-1 の血清中の上昇が報告されている．とくに soluble ICAM-1 の高値は予後不良例の指標となる[23]．

d．その他

好中球は炎症性サイトカインと抗炎症性サイトカインの両者の刺激でスーパーオキサイドなど多くのメディエーターを産生し組織傷害を起こす[24]．敗血症では，血中の platelet activating factor (PAF)，thromboxane B_2 (TXB_2)，prostacycline I_2 (PGI_2) の上昇が報告されている．また血管内皮細胞や好中球における inducible nitric oxide synthase (iNOS) の発現の増加も報告されている[25]．

図 37 に SIRS における免疫病態を示す．敗血症および SIRS の病態には多彩な

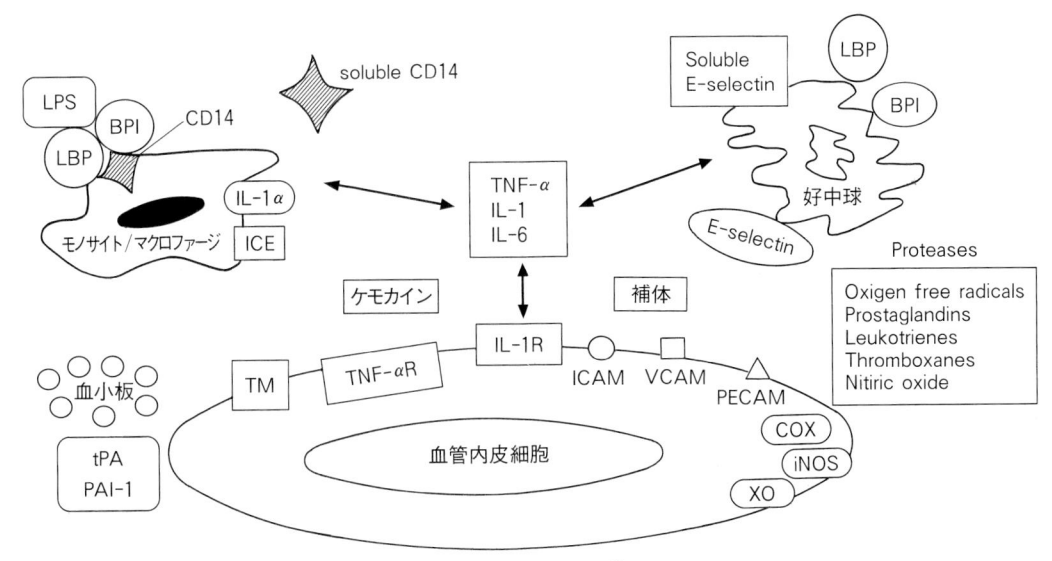

図37 SIRS の病態

リポポリサッカライド (LPS) は lipopolysaccharide binding protein (LBP) および bactericidal/permicbility increasing protein (BPI) と競合してレセプターである CD14 に結合する．LPS が CD14 に結合するとモノサイト／マクロファージが活性化して炎症性サイトカイン (TNF-α, IL-1, IL-6) を産生する．そのサイトカインによって血管内皮細胞に細胞間接着分子 (ICAM, VCAM など) が発現し，接着分子を介してモノサイト／マクロファージや好中球が組織へ浸潤し，炎症が進展する．

IL : interleukin, TNF : tumor necrosis factor, TNF-αR : TNFα receptor, IL-1 R : Interleukin 1 receptor, ICE : interleukin converting enzyme, TM : thrombomodulin, tPA : tissue plasminogen activator, PAI-1 : plasminogen activator inhibitor 1, PAF : platelet activating factor, ICAM : intercellular adhesion molecule, VCAM:vascular cell adhesion molecule, PECAM : platelet endothelial cell adhesion-molecule, COX : cycloxygenase, XO : xanthine oxidase, iNOS inducible nitric oxidase synthase

(Davis M ら，1997[5]) より改変）

因子が関与している．

(3) 対　策

a. 抗サイトカイン療法

敗血症および SIRS は高サイトカイン血症により引き起こされる病態であり，その治療に近年抗サイトカイン療法が行われている．1) キメラ型ヒト抗 TNF-α モノクローナル抗体[26]，2) ヒト型 solubleTNF-R[27]，3) IL-1rα[28]，4) recombinant IL-10[29] などの静注療法である．また TNF-α 産生抑制を期待して pentoxifylline (PTX) 静注療法も行われている[30]．しかしいずれの治療法も良好な成績が得られていない．サイトカインは炎症を波及させる作用と生体を治癒の方向に向かわせる作用を有する両刃の剣である．あるサイトカインを完全に抑制する治療は生体にとって不利となることがある．サイトカインネットワークが作動するため，1つのサイトカインを抑制しても他のサイトカインを介して情報は伝達される．また，抗炎症性サイトカインのフィードバックメカニズムを障害することも考えられる．

b. 抗　炎　症　薬

抗炎症薬にはステロイド（糖質コルチコイド）と，非ステロイド系抗炎症剤がある．ステロイドは，免疫抑制作用と抗炎症作用があり，サイトカイン産生抑制の面から注目される．TNFなど多くのサイトカイン産生には，転写制御因子であるNF-κBが関与している．NF-κBは，通常細胞質内でI-κBと複合体を形成し，不活性型として存在する．I-κBがリン酸化され解離すると，NF-κBはDNA結合能を有する活性型に変換し，細胞質内から核内に移行する．その結果サイトカインの転写が促進してサイトカインの産生が起こる．ステロイドの投与ではI-κBが増加し細胞質内でNF-κBと結合する．その結果，NF-κBの核内移行が阻止されサイトカイン産生を抑制する[31]．食道癌などの外科手術の術前に，SIRSの予防としてステロイド薬を投与し有効だったとの報告がみられるが[32]，敗血症におけるステロイド薬の有効性は確認されていない．

c．Protease inhibitor

Protease inhibitorは，従来，蛋白合成酵素阻害剤として急性膵炎やDICの治療として使用されている．近年，サイトカイン産生の抑制効果について検討され，敗血症やSIRSの新しい治療として期待されつつある[33]．Protease inhibitorとして現在使用されているのは，Gabexate mesilate（商品名FOY），Canostat mesilate（商品名Foipan），Nafamostat mesilate（Futhan）およびUrinastatin（商品名Miraclid）である．UrinastatinやGabexate mesilateはLPS刺激単核球からのTNF-α産生を抑制することが報告され，この作用はNFκBを介した抑制であると述べられている[34]．また，Urinastatinにはサイトカイン産生抑制と，顆粒球エラスターゼ阻害作用および好中球の血管外への遊走抑制作用を有することが報告され，従来のDICの治療に加え敗血症およびSIRSの治療薬として期待されている．しかし，実際の患者でのコントロールスタディの報告はみられていない．

d．持続的血液ろ過透析（continuous hemodiafiltration；CHDF）

従来，敗血症における交換輸血や血漿交換の目的は細菌または細菌毒素の除去と考えられてきた．しかし，SIRSの治療という面では血中に上昇した炎症性サイトカインの除去にあるといえる．分子量が30,000〜40,000 Daの物質の非選択的除去が可能なPMMA膜を用いたCHDFがSIRSの治療として有効であったと報告されている[35]．CHDFによるサイトカインのクリアランスは濃度依存的で，サイトカインが高濃度のときにクリアランスが大きくなる．過剰なサイトカインのみを除去し，生体のホメオスターシス維持に必要なサイトカインは除去しないという点は利点である．またCHDFは，水分・電解質の厳密な管理，酸塩基平衡の維持，過剰な水分除去による栄養管理，間質浮腫の除去による呼吸機能の改善などの有効性が期待できる．しかし，その臨床的有効性については未だcontravercialであり，CHDF治療法の適応症例や施行時期など，さらなる検討が

必要である．

2）スーパー抗原（表68）

　黄色ブドウ球菌が産生する腸管毒素（staphylococcal enterotoxin A-E：SEA-SEE）や toxic shock syndrome（TSS）の原因である TSS toxin-1（TSST-1）はT細胞を活性化する．これらの毒素は，抗原提示細胞上のMHCクラスII分子とTリンパ球受容体（T cell receptor：TCR）に直接結合し，多くのTリンパ球を活性化する．これらの抗原はスーパー抗原と呼称されている[36)37)]．

　スーパー抗原は，分子量15〜30kDまでの水溶性蛋白であり，細菌性，ウイルス性および植物性の3種類存在する．細菌性スーパー抗原は，グラム陽性球菌の黄色ブドウ球菌やA群レンサ球菌の産物，マイコプラズマ産物，グラム陰性桿菌であるエルシニア菌（Yersinia pseudotuberculosis）産物がある．

　通常の蛋白抗原はマクロファージなどの抗原提示細胞に取り込まれ，約20のアミノ酸配列からなるペプチドに断片化されて，MHCクラスII分子に結合する．MHCクラスII分子と結合した抗原ペプチド複合体は，対応するTリンパ球のTCRの可変部（Vα，Jα，Vβ，Dβ，Jβ）すべてで認識され，対応するTリンパ球が活性化する（図38）．スーパー抗原は，抗原提示細胞のMHCクラスII分子

表68　細菌性スーパー抗原

外毒素	分子量(D)	対応ヒトTリンパ球のTCRVβ発現
ブドウ球菌		
TSST-1	22,049	2, 4
SEA	27,078	1, 5.2〜3, 6.1〜3, 7, 9, 18
SEB	28,494	3, 12, 13.2, 14, 15, 17, 20
SEC1	27,500	3, 6, 12, 15
SEC2	26,000	7, 9, 12, 13.2, 14, 15, 17, 20
SEC3	27,438	3, 5, 12, 13.2
SED	27,300	5, 12
SEE	26,425	5.1, 6.1〜3, 8, 18
SEH	25,210	
レンサ球菌		
Spe A	25,787	2, 12, 14, 15
Spe B	27,588	8
Spe C	24,354	1, 2, 5, 10
Spe F(MF)	26,363	2, 4, 15, 18
SSA	28k	1, 3, 15
CAP		8
Mタンパク		不明
マイコプラズマ		
MAM	25,193	17
エルシニア菌		
YPM	14,529	3, 9, 13.1, 13.2

TSST-1：toxic shock syndrome 1, SEA-H：staphylococcal enterotoxin A-H, Spe A-F：streptococcal pyogenic exotoxin A-F, MF：mitogenic factor, SSA：streptococcal superantigen, CAP：cytoplasmic membrane-associated protein, MAM：mycoplasma arthritis mitogen, YPM：Yersinia pseudotuberculosis-derived mitogen　　　（内山竹彦, 1997[37)]より改変）

にプロセッシングされることなく高分子のまま TCR に結合して T リンパ球に提示される．すなわち，MHC クラス II 分子－スーパー抗原複合体は TCR の可変部 Vβ 領域に結合し，特定の Vβ レパートリーで選択的に認識され，対応する T リンパ球が活性化する（図38）．

黄色ブドウ球菌感染症による TSS, A 群連鎖球菌感染症による猩紅熱およびエルシニア感染症の免疫病態は，それぞれのスーパー抗原で活性化された T リンパ球の産生するサイトカイン（IL-2, IFNγ, TNF など）が主役である[38]．

また，スーパー抗原は種々の自己免疫疾患に関与する[39]．スーパー抗原は，B リンパ球の MHC クラス II 分子と T リンパ球の TCR に直接結合する．したがって，自己抗原がなくても T リンパ球から B リンパ球に刺激が伝わり，B リンパ球の活性化が起こる．ヒトの結節性硬化症のアニマルモデルである experimental allergic encephalomyelitis（EAE）では staphylococcal enterotoxin B（SEB）の関与が，Mycoplasma arthritis mitogen（MAM）や TSST-1 はマウスの関節炎を引き起こすことが報告されている．ヒトでは結節性硬化症，慢性関節リウマ

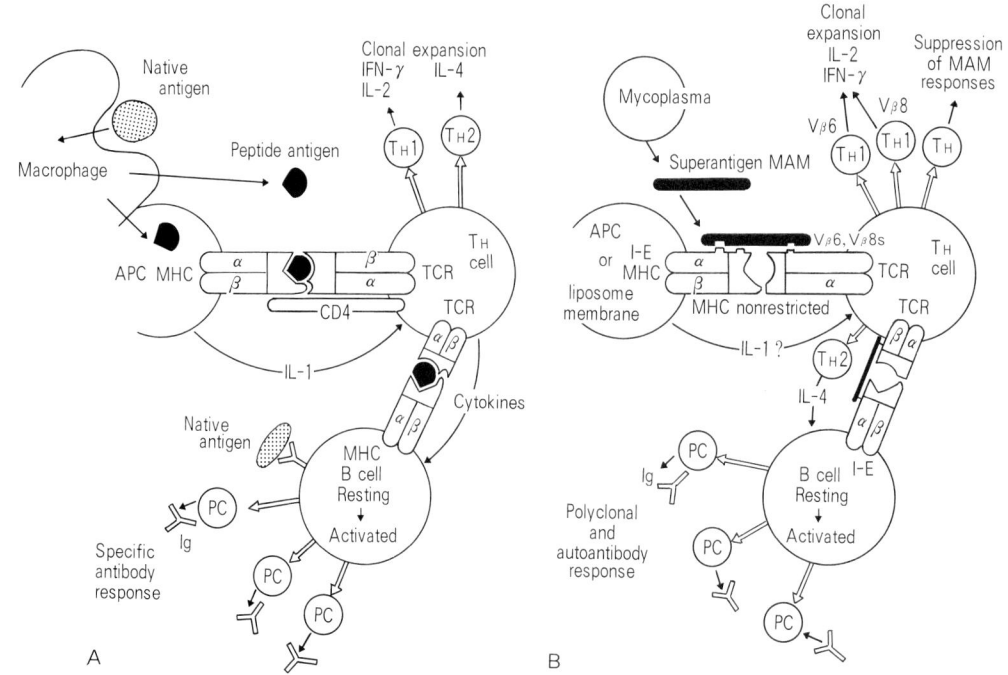

図38 通常の抗原（A）およびスーパー抗原（B）に対する CD4$^+$ T リンパ球と B リンパ球の免疫応答
通常の抗原（A）は抗原提示細胞（APC）に取り込まれペプチドに断片化されて，MHC 分子に結合する．MHC 分子－抗原ペプチド複合体は，対応する T リンパ球の TCR の可変部（Vα, Jα, Vβ, Dβ, Jβ）すべてで認識され，T リンパ球が活性化する．一方，スーパー抗原（B）は，APC にプロセッシングされることなく高分子のまま結合する．MHC クラス II 分子－スーパー抗原複合体は TCR の可変部 Bβ 領域に結合し，特定の Vβ レパートリーで認識され，対応する T リンパ球が活性化する．B リンパ球との反応においてもスーパー抗原は MHC に拘束されず，B リンパ球をポリクローナルに活性化する．
APC：antigen-presenting cell, PC：plasma cell, IFN-γ：interferon gamma, TCR：T cell receptor, IL：interleukin, TH：helper T cell, MHC：major histocompatibility, MAM：mycoplasma arthritis mitogen

（古川　漸，1993[36]）

チおよび糖尿病などの自己免疫疾患でスーパー抗原の関与が示唆されているが，証明されてはいない．

川崎病でもスーパー抗原の関与が報告された．川崎病の末梢血Tリンパ球では特定のVβレパートリーのclonal expansion[40]がみられ，このようなTリンパ球のVβ特異性を惹起するスーパーアンチゲンとしてTSST-1[41]やレンサ球菌由来のstreptococcal pyrogenic exotoxin C[42]が病因であろうと報告された．しかしスーパーアンチゲン説に否定的な報告もなされている[43,44]．川崎病のTリンパ球，とくに末梢血Tリンパ球は，Th1タイプとTh2タイプTリンパ球にアンバランスがみられており，Tリンパ球の免疫応答の複雑さがうかがえる[45]．

おわりに

細菌感染症を引き金とする免疫異常反応として敗血症およびSIRSの免疫病態について述べた．これらの疾患はモノサイト/マクロファージの活性化が主役で，病態に応じた免疫薬物療法が必要となろう．また，細菌毒素による免疫異常反応としてTSST-1などのスーパー抗原によって引き起こされるTリンパ球の免疫応答についても述べた．

文　献

1) Waage A, Halstensen A, Espevik T : Association between tumor necrosis factor in serum and fatal outcome in patients with meningococal meningitis. Lancet 1 : 355-357, 1987.
2) Members of the American college of chest physician/society of critical care medicine consensus conference committee. American college of chest physicians/society of critical care medicine consensus conference : Definitions for sepsis and organ failure and guidelines for the use of innovative therapies in sepsis. Crit Care Med 20 : 864-874, 1992.
3) The ACCP/SCCM consensus conference committee: Definitions for sepsis and organ failure and guidelines for the use of innovative therapies in sepsis. Chest 101: 1644-1655, 1992
4) Bone RC, Grodzin CJ, Balk RA : Sepsis : a new hypothesis for pathogenesis of the disease process. Chest 112 : 235-243, 1997.
5) Davis M, Hagen PO : Systemic inflammatory response syndrome. Br J Surgery 84 : 920-925, 1997.
6) Anderson MR, Blumer JL : Advances in the therapy for sepsis in children. Pediatr Clin North Am 44 : 179-205, 1997.
7) Rangel-Frausto MS, Pittet D, Costigan M, et al : The natural history of the systemic inflammatory response syndrome(SIRS). JAMA 273 : 117-123, 1995.
8) Pittet D, Rangel-Frausto S, Li N, et al : Systemic inflammatory response syndrome, sepsis, severe sepsis and septic shock: Incidence, morbidites and outcomes in surgical ICU patients. Intensive Care Med 21 : 302, 1995.
9) Bone RC : Sir Isaac Newton, sepsis, SIRS, and CARS. Crit Care Med 24 : 1125-1128, 1996.
10) Ziegler-Heitbrock HWL : Heterogeneity of human blood monocytes : The $CD14^+CD16^+$ subpopulation. Immunol Today 17 : 424-428, 1996.
11) Fingerle G, Pforte A, Passlick B, et al : The novel subset of $CD14^+/CD16^+$ blood monocytes is expanded in sepsis patients. Blood 82 : 3170-3176, 1993.
12) Kox WJ, Bone RC, Krausch D : Interferon gamma-1b in the treatment of compensatory anti-inflammatory response syndrome. Arch Intern Med 157 : 389-393, 1997.

13) Tracey KJ, Beutler B, Lowry SF, et al : Shock and tissue injury induced by recombinant human cachectin. Science 234 : 470-474, 1986.
14) Brouckaert P, Fiers W : Tumor necrosis factor and the systemic inflammatory response syndrome. Curr Top Microbiol Immunol 216 : 167-187, 1996.
15) Dinarello CA : Interleukin-1. Reviews of infectious diseases 6 : 51-95, 1984.
16) Wagge A, Brandtzawg P, Halstensen A, et al : The complex pattern of cytokines in serum with meningococcal septic shock. Association between interleukin 6, interleukin 1, and fatal outcome. J Exp Med 169 : 333-338, 1989.
17) Bossink AW, Paemen L, Jansen PM, et al : Plasma levels of the chemokines monocyte chemotactic proteins-1 and -2 are elevated in human sepsis. Blood 86 : 3841-3847, 1995.
18) Fujishima S, Sasaki J, Shinozawa Y, et al : Serum MIP-1α and IL-8 in septic patients. Intensive Care Med 22 : 1169-1175, 1996.
19) Pretolani M, Goldman M : IL-10 : a potential therapy for allergic inflammation? Immunol Today 18 : 277-280, 1997.
20) Kasai T, Inada K, Takakuwa T, et al : Anti-inflammatory cytokine levels in patients with septic. Res Commun Mol Pathol Pharmacol 98 : 34-42, 1997.
21) Pilz G, Fraunberger P, Appel R, et al : Early prediction of outcome in score-identified, postcardiac surgical patients at high risk for sepsis, using soluble tumor necrosis factor receptor-p55 concentrations. Crit Care Med 24 : 596-600, 1996.
22) Adams DH, Shaw S : Leukocyte-endothelial interactions and regulation of leukocyte migration. Lancet 343 : 831-836, 1994.
23) Boldt J, Muller M, Kuhn D, et al : Circulating adhesion molecules in the critically ill : a comparison between trauma and sepsis patients. Intensive Care Med 22 : 122-128, 1996.
24) Fujishima S, Aikawa N : Neutrophil-mediated tissue injury and its modulation. Intensive Care Med 21 : 277-285, 1995.
25) Tsukahara Y, Morisaki T, Horita Y, et al : Expression of inducible nitric oxide synthase in circulating neutrophils of the systemic inflammatory response syndrome and septic patients. World J Surg 22 : 771-777, 1998.
26) Abraham E, Anzueto A, Gutierrez G, et al : Double-blind randomised controlled trial of monoclonal antibody to human tumor necrosis factor in treatment of septic shock. Lancet 351 : 929- 933, 1998
27) Abraham E, Glauser MP, Butler T, et al : p55 Tumor necrosis factor receptor fusion protein in the treatment of patients with severe sepsis and septic shock. A randomized controlled multicenter trial. Ro 45-2081 Study Group. JAMA 277 : 1531-1538, 1997.
28) Fisher CJ, Dhainaut JD, Opal SM, et al : Recombinant human interleukin 1 receptor antagonist in the treatment of patients with sepsis syndrome. JAMA 271 : 1836-1843, 1994.
29) Remick DG, Garg SJ, Newcomb DE, et al : Exogenous interleukin-10 fails to decrease the mortality of morbidity of sepsis. Crit Care Med 26 : 895-904, 1998.
30) Zeni F, Pain P, Vindimian M, et al : Effects of pentoxifylline on circulating cytokine concentrations and hemodynamics in patients with septic shock: Results from a double-blind, randomized, placebo-controlled study. Crit Care Med 24 : 207-214, 1996.
31) Scheinman RI, Cogswell PC, Lofquist AK, et al : Role of transcriptional activation of I kappa B alpha in mediation of immunosupression by glucocorticoids. Science 270 : 283-286, 1995.
32) 標葉隆三郎：Steroid による SIRS の制御．集中治療 10：849-854，1998．
33) 青笹季文，小野　聡，辻本広紀ほか：Protease inhibitor による SIRS の制御．集中治療 10：855-862，1998．
34) Murakami K, Okajima K, Uchiba M, et al : Gabexate mesilate, a synthetic protease inhibitor, attenuates endotoxin-induced pulmonary vascular injury by inhibiting tumor necrosis factor production by monocytes. Crit Care Med 24 : 1047-1053, 1996.
35) 松田兼一，平澤博之，志賀英敏：CHDF による SIRS の制御．集中治療 10：863-872，1998．
36) 古川　漸：スーパーアンチゲン．小児感染免疫 5：71-78，1993．
37) 内山竹彦：細菌性スーパー抗原（永井美之，渡邊治男編），実験医学別冊ウイルス・細菌感染 new ファイル，pp 117-119，羊土社，1997．

38) Uchiyama T, Yan XJ, Imanishi K, et al : Bacterial superantigens-mechanism of T cell activation by the superantigens and their role in the pathogenesis of infectious diseases. Microbiol Immunol 38 : 245-256, 1994.
39) Schiffenbauer J, Soos J, Johnson H : The possible role of bacterial superantigens in the pathogenesis of autoimmune disorders. Immunol Today 19 : 117-120, 1998.
40) Abe J, Kotzin BL, Jujo K, et al : Selective expansion of T cells expressing T-cell receptor variable regions V beta 2 and V beta 8 in Kawasaki disease. Proc Natl Acad Sci USA 89 : 4066-4070, 1992.
41) Leung DY, Meissner HC, Fulton DR, et al : Toxic shock syndrome toxin-secreting Staphylococcus aureus in Kawasaki syndrome. Lancet 342 : 1385-1388, 1993.
42) Yoshioka T, Matsutani T, Toyosaki-Maeda T, et al : Polyclonal expansion of TCRBV2-and TCRBV6-bearing T cells in patients with Kawasaki disease. Immunology 96 : 465-472, 1999.
43) Terai M, Miwa K, Williams T, et al : The absence of evidence of staphylococcal toxin involvement in the pathogenesis of Kawasaki disease. J Infect Dis 172 : 558-561, 1995.
44) Pietra BA, De Inocencio J, Giannini EH, et al : TCR V beta family repertoire and T cell activation markers in Kawasaki disease. J Immunol 153 : 1881-1888, 1994.
45) Matsubara T, Katayama K, Matsuoka T, et al : Decreased interferon-gamma-producing T cells in patients with acute Kawasaki disease. Clin Exp Immunol 116 : 554-557, 1999.

［松原　知代／藤村　智之／古　川　漸］

XII 細菌感染症の防御対策と効果的な殺菌法と消毒法の実際

はじめに

　わが国の伝染病対策の規範は明治30年から施行されていた伝染病予防法であった．しかし，近年の新興・再興感染症の出現，医学医療の進歩，公衆衛生水準の向上，人権尊重や行政の公正透明化への要請，国際交流の活発化などの感染症を取り巻く諸状況の変化に対応してゆくために，伝染病予防法，性病予防法およびエイズ予防法を廃止・統合し，感染症の新しい法律「感染症の予防及び感染症の患者に対する医療に関する法律」[1)2)]が平成11年4月1日から施行となった．従来の集団の感染症予防に重点を置いた考え方から，個々の国民の感染症予防およ

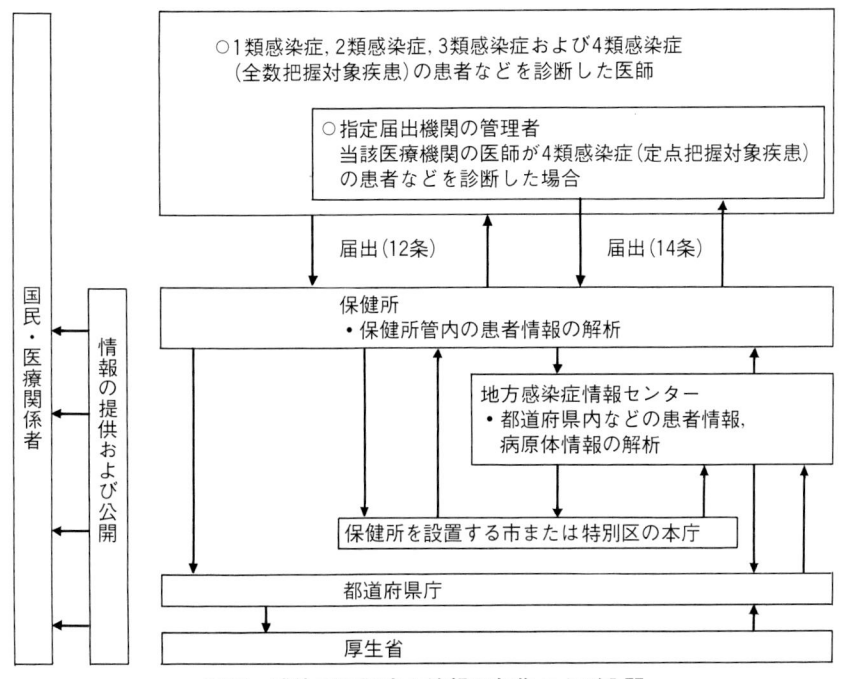

図39　感染症に関する情報の収集および公開
(Medical Triubune Infection Control, 1999[3)] より)

び良質かつ適切な医療の提供による社会全体の感染症の予防をめざしている．

最も重要なのは，厚生大臣が感染症予防の総合的な推進を図るための基本指針や特定感染症予防指針を策定し，これに基づき都道府県が予防計画を策定し，事

表69 感染症の予防および感染症の患者に対する医療に関する法律の対象となる感染症の定義・類型

	感染症名など	性格	主な対応・措置
感染症類型	[1類感染症] ・エボラ出血熱 ・クリミア・コンゴ出血熱 ・ペスト ・マールブルグ病 ・ラッサ熱	感染力，罹患した場合の重篤性などに基づく総合的な観点からみた危険性がきわめて高い感染症	・原則入院 ・消毒などの対物措置 （例外的に，建物への措置，通行制限などの措置も適用対象とする）
	[2類感染症] ・急性灰白髄炎 ・コレラ ・細菌性赤痢 ・ジフテリア ・腸チフス ・パラチフス	感染力，罹患した場合の重篤性などに基づく総合的な観点からみた危険性が高い感染症	・状況に応じて入院 ・消毒などの対物措置
	[3類感染症] ・腸管出血性大腸菌感染症	感染力，罹患した場合の重篤性などに基づく総合的な観点からみた危険性は高くないが，特定の職業への就業によって感染症の集団発生を起こし得る感染症	・特定職種への就業制限 ・消毒などの対物措置
	[4類感染症] （現在58種指定されている） ・インフルエンザ ・ウイルス性肝炎 ・黄熱 ・Q熱 ・狂犬病 ・クリプトスポリジウム症 ・後天性免疫不全症候群 ・性器クラミジア感染症 ・梅毒 ・麻しん ・マラリア ・メチシリン耐性黄色ブドウ球菌感染症 ・その他の感染症	国が感染症発生動向調査を行い，その結果などに基づいて必要な情報を一般国民や医療関係者に提供・公開していくことによって，発生・拡大を防止すべき感染症	・感染症発生状況と収集，分析とその結果の公開，提供
指定感染症	政令で1年間に限定して指定された感染症	既知の感染症のなかで上記1〜3類に分類されない感染症において1〜3類に準じた対応の必要が生じた感染症（政令で指定，1年限定）	1〜3類感染症に準じた入院対応や消毒などの対物措置を実施（適用する規定は法令で規定する）
新感染症	[当初] 都道府県知事が厚生大臣の技術的指導・助言を得て個別に応急対応する感染症 [要件指定後] 政令で症状などの要件指定をした後に1類感染症と同様の扱いをする感染症	人から人に伝染すると認められる疾病であって，既知の感染症と症状などが明らかに異なり，その伝染力および罹患した場合の重篤度から判断した危険性がきわめて高い感染症	厚生大臣が公衆衛生審議会の意見を聴いたうえで，都道府県知事に対し対応について個別に技術的指導・助言を行う．1類感染症に準じた対応を行う．

（梅田　勝，1999[4]）より一部加筆）

前対応策を構築するようになったこと，さらにこの基本指針が5年毎に再検討され情勢の変化に対応できるように変更が可能になったことである．他には，感染症に関する情報の収集および公表(感染症発症動向調査：図39)，感染症類型の再整理(1類感染症から4類感染症など：表69)と医療体制の見直し(特定，第1種および第2種感染症指定医療機関：表70)，患者などの人権を尊重した入院手続の整備(図40)，蔓延防止措置の再整理，動物由襲来感染症対策の充実(検疫法お

表70　感染症類型と医療体制の再整理

感染症類型	主な対応	医療体制	医療費負担
新感染症	原則として入院	特定感染症指定医療機関 (国が指定，全国に数カ所)	全額公費 (医療保険の適用なし)
1類感染症		第1種感染症指定医療機関 (都道府県知事が指定 各都道府県に1カ所)	医療保険適用 残額は公費で負担 (入院について)
2類感染症	状況に応じ入院	第2種感染症指定医療機関 (都道府県知事が指定 各2次医療圏に1カ所)	
3類感染症	特定業務への就業制限	一般の医療機関	医療保険適用 (自己負担あり)
4類感染症	発生動向の把握・提供		

※1〜3類感染症以外で緊急の対応の必要が生じた感染症についても，「指定感染症」として法令で指定し，1年限りで1〜3種の感染症に準じた対応を行う．

(梅田　勝，1999[4])

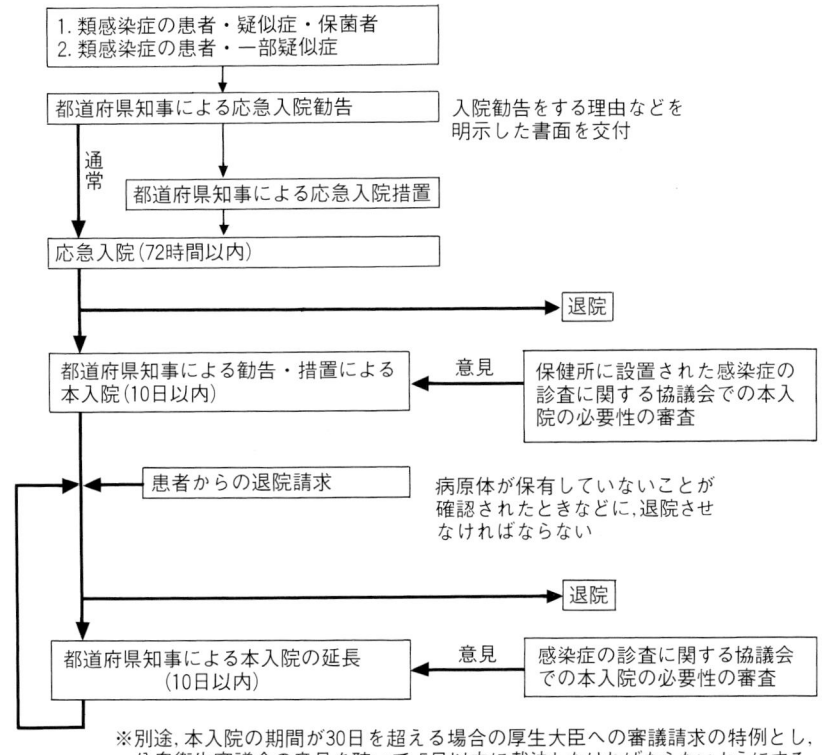

図40　患者の人権を尊重した入院手続きの整備 (梅田　勝，1999[4] より)

よび狂犬病予防法の改正），国際協力の推進などの変更点が挙げられる．

伝染病の発生には病原体，感染経路，宿主の感受性の3条件のそろっていることが必要である．この章では院内感染を中心にこれらの要因別の具体的対策について解説する．

1）病原体対策

(1) 感染源の発見

伝染性疾患の適切な対策を講じるにはその感染源に関する正しい情報を把握することから始まる．

(2) 消　　毒

消毒薬も目的とする病原体あるいは使用対象によって適切な薬剤を選択しなければならない．病院で使用される消毒薬の種類，特徴を表71にまとめた[5]．事故につながるような誤った消毒薬の使い方は避けなければならないのでこれを注意点の項目に記載した．消毒薬の病原体に対する殺菌能は種類によって異なる．表

表71　消毒薬の分類と特徴

	種　類	濃度・適用	特　　性	注意事項
アルコール系	・消毒用エタノール ・イソプロパノール	・消毒用エタノール：76.9〜81.4% ・イソプロパノール：50%，70% ・手指・皮膚（消毒用エタノール）	・微生物のタンパクを変性・凝固させ殺菌作用を示す．芽胞に対しては静菌作用耐性菌が生じにくい． ・後に何も残らず，副作用も少ない． ・結核菌にも有効．消毒用エタノールはHIVにも有効．	・創傷部位・粘膜には使用不可 ・合成ゴム製品・合成樹脂製品などを変質させる場合があるため，長時間の浸漬は避ける（クベース，酸素加湿器のカップ） ・血清などタンパク質の付着した医療器具などには十分洗浄した後に使用する． ・火気厳禁（広い面積には使用不可）
アルデヒド系	・ホルマリン ・グルタルアルデヒド	・ホルマリン：10%（噴霧法），主に手術室，病室などの噴霧，消毒7時間以上密閉する． ・グルタルアルデヒド：0.5%，2%，pH8（浸漬法）．高度に汚染された場合，あるいはその可能性のある場合は2%，その他は0.5%溶液を使用．体液などの付着がある場合は1時間以上，付着していない場合は30分以上の浸透．	・強いタンパク凝固作用を有し，殺菌．殺ウイルス作用を示す．耐性菌が生じない． ・厚生省B型肝炎医療機関内感染症ガイドラインではグルタルアルデヒドをHBウイルスの消毒剤としている．次亜塩素酸ナトリウムと異なり，種々の材質を劣化させにくい． ・内視鏡など加熱滅菌できない医療器具に有用．	・ホルマリンを用いて室内薫蒸やボックス内で器具の滅菌を行った場合には，ガスの吸入，付着が問題になるためあまり使用されない． ・グルタルアルデヒドは用時調製（緩衝化剤添加）し，速やかに使用する．浸漬容器は蓋付きを用い，換気の良い場所で取り扱う．室内薫蒸や床の清拭では大量吸入，皮膚付着が問題． ・食器，リネン，ネブライザーへの使用は残留毒性と経済性が問題である． ・いずれも人体への取り扱い時には，必要に応じて手袋・ゴーグルなどの保護具を使用する．
両性界面活性剤（グリシン系）	・アルキルジ（アミノエチル）グルシン塩酸塩 ・ジ（アルキルアミノエチル）グリシン塩酸塩	・手指・皮膚：0.05〜0.2%，手術野の皮膚0.1〜0.2%，手術野の粘膜，創傷部位：0.01〜0.05%医療器具：0.05〜0.2%手術室，病室など：0.05〜0.2%（塗布，噴霧）	・一般細菌，真菌に対して有効．pH8〜9で殺菌力が最大． ・殺菌力（陽イオン系）と洗浄力（陰イオン系）の両方を有する． ・耐性菌の存在が知られている． ・結核菌にも有効(0.2〜0.5%，1時間以上作用) ・皮膚・粘膜に対して刺激が少ない． ・腐食性がほとんどない．	・酸性，アルカリ性が強くなると殺菌力が低下する． ・石けん，有機物の共存によって効果が減少する． ・繊維，汚物などに吸着されやすい．

（次頁へつづく）

XII 細菌感染症の防御対策と効果的な殺菌法と消毒法の実際

4級アンモニウム塩系	・塩化ベンザルコニウム ・塩化ベンゼトニウム	・手指・皮膚：0.05〜0.1%．手術野の皮膚：0.1〜0.2%．手術野の粘膜，創傷部位：0.01〜0.25%．感染皮膚面：0.01%．医療器具：0.01%．手術室，病室など：0.05〜0.2%（清拭・塗布，噴霧）．腟洗浄：0.02〜0.05%．結膜嚢の洗浄・消毒：0.01〜0.05%	・一般細菌，真菌に対して有効．カチオンが菌体表面に吸着，細胞内に浸透して菌体タンパクに影響を与え，殺菌作用を示す． ・芽胞には無効．耐性菌の存在が知られている． ・皮膚・粘膜に対して刺激が少ない． ・腐食性がほとんどない．	・陰イオン界面活性剤（石けん），種々の塩類によって殺菌力が低下するため，希釈に用いる水には注意する． ・有機物の存在で殺菌力が低下する．ベースン法で使用する場合には注意が必要． ・繊維，汚染などに吸着されやすい．
ビグアナイド系	・グルコン酸クロルヘキシジン5%液 20%液 0.5%エタノール溶液	・5%液，20%液，0.5%エタノール溶液 手指・皮膚：0.1〜0.5% 手術野の皮膚：0.1〜0.5%，0.5%エタノール溶液 創傷部位：0.05% 医療器具：0.1〜0.5%，0.5%エタノール溶液 手術室，病室など：0.05%・20%液 結膜嚢の洗浄・消毒：0.05%以下 外陰・外性器：0.02%	・一般細菌，真菌に有効．低濃度では静菌的，高濃度では殺菌的．芽胞には無効． ・耐性菌の存在が知られている． ・皮膚・粘膜に対して刺激が少ない． ・腐食性がほとんどない．	・陰イオン界面活性剤（石けん），種々の陰イオンによって沈殿を生じ，殺菌力が低下するため，希釈に用いる水には注意する． ・有機物の存在で殺菌力が低下する．ベースン法で使用する場合には注意が必要． ・繊維，汚物などに吸着されやすい． ・結膜嚢以外の粘膜への使用は不可． ・ウイルスに無効なため眼圧計など生体に使用する器具の消毒には向かない．
フェノール系	・クレゾール石けん液 ・イルガサンDP-300	・クレゾール石けん液（クレゾールとして） 手指・皮膚：0.5〜0.1% 手術野の皮膚：0.5〜1% 医療器具：0.5〜1% 手術室，病室など：0.5〜1% 吐物・排泄物など：1.5% 腟洗浄：0.1% イルガサンDP-300 手指・皮膚：0.3%（液状石けん溶液	・一般細菌，結核菌に有効であるが，芽胞，ウイルスには無効．菌体タンパクとゆるやかに結合し，タンパク変性を起こす． ・クレゾール石けん液は，開放性結核患者の環境消毒に適している．また，有機物の共存による影響を受けにくいため，吐物・排泄物などの消毒に使用される．	・一般に，フェノール系消毒剤は皮膚刺激が強いため注意が必要である． ・排水基準があるため，各施設での廃棄マニュアルに従って廃棄すること．
ヨウ素系	・ポピドンヨード ・ポロクサマーヨード	・10%（有効ヨウ素として1%） 手術野の皮膚・粘膜 皮膚・粘膜の創傷部位 熱傷皮膚面 感染皮膚面（ポピドンヨード） ・7.5%（有効ヨウ素として0.75%） 手指・皮膚 手術野の皮膚	・一般細菌，ウイルス，真菌，結核菌に対して有効．遊離するI_2の酸化力による殺菌効果．溶解度の低いヨウ素をキャリアを用いて水溶性としたもの．	・希釈すれば眼や耳へも適用可能． ・有機物，還元性物質によって，遊離ヨウ素が不活化される． ・金属を腐食する． ・合成ゴム製品・合成樹脂製品は着色するものがある．
塩素系	・次亜塩素酸ナトリウム	・医療器具：0.02〜0.05% 手術室，病室など：0.02〜0.05% 排泄物：0.1〜1% ・HBウイルスの消毒血液などに汚染された器具：1% 汚染が明確でない器具：0.1〜0.5% ・患者用プールの消毒残留塩素濃度：0.4〜1ppm	・芽胞には無効であるが，一般細菌，真菌，ウイルス（HBV, HIVを含む）に対して有効． ・耐性菌ができない．	・酸性にすると塩素ガスが発生する． ・経時的に有効塩素濃度が低下する．とくに希釈液は不安定であるため，毎日調整する必要がある． ・皮膚面に常用できない． ・布製品，金属製品に対して，脱色作用，腐食作用がある．尿と混合すると塩素ガスが発生する．

（松原　肇ら，1994[5]）より編集加筆）

72に各薬剤の抗菌スペクトラムをまとめた[6]．

a．小児病棟の特殊性[7]

本書の主旨から多少ずれるが，小児病棟ではウイルス感染症の患者が多い．小児はRSウイルス，エンテロウイルス，ロタウイルス，アデノウイルスなどのウイ

表72 消毒薬の抗菌スペクトラム

		病原体								用途		
		芽胞形成菌	HBV	一般ウイルス	結核菌	真菌	グラム陽性一般菌	MRSA	グラム陰性一般菌	緑膿菌	手指、皮膚	粘膜	器具
広域	グルタルアルデヒド	◎	◎	◎	◎	◎	◎	◎	◎	◎	×	×	◎
中域	次亜塩素酸ナトリウム	○	◎	◎	○	◎	◎	◎	◎	◎	○	○	○
	ポピドンヨード	×	◎	◎	◎	◎	◎	◎	◎	◎	◎	◎	×
	消毒用エタノール	×	×	○	◎	◎	◎	◎	◎	◎	◎	×	◎
	フェノール	×	×	×	○	○	◎	◎	◎	◎	○	×	◎
	クレゾール石けん	×	×	×	○	○	◎	◎	◎	◎	○	×	◎
狭域	塩酸アルキルアミノエチルグリシン	×	×	×	×	○	◎	◎	◎	◎	◎	○	◎
	塩化ベンゼトニウム	×	×	×	×	○	◎	◎	◎	×	◎	○	◎
	塩化ベンザルコニウム	×	×	×	×	○	◎	◎	◎	×	◎	○	◎
	グルコン酸クロルヘキシジン	×	×	×	×	○	◎	◎	◎	○	◎	×	◎

病原体に対し ◎：有効　○：効果弱い　×：無効
用途 ◎：使用可　○：注意して使用　×：使用不可

(波多江新平ら，1998[6])

ルスに未感染で感受性のあることが多いので病棟ではこれらのウイルスによる院内感染発生の可能性も念頭に置いて対策を講じる．消毒には，抗ウイルス作用の強い方法の選択が望ましい．

b．目的別消毒方法（表73)[6]

消毒を効果的に行うには目的に応じて適切な消毒剤を選択しなければならない．効果，使用感，副作用，経済性などを考慮すると，使用できる消毒薬は限定されてくる．また，病原体が同定されていなくとも，ある程度経験的に予測される病原体に効果の期待できる薬剤，方法を選択しなければならない．

生体消毒薬

a）医療従事者の手指の消毒　医療従事者は一作業終わるごとに必ず手を洗い，必要なら消毒しなければならない．聴診器などの診察用具も次の患者に移る前に消毒液で拭き取る必要がある．ヨウ素系，ヒグアナイド系，4級アンモニウム塩系，フェノール系は一般細菌の消毒には効果があるが，ウイルスには無効である．そのため，小児病棟での手指の消毒にはアルコール類が適している．手指に付着した細菌の除菌には，消毒用エタノールと同等のアルコール濃度が保たれれば，エタノール単独よりもクロルヘキシジン，塩化ベンザルコニウム，ポピドンヨードなどを配合した製剤のほうが除菌効果は高い．

b）患者の皮膚，創傷部の消毒　ポピドンヨード，グルコン酸クロルヘキシジンを用いる．ポピドンヨードはヨード過敏症と大量吸収による副作用に注意が必要である．芽胞形成菌には効果がなく，緑膿菌，アデノウィルスには抵抗性のものもある．グルコン酸クロルヘキシジンは，膣，膀胱，口腔などの粘膜には使用

表73 使用目的別消毒薬の選択

使用目的			一般名	代表的な販売名	使用濃度など
生体	手指消毒	流水と消毒剤	7.5%手術用ポビドンヨード液 4%グルコン酸クロルヘキシジンスクラブ	手術用イソジン液 ヒビスクラブ	原液 原液
		速乾性すり込み式手指消毒剤	0.2%グルコン酸クロルヘキシジンエタノール液 0.2%塩化ベンザルコニウムエタノール液 0.5%ポビドンヨードエタノール液 80%エタノール	ヒビソフト ウエルパス イソジンパーム 日局消毒用エタノール	原液 原液 原液 原液
	皮膚・粘膜 粘膜については使用制限が多いので，添付文書を参照		10%ポビドンヨード液 10%ポビドンヨードゲル 5%産婦人科用ポビドンヨードクリーム 5%グルコン酸クロルヘキシジン液 20%グルコン酸クロルヘキシジングルコネート液 10%塩化ベンザルコニウム 10%塩化ベンゼトニウム 塩酸アルキルジアミノエチルグリシン 80%エタノール	イソジン液 イソジンゲル 産婦人科用イソジンクリーム 5%ヒビテン液 20%ヒビテングルコネート液 オスバン液 ハイアミン液 テゴー51液 日局消毒用エタノール	原液 原液 原液 * * * * * 原液
	口腔	うがい	7%ポビドンヨードガーグル	イソジンガーグル	15～30倍
環境・機器・リネン	内視鏡		グルタルアルデヒド	ステリハイド，サイデックス	2～3%
	体温計		消毒用アルコール	消毒用アルコール	原液
	リネン類		温湯・熱湯＋洗剤 次亜塩素酸ナトリウム	 ミルトン	80℃10分 0.05～0.1%
	クベース 金属部分		次亜塩素酸ナトリウム 消毒用アルコール	ミルトン 消毒用アルコール	0.05～0.1% 原液
	ベッドパン（便器）		温湯・熱湯 クレゾール石けん液	 クレゾール石けん液	80℃ 50倍
	床に落ちた血液・体液など	小範囲 広範囲	さらし粉 次亜塩素酸ナトリウム	 ミルトン	 1%

* 使用濃度については，添付文書を参照

(波多江新平ら，1998[6])

しない．芽胞形成菌，ウィルス，結核菌には効果がなく，緑膿菌などのグラム陰性菌の一部に抵抗性を示す．

　注射部位の消毒には通常，消毒用エタノールを用いる．易感染者の場合はエタノールの蒸発後，有効成分が残存するポビドンヨードを配合したエタノールなどの使用が望ましい．

　皮膚，外傷は汚れていれば洗浄した後，消毒するのが原則であるが，感染を伴う創傷では消毒の後，消毒薬が残存しないよう生理食塩水などで洗浄する．

診療器具・環境の消毒

　日用品，机，家具などは洗剤で清拭し，血液・体液が付着している場合はその部分だけ次亜塩素酸ナトリウムで清拭消毒する．

　血液・体液の付着した器具・器械は血液が固まる前に水洗し，その後消毒する．場合によっては滅菌する．

　内視鏡は必ず，水洗後にグルタルアルデヒドで消毒する．その後ふたたび水洗が必要である．グルタルアルデヒドは，ほとんどの病原微生物に効果を示す．しかし，吸入毒性，皮膚への刺激も強く，使用の際はゴーグル，マスク，ゴム手袋を装着するなどの注意が必要である．

　リネン類は有機物とともに汚染しているので，必ず洗剤を用いて洗濯する．血液などの汚れがひどいときは，微温湯(30～40℃)で予備洗浄する．温湯・熱湯(80℃，10分以上)で洗濯すれば十分殺菌できる．

院内環境は消毒もさることながら清掃することが大事である．埃や汚れを取るだけでも院内感染の予防には大きな効果がある．濡れて汚れた床は細菌繁殖の温床となるのでモップでふき取る．濡れたモップは細菌の温床となるので使用後はかならず消毒し，乾燥させておく．したがって，モップの先は取り外せて，オートクレーブにかけられるほうが望ましい．また，汚染を広げないように使用場所を限定しておくことも必要である．院内環境の消毒には次亜塩素酸ナトリウムを用いる．好酸菌には効果が劣るが，その他の病原微生物には幅広く効果を認める．刺激臭があるのが難点である．床については，紫外線照射も有効であるが，陰になっている部分は殺菌されないので何ヵ所か位置をかえて照射する必要がある．床に落ちた血液・体液を水洗できない場合は1％次亜塩素酸ナトリウムで外から内に向かって消毒した後，湿式で清掃，乾燥させる．床が水洗可能であれば，十分に水洗した後に消毒する．カーテンなどは消毒薬を用いるより洗濯するほうがよい．

c．一時処理と最終処理

　血液・体液が付着した感染性を有するものは，発生現場での処理が理想であるが，現実には不可能である．現実には次の2段階に分け処理をする．

　a）一次処理　健常者が直接，手などで触れても感染を起こさないレベルにまで汚染を除去する．

　b）最終処理　最終目的にあったレベルにまで（滅菌・消毒・洗浄）処理する．

　リネンなどは感染性リネン用プラスチック袋に入れてしっかり封をし，最終処理のできる場所に運ぶ．洗剤とともに80℃，10分以上で洗濯すれば最終処理ができる．

　器具などは水洗したのち移送し，オートクレーブなどの滅菌によって最終処理をする．

　廃棄するものは感染性廃棄物用プラスチック袋や鋭利なものはプラスチックボックスに入れて封をしたのち運ぶ．これらの袋あるいは容器の外側は汚染されないようにする．汚染された場合，あるいは汚染のおそれのある場合は袋を二重にする（double bag）．その後焼却などの最終処理を行う．

2）感染経路対策[8)9)]

(1) 感染経路

　感染経路（route of infection）とは，病原体が感染源から感受性のある人間宿主に伝播される経路をいう．院内で主要な感染経路は5つある．

　a．接触感染（Contact Transmission）は，最も重要で，頻度の高い病院感染の伝播様式である．直接接触感染と間接接触感染の2つのサブグループに分類さ

a）直接接触感染（Direct-contact Transmission）は，患者に体位変換や入浴などの直接接触が必要なケアをするとき皮膚同士の直接接触や，病原体に感受性のある患者と感染者あるいは保菌者間で微生物が移動し起こる．

　b）間接接触感染（Indirect-contact Transmission）は，感受性のある患者と，汚染された器具や包帯，他の患者の処置に移る前に交換しなかった汚染手袋など無生物の媒介物との接触によって起こる．

　b．飛沫感染（Droplet Transmission）は，咳，くしゃみ，会話のとき，あるいは気管吸引や気管支鏡のような手技を行っているときに生じる飛沫 droplet が感染源となる．微生物が核となり周囲に水分を持つ飛沫（直径5ミクロン以上）が感染者から生じ，空気中を短い距離だけ進み，宿主の結膜，鼻粘膜，口に沈着して起こる．飛沫は空中に浮遊し続けることはないので，特別の空調や換気は不要である．

　c．空気感染（Airbone Transmission）は，前述の飛沫に含まれる水分が気化した後に残る飛沫核 droplet nuclei（直径5ミクロン以下で，長時間空中を漂う）か，感染病原体を含む粉塵粒子の播種によって起こる．微生物は空気の流れによって広く拡散し，同室内，場合によっては気流に乗って遠離の感受性のある者が吸入し感染しうる．

　d．一般媒介物感染（Common Vehicle Transmission）は，病原体に汚染された食物，水，薬剤，装置，器具などによって伝播され感染する．

　e．昆虫媒介感染（Vector borne Transmission）は蚊，蝿，ラットや他の害虫が微生物を伝播することによって起こる．

　「感染経路」対策は病原体や宿主因子対策より比較的容易で大きな効果が期待できる．

(2) HICPAC（Hospital Infection Control Practice Advisory Committee）感染防止対策[8)9)]

　HICPAC 感染予防対策は1996年にアメリカ防疫センター（CDC）が発表した院内感染予防対策の指針である．これは米国の指針であるが，本邦の医療機関でもこの指針を基礎として各施設の利用しやすい形に改訂して用いる価値があるので，内容を紹介する．

　「標準予防策」（Standard Precautions）と「感染経路別予防策」（Transmission-based Precautions）の二段階より構成されている．

a．標準予防策

　1985年に血液病原体の感染リスクを減らすために作成された普遍的予防策 universal precaution : UP[10)11)] と1987年に体液，排泄物などの湿性生体物質からの病原体の感染リスクを減らすために作成された生物物質隔離 body　substance isolation：BSI[12)13)]の主な特色を兼ね備えるように策定されている．標準予防策は感染性疾患で入院している患者だけに適用されるのではなく病院でケアを受けるすべての患者に適用する指針であることを銘記すべきである．さらに，各病院の地域性や特徴に合わせ修正して実施するよう奨められている．

b．感染経路別予防策

標準予防策だけでは不十分で，更にきびしい感染予防対策が必要な感染性の強い，疫学的意義のある病原体が感染・定着している患者に適用される．空気予防策，飛沫予防策，接触予防策がある．

各種感染性疾患のうちどの疾患が標準予防策だけでよいのか，あるいはさらに感染経路別予防策が必要であるのか呈示されている．そのうち細菌性疾患のみを抜粋して表74にまとめた．

表74 細菌感染症および病態別予防策のタイプと実施期間

感染症・病態	タイプ	実施期間
い 胃腸炎		
キャンピロバクター Campylobacter species	標準	
コレラ Cholera	標準注1	
クロストリジウム・ディフィシル Clostridium difficile	接触	罹病期間中
大腸菌 Escherichia coli		
腸管出血性大腸菌O157：H7	標準注1	
おむつあるいは失禁状態	接触	罹病期間中
他の菌種	標準注1	
サルモネラ菌 Salmonella species（チフス菌 S. typhi を含む）	標準注1	
赤痢菌 Shigella species	標準注1	
おむつあるいは失禁状態	接触	罹病期間中
腸炎ビブリオ Vibrio parahaemolyticus	標準注1	
エルシニア・エンテロコリティカ Yersinia enterocolitica	標準	
え 壊死性腸炎	標準	
エルシニア・エンテロコリティカ Yersinia enterocolitica 胃腸炎（→胃腸炎）		
か ガス壊疽	標準	
き キャンピロバクター胃腸炎（→胃腸炎）		
く クロストリジウム Clostridium		
ボツリヌス菌 C. Botulinum	標準	
クロストリジウム・ディフィシル C. difficile	接触	実施期間中
ウェルシュ菌 C. perfringens		
食中毒	標準	
ガス壊疽	標準	
け 結核	標準	
肺外，排膿病変（るい痩を含む）	標準	
肺外，髄膜炎	標準	
肺，確診・疑診・喉頭病変を含む	空気	注2
ツ反陽性，現在の肺病変なし	標準	
結膜炎		
急性細菌性	標準	
淋菌性	標準	
下痢，急性・感染性，原因不明の（→胃腸炎）		
こ 抗酸菌，非結核性（異型）		
肺	標準	
創部	標準	
抗生剤関連大腸炎（→ C. difficile）		
喉頭蓋炎，インフルエンザ菌による	飛沫	有効な治療が実施されて24時間まで
呼吸器感染症，急性（他の箇所でカバーされないもの）		
成人	標準	
乳幼児注3	接触	罹病期間中
コレラ（→胃腸炎）		
さ 細気管支炎（→乳幼児の呼吸器感染症）		
サルモネラ症（→胃腸炎）		

XII 細菌感染症の防御対策と効果的な殺菌法と消毒法の実際　193

し	子宮内膜炎	標準	
	ジフテリア		
	皮膚	接触	抗生剤中止・培養陰性となるまで[注4]
	喉頭	飛沫	抗生剤中止・培養陰性となるまで[注4]
	褥瘡，感染性の		
	大きいもの	接触	罹病期間中（排膿がなくなるまで）
	小さいもの，ごくわずかのもの	標準	
	食中毒		
	ボツリヌス中毒	標準	
	C. perfringens（ウェルシュ菌）	標準	
	ブドウ球菌	標準	
す	髄膜炎：		
	細菌性，グラム陰性腸管性，新生児の	標準	
	インフルエンザ菌性，疑いを含む	飛沫	効果的治療が開始されて24時間まで
	リステリア Listeria monocytogenes	標準	
	髄膜炎菌 Neisseria meningitidis，疑いを含む	飛沫	効果的治療が開始されて24時間まで
	肺炎球菌性 Pneumococcal	標準	
	結核性[注5]	標準	
	その他の診断された細菌性	標準	
	髄膜炎菌性肺炎	飛沫	効果的治療が開始されて24時間まで
	髄膜炎菌敗血症	飛沫	効果的治療が開始されて24時間まで
せ	赤痢（→胃腸炎）		
	せつ・ブドウ球菌性，乳幼児の	接触	罹病期間中
そ	創感染：		
	大	接触	罹病期間中（排膿がなくなるまで）
	小	標準	
た	耐性菌感染症あるいは定着（→多剤耐性菌）		
	大腸菌性胃腸炎（→胃腸炎）		
	多剤耐性菌，感染症あるいは定着[注6]	標準	
	胃腸管	接触	抗生剤中止・培養陰性となるまで
	呼吸器	接触	抗生剤中止・培養陰性となるまで
	肺炎球菌性	標準	
	皮膚，創部，熱傷	接触	抗生剤中止・培養陰性となるまで
	炭疽病		
	皮膚	標準	
	肺	標準	
ち	腸炎，クロストリジウム・ディフィシル C. difficile	接触	罹病期間中
	腸炎ビブリオ Vibrio parahaemolytics（→胃腸炎）		
	腸球菌（→多剤耐性菌，疫学的に有意かバンコマイシン耐性なら）		
	腸チフス（→胃腸炎）		
と	トキシックショック症候群（ブドウ球菌症）	標準	
な	軟性下疳	標準	
に	尿路感染症（腎盂腎炎を含む），		
	尿カテーテルの有るもの無いもの	標準	
ね	熱傷皮膚症候群，ブドウ球菌性（リッター病）	標準	
の	膿 疹	接触	効果的治療が開始されて24時間まで
	膿瘍		
	排膿，多量[注7]	接触	罹病期間中（肺膿がなくなるまで）
	排膿，少量あるいは微量[注8]	標準	
	野兎病		
	痂排膿病変	標準	
	肺	標準	
は	肺炎		
	細菌性，他の列挙されていない，グラム陰性菌を含む	標準	
	Burkholderia cepacia，嚢胞線維症における，気道定着を含む	標準[注9]	
	インフルエンザ菌性 Haemophilus influenzae		
	成人	標準	
	乳幼児（どの年齢でも）	飛沫	
	レジオネラ Legionella	標準	
	髄膜炎菌 Meningococcal	飛沫	有効な治療が実施されて24時間
	多剤耐性（→多剤耐性菌）		
	肺炎球菌 Pneumococcal	標準	
	多剤耐性（→多剤耐性菌）		
	Pseudomonas cepacia（→ Burkholderia cepacia）	標準[注9]	
	黄色ブドウ球菌 Staphylococcus aureus	標準	
	A群溶連菌 Streptococcus, Group A		
	成人	標準	
	乳幼児	飛沫	有効な治療が実施されて24時間
	破傷風	標準	
	ハンセン病	標準	

ひ	百日咳（Whooping cough）	飛沫注10	
ふ	ブドウ球菌症（黄色ブドウ球菌 S. aureus）		
	皮膚，創傷・熱傷の：		
	大注7	接触	罹病期間中
	小注8	標準	
	腸炎	標準注1	
	多剤耐性（多剤耐性菌）		
	肺炎	標準	
	熱傷皮膚症候群	接触	罹病期間中
	トキシックショック症候群	標準	
	ブルセラ症（波状熱，マルタ熱，地中海熱）	標準	
へ	閉鎖腔感染症		
	排膿，少量	標準	
	排膿なし	標準	
	ペスト Plague		
	腺ペスト	標準	
	肺ペスト	飛沫	効果的治療が開始されて72時間まで
	ヘリコバクター・ピロリ Helicobacter pylori	標準	
ほ	蜂窩織炎，コントロールできない排膿	接触	罹病期間中（排膿がなくなるまで）
	ボツリヌス中毒	標準	
り	リウマチ熱	標準	
	リステリア症	標準	
	リッター病（ブドウ球菌性熱傷皮膚症候群）	標準	
	淋菌性新生児眼炎（淋菌性眼炎，急性新生児結膜炎）	標準	
	淋病	標準	
る	類鼻疽，すべての型	標準	
れ	レジオネラ病	標準	
よ	溶連菌症（A群溶連菌 Streptococcus, Group A）		
	皮膚，創傷・熱傷の：		
	大注7	接触	効果的治療が開始されて24時間まで
	小注8	標準	
	子宮内膜炎（産褥敗血症）	標準	
	咽頭炎，乳幼児の	飛沫	効果的治療が開始されて24時間まで
	肺炎，乳幼児の	飛沫	効果的治療が開始されて24時間まで
	猩紅熱，乳幼児の	飛沫	効果的治療が開始されて24時間まで
	溶連菌症（B群溶連菌），新生児の	標準	
	溶連菌症（非A非B群），他の箇所でカバーされないなら	標準	
	多剤耐性（→多剤耐性菌）		

注1．罹病期間中6歳以下の失禁・おむつの乳幼児は接触予防策を用いる．
注2．結核患者に効果的な治療がなされ，臨床的に改善しており，異なった日に採取された喀痰の塗沫が3日連続陰性のとき，あるいは結核が除外診断されたときにのみ感染対策は中止．CDC「医療施設における結核感染防止のためのガイドライン」も参照．
注3．表75の経験的予防策も参照せよ．
注4．少なくとも24時間離して取られた培養が2回陰性になるまで．
注5．活動性肺結核を証明するために，検査すべきである．活動性ならば追加的感染予防対策が必要である（→結核）．
注6．特別の臨床的・疫学的意義があると判定された多剤耐性菌．
注7．包帯をしていない，あるいは包帯が排膿を適切に封じ込めていないもの．
注8．包帯が覆い，適切に排膿を封じ込めている．
注9．B. cepacia が感染・定着していない嚢胞性線維症患者と集団隔離あるいは同室にはしない．嚢胞性線維症の面会者・介護者で B. cepacia が感染・定着していない人は，感染・定着患者の1m以内に来るときはマスクを付けることを選択してよい．
注10．効果的な治療が開始されて5日目まで感染対策を持続する．

（文献[8][9] より抜粋，改変）

（3） 空気，飛沫，接触予防策の経験的使用

確定診断に至る前でも，表75に示すような臨床症状および病態から標準予防策に加え感染経路別予防策をとる必要であると考えられる場合にはあらかじめ経験的予防策を開始しておく．

（4） 免疫不全患者

免疫不全患者の感染症に対する感受性は，免疫抑制の程度・期間によって異なる．一般に内因性・外因性感染源の両方からの細菌感染のリスクがあるが，院内の全患者に標準予防策を適用しておけば，院内の感染症患者あるいは保菌者からの伝播は防止できる．免疫不全者の院内発症レジオネラ症の予防のためには「院

表75 診断確定前に疫学的に意義のある病原体の伝播を防止するための付加的な経験的予防策を要する臨床的症候群・病態[注1]

臨床的症候群・病態[注2]	潜在的病原体[注3]	経験的予防策
<下痢>		
・失禁・おむつ状態の感染性要因が疑われている急性下痢	腸管性病原体[注4]	接触
・最近の抗生剤投与の病歴をもつ成人の下痢	クロストリジウム・ディフィシル	接触
<髄膜炎>	髄膜炎菌	飛沫
<原因不明の,全身的皮疹・発疹>		
(1)発熱を伴った点状・斑状出血様	髄膜炎菌	飛沫
(2)小水泡状	水痘	空気および接触
(3)鼻カタルと発熱を伴った大丘疹	風疹(麻疹)	空気
<呼吸器感染>		
・HIV陰性患者・HIV感染低リスク患者における咳/発熱/上葉の肺浸潤	結核菌	空気
・HIV感染患者・HIV感染高リスク患者における咳/発熱/上葉の肺浸潤	結核菌	空気
・百日咳流行期間中の夜間あるいは重度持続性の咳	百日咳菌	飛沫
・乳幼児の呼吸器感染症,とくに気管支炎とクループ	RSあるいはパラインフルエンザウイルス	空気
<多剤耐性菌の危険>		
・多剤耐性菌による感染・定着の病歴[注5]	耐性菌	接触
・多剤耐性菌が流行している施設に最近入院・入所した患者の皮膚,創部,尿路感染症	耐性菌	接触
<皮膚・創部感染症>		
・膿瘍あるいはカバーできない排膿創部	黄色ブドウ球菌,A群溶連菌	接触

注1)感染対策担当者は地域的条件によってこの表を修正したほうが良い.経験的予防策を適切に実施するために入院前・入院中これらの診断基準に従って患者を常に評価するためのシステムを各部署にもたなければならない.
注2)列挙された症候群・病態をもつ患者は典型的な症候・症状を示さないこともある.「疑い」は流行の有無を考慮に入れて判断する.
注3)除外診断されるまでは標準予防策を超えて付加的な感染対策を必要とする可能性の高い病原体を示している.
注4)腸管出血性大腸菌O157:H7,赤痢菌,A型肝炎ウイルス,ロタウイルスが挙げられる.
注5)臨床的・疫学的意義があると判定された耐性菌. (文献[8)9)]より)

内肺炎防止のガイドライン」[14)15)]が参考になる.

(5) 勧　告(以下にHICPACの具体的指針が示されている)

　　a．管理上の対策(後述の感染症対策委員会の項参照)

　　　a)教　育　入院患者,職員,面会者が感染予防策を確実に実施できるように各病院に適したシステムに発展させる.

　　　b)予防策の遵守　定期的に予防策が遵守されているか評価し,その結果を直接予防対策システムの改善に役立てる.

　　b．標準予防策

　　全患者のケアに適用する.

　　　a)手　洗　い　血液,体液,分泌物,排泄物,汚染物に触った後(手袋の着用の有無にかかわらず),手袋を外した後,他の患者のケアに移る前,他の患者や環境へ微生物の移動を避けるよう指示されたとき手を洗う.一人の患者の介護,処置中でも異なる身体部位への汚染(交差感染)を防ぐために,他の身体部位の

処置に移動する前に手洗いが必要である．手洗いには普通の(非抗菌性の)石鹸を使う．感染流行や高度伝染性感染症で接触予防策が必要な状況下では消毒薬や速乾性摩擦式消毒剤を用いる．

　b）手　　袋　血液，体液，分泌物，排泄物，汚染物に触るとき（清潔な非滅菌手袋），粘膜や傷のある皮膚に触れるとき（清潔な滅菌手袋）手袋をつける．高濃度に微生物を含む物質に接触した場合はケアの途中でも手袋は換え，作業に戻る．作業終了後あるいは他の患者のケアに移る前は必ず手袋をはずす．

　手袋に小さな傷があったり，使用中に破れたり，あるいは手袋を外すときには手が汚染される危険があるため手袋を外したあとは必ず手洗いをしなければならない．この点はとくに強調されている．

　c）マスク，アイ・プロテクション，フェイス・シールド　血液，体液，分泌物，排泄物のしぶき・飛沫が目，鼻，口の粘膜を汚染する危険性のあるときはマスクやアイ・プロテクション，あるいはフェイス・シールドを着用する．

　d）ガ ウ ン　血液，体液，分泌物，排泄物のしぶき・飛沫で衣服を汚染する危険性のあるときは皮膚や衣服の汚染を防ぐためにガウン（清潔な非滅菌ガウン）を着用する．予想される汚染の度合いに応じて適切なガウンを選ぶ．他の患者や環境への微生物の移動を防ぐために，汚れたガウンはすみやかに脱ぎ，手を洗う．

　e）患者のケアに使用した器具　血液，体液，分泌物，排泄物で汚れた器具は，皮膚，粘膜，衣服，他の患者，環境への汚染を防ぐ方法で取り扱う．再使用可能な器具は適切に処理されるまで他の患者には使用しない．使い捨ての物品は適切に廃棄する．

　f）環 境 対 策　環境表面，ベッド，ベッド横板，ベッドサイド器具，その他頻繁に触るものの表面を日常的に清掃消毒する．

　g）リ ネ ン　血液，体液，分泌物，排泄物で汚染されたリネンは，皮膚・粘膜，衣服，他の患者や環境を汚染しないように使用，運搬，処理する．

　h）労働衛生と血液病原体
　ⅰ）処置後に鋭利な器具を扱うとき負傷しないよう気を付ける．使用済みの針は決してリキャップしない．使用済みの注射器，針，その他の鋭利物は適切な穿刺抵抗性の容器に入れ移送後，処理する．

　ⅱ）蘇生にはマウスピース，蘇生バッグ，他の換気用器具を使用する．

　ⅰ）患 者 配 置　環境を汚染する患者，または衛生環境維持に協力しない患者は個室に入れる．個室のないときは感染対策専門職員にコンサルトする．

　c．空気予防策
　空気感染する病原体に感染している（あるいは疑いのある）患者に対して，標準予防策に加えて使用する．細菌性疾患例として結核があげられる．

a）患者配置　患者は次の条件を備えた個室に入れる．①周囲の区域に対し陰圧に設定監視されており，②1時間に6～12回の換気がなされ，③適切な戸外への排気，もしくは，室内空気が病院の他区域へ循環する前に高性能濾過を受けるように設定されている．ドアは閉じたままにし，患者は室内にとどめる．個室が利用できないときは，同じ微生物による活動性感染症を持った（他の副感染症のない）患者と同一の部屋に入れる（集団隔離）．もし個室も集団隔離もできない場合は感染症対策専門職員にコンサルトする．

b）レスピラトリー・プロテクション　感染性肺結核（あるいはその疑い）の患者の部屋に入るときには高性能な濾過マスクを着用する．とくに結核の場合には，CDCなどで推奨され，1μmのサイズ（結核菌のサイズは1～5μm）も通さないとされる結核用マスク（タイプN95微粒子マスク）を着用する[16]．

水痘や麻疹の場合は感染感受性のある職員は部屋に入るべきではない．やむを得ない場合は呼吸器防御器具[17]をつける．既往のある職員はその必要はない．

c）患者移送　病室からの移動・移送は必要不可欠な目的のみに制限する．移送や移動が必要なときはできれば外科用マスクを患者に取付け飛沫核の散乱を最小限にする．

d）結核の伝播を防止するための付加感染対策　付加感染予防戦略としてCDCの「医療施設における結核感染防止ためのガイドライン」を参照する[16]．

d．飛沫予防策

飛沫感染する微生物に感染している，あるいは疑われる患者に対して使用する．細菌性疾患例として次のようなものがある．

ⅰ）侵襲性b型インフルエンザ菌疾患（髄膜炎，肺炎，喉頭炎，敗血症を含む）
ⅱ）侵襲性髄膜炎菌疾患（髄膜炎，肺炎，敗血症を含む）
ⅲ）飛沫感染で広がる他の重症細菌性呼吸器感染症，下記のものを含む．
　①ジフテリア（喉頭）
　②百日咳
　③肺ペスト
　④溶連菌性咽頭炎，肺炎，猩紅熱（乳幼児における）

a）患者配置　患者は個室に入れる．個室が利用できないときは，同じ微生物による活動性の感染症を持った（他の副感染症がない）患者とともに一つの部屋に入れる（集団隔離）．個室がなく，集団隔離もできないときは，感染患者は他の患者・面会者との間に少なくとも約1mの空間的分離を保つことにする．特殊な空調や換気は不要である．ドアは開けたままにしてよい．

b）マスク　標準予防策に加えて，患者の約1m以内で働くときはマスクを着用する（理論的には，部屋に入るときにマスクを着用させてもよい）．

c）患者移送　病室からの患者の移動・移送を必要不可欠の目的のみに制限

する．移送あるいは移動が必要ならば，できれば患者にマスクをつけ飛沫の散乱を最小限にする．

e．接触予防策

患者との直接接触あるいは間接接触によって伝搬する病原体に感染あるいは保菌しているか，疑いのある特定の患者に対しては，標準予防策に加えて実施する．
細菌性疾患例として次のようなものがある．

ⅰ）多剤耐性菌による胃腸管，呼吸器，皮膚，および創部の感染症あるいは定着状態

ⅱ）少量で感染するか，あるいは環境で長期生存する腸管感染症
　①クロストリジウム・ディフィシル
　②おむつをしているあるいは失禁状態の患者の場合：腸管出血性大腸菌 0157：H 7，赤痢

ⅲ）接触感染性の強い，あるいは，乾燥皮膚に起こりうる皮膚感染症，下記のものを含む．
　①ジフテリア（皮膚）
　②膿痂疹
　③大きな（封じ込められてない）膿瘍，蜂窩織炎，褥瘡
　④乳幼児におけるブドウ球菌性癰

a）患者配置　患者は個室に入れる．個室がないときは，同じ微生物による活動性感染症をもっているが，他の副感染症はもっていない患者と同じ部屋に入れる(集団隔離)．個室がなく，集団隔離も実行できないときは，患者配置は微生物の疫学的特徴と患者数を考慮して決める．患者配置は事前に感染対策専門職員にコンサルトすることが望ましい．

b）手袋と手洗い　部屋に入るときに手袋（非滅菌のもの）を着用する．患者のケア中に高濃度の微生物を含んでいる感染性物質（便や創部排膿）に接触したあとは手袋を換える．患者から離れる前に手袋を外し，すぐに抗菌性物質か水の要らない生体消毒薬で手を洗う[18)19)]．手洗いをした後は手がその病室の汚染された環境表面や物品に触れていないことを確かめ，他の患者や環境への拡がりを防止する．

c）ガウン　衣服が患者・環境表面・病室の物品に触れる可能性のあるときや，患者に失禁，下痢があったり，腸瘻や，被覆されてない創部ドレナージがあれば，部屋に入るときにガウン（非滅菌のもの）を着用する．患者から離れる前にガウンを外す．ガウンを外したあとは，衣服が汚染されていないか確認する．

d）患者移送　病室からの移動・移送を必要な場合のみに制限する．移送するときは，微生物の他患者への伝播や環境表面や器具への汚染を最小にするための感染予防対策を行う．

e）患者のケアに使用した器具　器具・物品の使用は他の人と共有しない．あるいは同一の病原体に感染あるいは保菌している患者の集団の専用にする．どうしても共有が避けられないときは，他の患者が使用する前に洗浄，消毒する．

f）バンコマイシン耐性の拡散を防止するための付加的対策　付加的予防対策としてバンコマイシン耐性の拡散防止に関するHICPACレポート[19]を参照する．

f．院内感染対策に関する組織[20]

院内感染を機能的に防止するためには，院内感染対策委員会を組織する必要がある．院内感染対策委員会は，最終的な意志決定機関であり，感染防止対策を立案し，院内感染症対策マニュアルの作成，変更，院内感染の実態把握のための調査および院内巡視点検，感染症発生時の対策，職員教育を行う．実務的・機能的な感染対策チーム（Infection Control Team : ICT）として委員会以外の小委員会を組織しても良い．

3）宿主の感受性

病原体の侵入，増殖あるいはその有毒産生物による身体の障害を阻止する感染防御機構の総和を抵抗力と呼ぶが，この感染防御機構の増強するための非特異的な対策として平素からの健康の保持促進（休養，栄養，生活環境の改善），衛生に関する知識の普及が基本となる．特異的な方法としては予防接種，免疫血清やガンマグロブリンの使用，化学予防がある．

(1) 活動免疫[21]

人工活動免疫 artificial active immunity を成立させる目的で行われる抗原の投与が予防接種 vaccination である．用いられるワクチン vaccine には弱毒株の生きた病原体（生ワクチン：live vaccine），不活化させた病原体（不活化ワクチン：inactivated vaccine），毒素（toxin）の毒性が失われて免疫原性のみが残っているトキソイド（toxoid）の3種類が用いられる．

a．細菌感染症に関するワクチン

a）コレラワクチン　予防効果が十分でないためWHOなどでは推奨しておらず，原則として不要である．飲食物などの衛生に注意するほうが優先である[22]．

b）腸チフス・パラチフス混合ワクチン　製造認可はおりているが現在製造されていない．腸チフスに関しては最近安全性と予防効果の高い経口生ワクチンが開発されており，海外で機会があれば摂種を受ける価値がある[22]．

c）乾燥BCGワクチン　結核の発症は防げないが乳児の粟粒結核や結核性髄膜炎に対する予防効果は認められている．

d）百日咳ワクチン

e）破傷風トキソイド

f）ジフテリアトキソイド
　d）～f）は3種混合，2種混合，あるいは破傷風トキソイドとして使用されている．
　　　g）肺炎球菌ワクチン（輸入されている）　高齢者の肺炎の原因菌でその対策として開発され，本邦では現在，脾摘後の小児などに積極的に用いられている．最近ペニシリン耐性肺炎球菌（penicillin resistant *Streptococcus pneumoniae*：PRSP）が市中感染においても問題になっている．ワクチン接種はこの耐性菌による肺炎の有効な予防策として期待されている．
　　b．今後導入予定のワクチン
　インフルエンザ菌b型ワクチン：b型インフルエンザ菌は小児の髄膜炎の代表的な起因菌であり，さらにその合併症，後遺症も深刻な問題である．欧米ではすでに導入され，良好な成果をあげている．
　　c．海外で接種可能なワクチン[22]
　海外では髄膜炎菌，ペストのワクチンが使用可能な国がある．
(2)　受動免疫 passive immunity
　回復期または高度免疫血清あるいは免疫抗体を含んだガンマグロブリンを注射して与え，人工受動免疫 artificial passive immunity による感染防御機構を増強する．
　現在本邦で使用できる細菌感染症に対する特異的抗毒素，あるいはガンマグロブリン
　①ガス壊疽ウマ抗毒素
　②ジフテリア抗毒素（製造認可はおりているが現在製造されていない）
　③破傷風抗毒素（製造認可はおりているが現在製造されていない）
　④乾燥ボツリヌスウマ抗毒素
　⑤抗破傷風免疫グロブリン
(3)　化学予防 chemopmphylaxis
　化学療法剤を用いて伝染病の感染または発病を予防しようという方法で，小児に対する抗結核薬の予防的投与が登録して行われている（表76）[23]．

表76 初感染結核に対するINHの投与

年齢	感染源	BCG歴接種なし	BCG歴接種あり
中学生以下	塗沫陽性患者と接触あり	10mm以上（既往に陽性の記録のある者を除く）	30mm以上で結核感染が強く疑われる者
	塗沫陽性患者と接触なし	・30mm以上の者 ・初回29mm以下で再ツ反でおおむね20mm以上の強陽性の者（既往に陽性の記録のある者を除く）	40mm以上で最近の結核感染が強く疑われる者
	その他，既往に化学療法歴がなくX線所見がVI型の者とV型の者の一部		
義務教育終了後29歳までの者	・原則として結核集団感染で感染が疑われる者 ・感染源がGF.3号以上排菌し，激しい咳を続け，これと密接な接触があり，結核感染が強く疑われる者		

（文献[23]より）

4) 院内感染によるアウトブレイクを警戒すべき病原微生物[24)25)]

(1) グラム陽性菌

a. 黄色ブドウ球菌（とくにMRSAなどの耐性菌）

MRSAは手が触れる頻度が高い箇所から検出されるため手洗いがもっとも重要な感染防止対策となる．HICPACの接触予防策を徹底する．加えて感染源としての保菌者対策も重要である．

b. コアグラーゼ陰性ブドウ球菌

c. 腸球菌（とくにampicillin耐性，vancomycin耐性菌）

CDCではバンコマイシンの使用をできるだけ控えることや手洗いの重要性，手袋の着用，個室管理などを勧告して，バンコマイシン耐性腸球菌の蔓延防止に全力をあげている[26)]．

腸球菌が腸管内に常在性が高く糞便処理などで手指や糞便処理に関連した場所が汚染されやすい．このため，手洗いの徹底や環境管理などで交差感染の防止をはかっていくことが重要である．

(2) 腸内細菌

セラチア，プロテウス，エンテロバクターなど．

(3) 緑膿菌

(4) 非発酵菌

アシネトバクター，セパシアなど．

第三世代セフェム系はβラクタマーゼに分解されにくい特徴を持つが，(1)～(4)に示す菌はβラクタマーゼの基質特異性を拡大し，Extended spectrum of β-lactamase（ESBLs）産生菌[27)]と呼ばれる耐性獲得菌となり，これらによる院内感染の増加が問題になっている．

(5) クロストリジウム・ディフィシル

一般には内因性感染による散発例だが環境汚染による水平感染の可能性が報告されている[28]．

(6) レジオネラ

明らかな院内肺炎があれば1例でも調査対象となる．CDCのレジオネラ感染防止指針[14)15)]では，ネブライザーとその他の装置の洗浄や消毒後のすすぎには水道水は用いてはならず，滅菌水を用いることとし，ネブライザーの貯水槽も滅菌水に限るとしている．また，クーリングタワーの管理については，クーリングタワーの飛散水が病院の外気採り入れ口から離れる方向にすることや定期的な消毒・管理を行うことを指示している．このほか，温水系の管理については末端蛇口で65℃以上のお湯を最低5分間放出するなどの高温加熱処理や高塩素処理（すべての末端蛇口で残留塩素濃度10 ppm以上）などを推奨している．

(7) 結 核 菌

多剤耐性菌が増加している．患者病室に入室する際には，前述の高性能な濾過マスクを着用する．このほか，病院職員を介して院内で伝染する危険性があるので，職員の検診は常に行い，必要に応じて治療を行う．とくに雇用時には二段階法によるツベルクリン反応（ツ反）を行うよう推奨されている[29]．つまり，ツ反陰性者および弱陽性者には2週間後に再ツ反を行う．対象者のほとんどはBCG接種の既往があっても時間的経過によってツベルクリンアレルギーが減弱しているため，最初のツ反のブースター効果により2回目のツ反で真の大きさを示すといわれる．この方法をとっておけば，不幸にして院内感染が発生したときの調査で偽の陰性者を陽転と誤ることがなくなる．

(8) すべての腸管感染症，食中毒の原因微生物

給食を喫食している患者から一人でもでれば調査対象となる．

文 献

1) 「感染症の予防及び感染症の患者に対する医療に関する法律」．平成10.10.2法律114．
2) 「感染症の予防及び感染症の患者に対する医療に関する法律及び検疫法及び狂犬病予防法の一部を改正する法律について」．（依命通知）平成10.10.20厚生省発健医346・10番 畜 A 2227．
3) 特集 感染症新法施行に向けて—実地医家はどう対応するか— Medical Tribune Infection control 1999年3月11日．
4) 梅田 勝：新興・再興感染症と感染症新法制定．小児内科 37：5-11, 1999．
5) 松原 肇，朝長文弥：消毒薬の種類と特性．小児内科 26：14-18, 1994．
6) 波多江新平，宇部川弘行：4．消毒の実際 院内感染予防対策ハンドブック—インフェクションコントロールの実際—（国立大阪病院感染対策委員会編），pp 21-30，南山堂，東京，1998．
7) 田島 剛：効果的な消毒法の実際．小児内科 31：47-49, 1999．
8) Hospital Infection Control Practices Advisory Committee Guidelines for Isolation precoutious in Hospitals. Infect Control Hosp Epidemiol. 17：53-80, 1996. (erratum correction, Infect Control Hosp Epidemiol 17：214, 1996.)
9) 「病院における隔離予防策のためのCDC最新ガイドライン」Infection Control 別冊，メディカ出版，大阪，1996．

10) Centers for Disease Control. Recommendations for prevention of HIV transmision in health-care settings. MMWR 36(2S): 1S-18S, 1987.
11) Centers for Disease Control. Update: universal precautious for prevention of transmission of human immunodeficiency virus, hepatitis B virus, and other bloodborne pathogens in health carre settings. MMWR 37: 377-382, 387-388, 1988.
12) Lynch P, Jackson MM, Cummings MJ, et al: Rethinking the role of isolation practices in the prevention of nosocomial infections. Ann Intern Med 107: 243-246, 1987.
13) Lynch P, Cummings MJ, Roberts PL, et al: Implementing and evaluating a system of generic infection precautions: body substance isolation. Am J Infect Control 18: 1-12, 1990.
14) Talban OC, Anderson LJ, Arden NH, et al: Hospital Infection Control Practice Advisory Committee. Guideline for prevention of nosocomial pneumonia Part I: issues on prevention of nosocomial pneumonia. Am J Infect Control 12: 1191-1209, 1994.
15) Hospital Infection Control Practice Advisory Committee. Guideline for prevention of nosocomial pneumonia Part II: recommendations for prevention of nosocomial pneumonia. Am J Infect Control 22: 269-292, 1994, and Americal Association of Respiratory Care 12: 1209-1236, 1994.
16) Centers for Disease Control. Guidelines for preventing the transmission of tuberculosis in health-care facilities, 1994. MMWR 43(RR-13): 1-132, 1994, and Federal Resister 59: 54242-54303, 1994.
17) Department of Health and Human Service, Department of Labor. Respiratory protective devices: final rules and notice. Federal Register 60: 30336-30402, 1995.
18) Larson RL 1992, 1993, and 1994 Association for Professionals in Infection Control and Epidemiology Guidelines Committee. APIC guideline for handwashing and hand antiseptis in health care settings. Am J Infect control 23: 251-269, 1995.
19) Hospital Infection Control Practice Advisory Committee. Recommendations for preventingthe spread of vancomycin resistance. Am J Infect Control 23: 87-94, 1995, Infect Control Hosp Epidemiol 16: 105-113, 1995, and MMWR 44(No. RR-12): 1-131995.
20) 小塚雄民，山田泰子：1．院内感染対策の進め方，院内感染予防対策ハンドブック―インフェクションコントロールの実際―(国立大阪病院感染対策委員会編)，pp 2-8，南山堂，東京，1998．
21) 加藤達男：日本で許可されているワクチンと接種方法．Modern Physician 17: 277-280, 1997.
22) 子どものための予防接種―各国の状況―1997年度．㈶母子衛生研究会．
23) 「初感染結核に対するINHの投与について」．平成元年2月28日付 健医発第20号 厚生省保健局結核・感染対策室長通知．
24) 青木泰子：院内感染症（日和見感染）．臨床検査 42: 1439-1452, 1999．
25) 賀来満夫：2．院内感染症の原因微生物，院内感染予防対策ハンドブック―インフェクションコントロールの実際―(国立大阪病院感染対策委員会編)，pp 9-15，南山堂，東京，1998．
26) Center for Disease Control and Prevention: Nosocomial enterococci resistant to vamcomycin United State 1983-1993. MMWR 42: 597-599, 1993.
27) Kliebe C, et al: Evaluation of plasmid-coded resistance to broad spectrum cephalosporins. Antimicrob Agents Chemother 28: 302-307, 1985.
28) 岡 慎一：偽膜性大腸炎患者腸管内における clostridium difficile の動態と環境汚染について．感染症誌 62: 685-693, 1988．
29) 厚生省保健医療局結核・感染症対策室長通知．初感染症結核に対するINHの投与について．健医感第20号，平成元年2月28日．

［久保　政勝／玉置　尚司］

XIII 抗菌剤の使い方
―選択から使用まで―

はじめに

　小児における細菌感染症での薬剤選択および治療は，果たして適切になされているのであろうか．小児期は年齢層が幅広く，同一疾患といえども，各年齢での起炎菌も異なり，重症度も幼若なほど，あるいは基礎疾患があるほどに増加するのである．また，薬剤を投与する際にも，各年齢での薬動力学的パラメーターも異なるゆえに，投与量，投与回数，投与期間に注意せねばならないのである．さらに小児用製剤がない薬剤，小児用の適応がない薬剤，慣用的に使用しているが使用方法が適応でない場合など，小児期での薬剤選択・投与には，考えねばならないことが多すぎる．この項では，適切な薬剤選択，投与こそが新しい耐性菌の増加を防げるという認識を再確認したうえで，疾患の治癒に向かっての使用方法の考え方を解説する．

1）抗菌薬の種類と特徴

　表77に系統別の特徴をβ-ラクタム系薬とその他の薬剤に大別して示した．
　β-ラクタム系薬は表77に示したように，小児で使用可能なものは5系に分けられている．本系薬剤は，小児科領域でも最も広く用いられている薬剤で，作用機序は細菌の細胞壁ペプチドグリカン合成過程でのムレイン架橋酵素（酵素群：ペニシリン結合蛋白，PBPs）阻害であり，多くは殺菌的に作用する．また，作用点が人体細胞には認められない細菌細胞壁であることから，選択毒性が高く，安全性も高いのである．モノバクタム系を除き，β-ラクタム系薬は，小児における各感染の原因頻度の高い肺炎球菌，インフルエンザ菌に対して，程度の差は各薬剤に認められるものの，抗菌力を保っていることより最も汎用されている．ペニシリン系薬剤は，薬価が低く抑えられており，使用頻度が少なくなっているなどの理由で，国内での発売が中止されているものが多く，処方する際には注意が必要である．実際，細菌性髄膜炎の治療の際，必ずどの教科書にも記載されている

表77 抗菌薬の

(1) β-ラクタム系薬【作用機序：細胞壁合成の阻害（PBPs）への結合】

	利点
ペニシリン系	・小児科領域の原因として多い肺炎球菌，インフルエンザ菌に対する抗菌力が強い ・選択毒性が強く，安全性が高い ・切れ味が良い ・大量投与が可能 ・価格が安い
セフェム系 （オキサセフェム系を含む）	・一部の経口薬を除き，小児科領域で原因菌として多い，肺炎球菌，インフルエンザ菌に強い抗菌力を持つ ・選択毒性が高く，安全性が高い ・CTX，CTRX，CAZ，LMOX は髄液移行が良い ・CDZ，CTRX は胆汁排泄良好
カルバペネム系	・抗菌スペクトラムが β-ラクタムでは一番広い ・ペニシリン耐性肺炎球菌に有効 ・グラム陰性菌（ESBLs 産生株）に有効 ・髄液移行が良い
モノバクタム系	・スペクトルはグラム陰性菌のみ ・緑膿菌に強い抗菌力 ・AZT は髄液移行良好
ペネム系	・PRSP に対しては経口薬中最も強い抗菌力

(2) その他の薬剤

	利点
マクロライド系 （作用機序：蛋白合成阻害）	・β-ラクタム系薬に無効なマイコプラズマ，クラミジア，カンピロバクター，レジオネラに有効 ・百日咳に有効 ・ヘリコバクターに有効 ・組織内，好中球内移行が良好
アミノ酸糖体系 （作用機序：蛋白合成阻害）	・抗菌スペクトラムは広い ・緑膿菌，ブドウ球菌にも有効 ・PAE を認める ・併用療法薬として評価は高い（AGS を先行使用して）
テトラサイクリン系 （作用機序：蛋白合成阻害）	・ミノサイクリンはブドウ球菌（MRSA 含む）に強い抗菌力 ・レジオネラ，マイコプラズマ，クラミジア，リケッチアに有効 ・血中濃度半減期が良い ・細胞内移行が良好
クロラムフェニコール系 （作用機序：蛋白合成阻害）	・腸チフス，パラチフスの第一選択薬 ・髄液移行性良好 ・ペニシリンアレルギーの患児の感染症に使用可能 ・嫌気性菌に対する抗菌力が高い
ニューキノロン系 （作用機序：DNA 合成阻害）	・抗菌スペクトルが広い ・カンピロバクター，マイコプラズマ，クラミジアにも有効 ・喀痰中移行が高い ・高い腸管内濃度
グリコペプチド系 【作用機序：細胞壁合成阻害 （ペプチドグリカン）】	・MRSA に有効（第一選択薬） ・PRSP に耐性株はない（適応外） ・バンコマイシンは新生児にも適応あり
ホスホマイシン 【作用機序：細胞壁合成阻害 （ペプチドグリカン）】	・安全性が高い ・時間差攻撃療法の選択剤（先行投与） ・感染性腸炎の選択薬剤

系統分類と特徴

欠　点	その他	共　通
・β-ラクタマーゼ産生株が増加し，耐性株が増加している ・アレルギー性の副作用が強い ・経口薬は下痢の頻度が高い ・発売中止の薬剤が多い（静注用製剤）	・伝染性単核症には禁忌 ・斑状丘疹出現	β-ラクタム系薬に過敏症のある患者は禁忌
・各世代間にて抗菌スペクトラムが変わる ・ESBLs産生株に無効（クレブシエラ，大腸菌など） ・チオメチル，テトラゾール基を有する薬剤はビタミンK欠乏に注意	・セフェム，ペニシリンに過敏症のある場合，禁忌	
・イミペネムには痙攣の副作用 ・欧米での使用頻度は低い	・イミペネムは髄膜炎の適応なし ・メロペネムは小児の適応なし ・バルプロ酸ナトリウム使用時はてんかん発作再発のおそれ	
・グラム陽性菌には無効	・カルモナムは小児の適応なし ・他のβ-ラクタム系薬の交叉アレルギーは少ない	
・下痢の頻度高い	・食事の影響を受けにくい ・バルプロ酸ナトリウム使用時はてんかん発作再発のおそれ	
・グラム陰性菌に適応がある薬剤もあるが，無効なことが多い ・14員環は相互作用が高い（テオフィリン，カルバマゼピン，シクロスポリン，ワルファリン）	・16員環は食前投与で血中濃度が高い ・アジスロマイシンは未承認 ・抗菌作用以外の薬理作用がある（バイオフィルム形成抑制など）	
・肺炎球菌，嫌気性菌には無効 ・小児の適応（点滴静注）のものが少ない：アミカシン，トブラマイシン，アルベカシン ・血中有効濃度と毒性発現濃度の差が狭い ・聴器毒性，腎毒性に注意	・アルベカシンの適応はMRSAのみ ・ゲンタマイシンは筋注のみ適応 ・SM，KMは抗結核薬として有用	
・小児科で使用できる薬剤が少ない ・エナメル質形成不全などの骨形成阻害 ・歯牙への色素沈着	・重症筋無力症には禁忌 ・マイコプラズマは適応疾患ではない	
・グレイ症候群：新生児に大量投与する場合，注意	・骨髄障害（妊婦への投与禁忌）	
・小児に使用できる薬剤はノルフロキサシン（NFLX）のみ ・光線過敏症	・薬剤相互作用が一部にある（テオフィリン，非ステロイド系鎮痛薬） ・NFLX以外は妊婦，小児の適応なし	
・グラム陰性菌に無効 ・小児ではred man症候群が多い ・バンコマイシン耐性株の出現（腸球菌，ブドウ球菌）	・テイコプラニンは小児未承認 ・アミノ配糖体系薬剤の併用は避ける ・血中濃度モニタリングが望ましい	
・MRSAには耐性株増加 ・ナトリウム摂取制限の場合，慎重投与	・経口投与のみが腸炎には有効	

PCG（結晶ペニシリンGカリウム）を使用している小児科医はいるのであろうか，疑問が残る．ペニシリン系薬剤は，β-ラクタマーゼ産生株が増加している近年，黄色ブドウ球菌，大腸菌，インフルエンザ菌，モラクセラ・カタラーリスに耐性を示すものが増加しているので注意すべきである．しかし，広域ペニシリンにクラブラン酸やスルバクタムのβ-ラクタマーゼ阻害薬を加えたペニシリン系第5群（スルバクタム/アンピシリン，クラブラン酸/アモキシシリンなど）は，上記の耐性株に対処可能であることを覚えておかれたい．また，経口薬は，他系薬剤と比べ，下痢の出現が，年齢が幼若になるほど高くなることは，保護者によく伝えねばならない．セフェム系薬剤の抗菌力は表78にて解説してあるが，第1～6群間で抗菌スペクトルに差が認められる．最近，一部のグラム陰性桿菌（クレブシエラ，大腸菌など）より ESBL (extended-spectrum β-lactamases, 基質拡張型β-ラクタマーゼ) 産生株が検出され，第5群セフェムでも対処できなくなっている．また，セフォタキシム，セフトリアキソンは，化膿性髄膜炎の選択薬剤として定評があるが，ペニシリン耐性肺炎球菌の高度耐性株の増加により，使用の

表78 小児の感染症に用いられる主な抗菌薬

〈経口薬〉

ペニシリン系	アモキシシリン（パセトシン，サワシリン），アモキシシリン・クラブラン酸カリウム（オーグメンチン），スルタミシリン（ユナシン）
セフェム系	（第3群）セファレキシン（ケフレックス），セファクロル（ケフラール）
	（第6群）セフィキシム（セフスパン），セフテラムピボキシル（トミロン），セフポドキシムプロキセチル（バナン），セフジニル（セフゾン），セフジトレンピボキシル（メイアクト），セフカペンピボキシル（フロモックス）
ペネム系	ファロペネム（ファロム）
ニューキノロン系	ノルフロキサシン（バクシダール）
ホスホマイシン系	ホスホマイシン（フォスミシン）
マクロライド系	14員環：エリスロマイシン（エリスロシン），クラリスロマイシン（クラリシッド，クラリス）
	16員環：ロキタマイシン（リカマイシン），酢酸ミデカマイシン（ミオカマイシン）
テトラサイクリン系	ミノサイクリン（ミノマイシン）

〈注射薬〉

ペニシリン系	アンピシリン・クロキサシリン（ビクシリンS），アンピシリン・スルバクタム（ユナシンS），ピペラシリン（ペントシリン），アンピシリン（ビクシリン）
セフェム系	第2群：セファゾリン（セファメジン）
	第4群：セフォチアム（パンスポリン），セフメタゾール（セフメタゾン），フルモキセフ（フルマリン）
	第5群：セフォタキシム（クラフォラン），セフトリアキソン（ロセフィン），セフタジジム（モダシン），セフォゾプラン（ファーストシン），セフォペラゾン（セフォビッド），セフピロム（ブロアクト）
カルバペネム系	イミペネム・シラスタチン（チエナム），パニペネム・ベタミプロン（カルベニン）
モノバクタム系	アズトレオナム（アザクタム）
アミノグリコシド系	ゲンタマイシン（ゲンタシン），アミカシン，トブラマイシン（トブラシン），アルベカシン（ハベカシン）
グリコペプチド系	バンコマイシン（バンコマイシン）

際には注意が必要であろう．チオメチルテトラゾール基をもつ薬剤ではビタミンK欠乏に注意すべきであろう．セフメタゾール，セフォペラゾン，ラタモキセフなどがこの基をもっている．カルバペネム系薬は，β-ラクタム系薬のなかで最も抗菌スペクトルが広く，ペニシリン耐性肺炎球菌に優れた抗菌力を示す．イミペネムは，痙攣の副作用があるため，髄膜炎の適応はなく，メロペネムは，開発治験は終了しているが，まだ小児の適応はない．近年，緑膿菌などが産生する"メタロ-β-ラクタマーゼ"により，本系薬が効かない場合もあり，注意すべきであろう．モノバクタム系薬で使用可能なのは，アズトレオナムのみであるが，グラム陰性菌のみに効果があり，常在細菌叢への影響は少ない．ペネム系薬は，ファロペネムが，1999年12月に小児でも使用が可能となり，経口薬としては，ペニシリン耐性肺炎球菌には，最も強い抗菌力を示すことより小児科領域でも有用性が期待される．マクロライド系薬は，β-ラクタム系薬が無効なマイコプラズマ，クラミジア（トラコマーティス，シッタシ，ニューモニア），カンピロバクターなどに有用である．14員環のマクロライドは，バイオフィルム形成抑制などの抗菌作用以外の薬理作用があることで活用されているが，テオフィリンなどとの相互作用が強いことも知っておかねばならない．アミノ配糖体系薬は，作用機序は細菌の70sリボゾーム上における蛋白合成阻害であり，殺菌的に作用する．グラム陰性，陽性菌，さらには結核菌に対しても抗菌力を保ち，抗菌力は強力で，臨床的に"切れ味がある"薬剤である．しかし，後述するが，小児の適応がある薬剤は多くはなく，アミカシン，トブラマイシンおよびアルベカシンのみであり，聴器毒性，腎毒性の副作用もあることより，小児では，第二次選択薬の位置は免れないであろう．PAE（post-antibiotic effect）はグラム陽性，陰性菌すべてで認められ，アルベカシンは，メチシリン耐性黄色ブドウ球菌に有用である．テトラサイクリン系薬は，蛋白合成阻害薬であり，脂溶性が高いことより，組織移行性が良好で，細胞内移行率も高い．小児では，ミノサイクリンが主に使用されており，経口，静注用製剤がある．クラミジア，レジオネラ，リケッチアに有効であり，マイコプラズマには適応がないが，使用成績はよい．小児では，歯，骨への色素沈着の問題は依然として残っており，ミノサイクリンは，静注の小児科領域での用法・用量は実際はないが，使用上の注意によれば，他剤無効例には使用してもよいと記載されている．クロラムフェニコールは，細菌のリボゾームと結合して，蛋白合成を阻害し，静菌的に作用する．小児では，最近はあまり使用しないが，髄液移行が良好なことより，アンピシリン耐性インフルエンザ菌による髄膜炎で使用することもあるが，第5群セフェムの臨床成績も優れていることより使用頻度は低い．ニューキノロン系薬の作用機序は細胞質内に存在するDNAジャイレース阻害によるDNA合成阻害であり，殺菌的に作用する．緑膿菌を含むグラム陰性菌およびグラム陽性菌に広い抗菌スペクトルを示すが，残念なことに，小児では関

節障害の問題で使用が制限され，ノルフロキサシンのみに適応があり，細菌性腸炎には第一選択薬である．グリコペプチド系薬で使用可能なのは，バンコマイシンのみであり，MRSA (methicillin-resistant Staphylococcus aureus) を含むグラム陽性菌に対して優れた抗菌力を示している．作用機序は，細胞壁ペプチドグリカン合成阻害であり，ムレイン架橋酵素と基質との結合を阻害する β-ラクタム系薬の作用機序とは異なる．MRSA 合併症の第一選択薬であり，新生児でも使用可能である．また，PRSP（ペニシリン耐性肺炎球菌）にも耐性株は認められず，有用性は高いが，適応菌種ではない．また，VRE（バンコマイシン耐性腸球菌）の検出が欧米で散見されていることにも注意すべきである．ホスホマイシンは化学構造が単純で，純化合的に合成されることから，抗原性に乏しく安全性の高い抗菌薬である．本薬は細菌の UDP-N-アセチルグルコサミンから UDP-N-アセチルグルコサミンエノールピルビン酸エーテルへの合成を阻害し，細胞壁合成過程の初期の段階を阻害する．経口薬は，小児科領域でも，細菌性腸炎（赤痢菌を含む）の第一選択薬として浸透しており，よく使用されている．また，注射薬は他の系統薬との併用薬として有用性が高いが，本薬は先行薬として投与すべきなのは知識としてもっておかれるとよい．

表 79 に抗菌薬投与時の主な副作用と注意する薬剤を示した．各薬剤毎に簡単に解説する．β-ラクタム系薬の副反応の頻度は少ないが，過敏反応がやはり問題になる．投与後 1 時間以内の即時型，投与後 1〜72 時間以内に起きる促進型，投与後 72 時間以降に起きる遅延型の各過敏性反応がある．アナフィラキシー，蕁麻疹，発疹，気管支痙攣などが即時型であり，ペニシリン系薬がセフェム系薬よりも起こす頻度は高いとされている．セフェム系とペニシリン系では交叉反応は約 5％の割合であるが，モノバクタム系だけは交叉反応性はほとんどないと考えてよい．

表79 主な副作用と注意する薬剤

	主な副作用	注意する薬剤
過敏反応	発熱，発疹，好酸球増多，アナフィラキシーショック，Stevens-Johns 症候群	β-ラクタム系薬，ST 合剤
消化器障害	胃部不快感，嘔吐，下痢	β-ラクタム系薬，マクロライド系，テトラサイクリン系
肝障害	肝機能異常	テトラサイクリン系
腎障害	間質障害，尿細管障害	アミノ配糖体，バンコマイシン，β-ラクタム系薬，ニューキノロン系
神経系障害	痙攣，中枢神経系障害，しびれ感，疼痛，知覚障害，耳毒性，神経筋ブロック，視神経障害	ペニシリン系，イミペネム・シラスタチン，ニューキノロン系，アミノ配糖体，バンコマイシン，ミノサイクリン，クロラムフェニコール
その他	光線過敏症[1]，Red man 症候群[2]，ビタミン K 欠乏症[3]，Gray 症候群[4]，低血糖[5]，歯牙への着色[6]	1) ニューキノロン系，テトラサイクリン系 2) バンコマイシン 3) CMZ, CPZ, LMOX 4) クロラムフェニコール 5) ニューキノロン系 6) テトラサイクリン系

促進型でも蕁麻疹が多く，遅延型では，斑状丘疹様発疹，薬剤熱が前述の症状にプラスされる．また，Stevens-Johnson 症候群なども稀に起こる．神経系の障害も注意すべきであろう．中枢神経系における抑制性神経伝達物質である γ-アミノ酪酸（GABA）の GABA 受容体への結合を阻止する作用が β-ラクタム系薬にはあるため，投与した際に痙攣を誘発することがある．とくに，カルバペネム系のイミペネムが有名であり，痙攣の発生率が 1.0％という報告もある．アミノ配糖体系薬で覚えておかねばならないものは，聴神経障害，腎障害であろう．聴覚障害は，内耳のリンパ液中濃度が高くなり，hair cell が障害されることにより起こるとされており，当然のことながら予防は必須で，血中濃度のモニタリングが望まれる．ゲンタマイシン，トブラマイシンは，ピーク値 10〜12μg/mL 以下，トラフ値 2μg/mL 以下になるように，アミカシンでは，ピーク値 30〜35μg/mL 以下，トラフ値 10μg/mL 以下になるように，投与量をコントロールすべきである．腎障害は，アミノ配糖体系薬投与の約 1 割程度に認められるともいわれており，投与中は，蛋白尿，尿浸透圧，血液などの経過を追い観察するべきである．マクロライド系薬は，嘔気，嘔吐などの胃腸障害が認められるのみであり，他の障害はほとんど認められない．クラリスロマイシンでは，胃酸に安定となりあまり認められない．テトラサイクリン系薬はあまり使用されていないので問題にならないと思うが，カルシウムイオンと結合し，キレート形成をおこし，骨と歯牙に沈着する．その結果，長管骨の発達障害，歯牙の黄染，エナメル質の形成不全が認められる．光線過敏症にも注意すべきでもある．クロラムフェニコールも使用する機会がないと思うが，新生児に投与した場合の Gray 症候群は有名である．非抱合型の活性クロラムフェニコールが蓄積して起こるものと覚えておかれたい．グリコペプチド系のバンコマイシン投与での Red man 症候群は経験された方も多いと推察する．急速に静注した際，ヒスタミンの遊離が促進され，顔面，頸部が紅潮するものである．60 分以上かけて静注すれば回避されるであろう．その他の副作用は表 79 を参照されたい．

2）汎用されている主な抗菌薬と主な起炎菌に対する抗菌力

小児科領域で汎用されている抗菌薬を経口薬，静注用薬剤に分けて表 78 に示した．思いのほか，多くないとの印象をもたれるであろう．

経口薬では，セフェム系が本邦では汎用されている．主に，経口薬は外来で治療目的として処方されるので，呼吸器感染症，尿路感染症および皮膚軟部組織感染症の起炎菌に対する抗菌力から，このようなライン・アップとなったのであろう．ペニシリン系では，その開発の流れを図 41 に示した．第 3 群では，アンピシリンよりも経口吸収の改善が行われ，服用性にも優れているアモキシシリンが使われている．そして，ピブメシリナムがあるが，大腸菌，肺炎桿菌に対して，ア

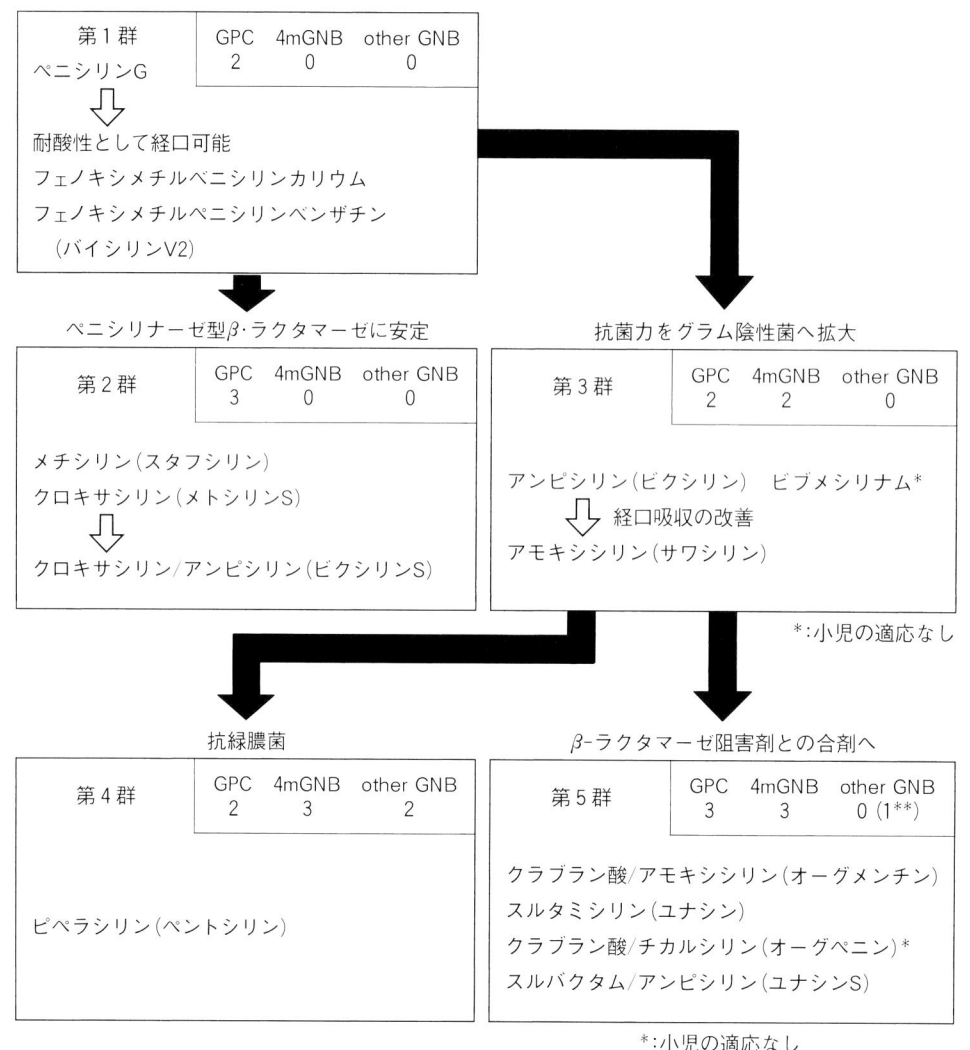

図41 ペニシリン系薬剤の分類（藤井の分類）

第1群 GPC 2　4mGNB 0　other GNB 0
ペニシリンG
⇩
耐酸性として経口可能
フェノキシメチルペニシリンカリウム
フェノキシメチルペニシリンベンザチン
（バイシリンV2）

↓ ペニシリナーゼ型β-ラクタマーゼに安定

第2群 GPC 3　4mGNB 0　other GNB 0
メチシリン（スタフシリン）
クロキサシリン（メトシリンS）
⇩
クロキサシリン/アンピシリン（ビクシリンS）

→ 抗菌力をグラム陰性菌へ拡大

第3群 GPC 2　4mGNB 2　other GNB 0
アンピシリン（ビクシリン）　ビブメシリナム*
⇩ 経口吸収の改善
アモキシシリン（サワシリン）

*：小児の適応なし

↓ 抗緑膿菌

第4群 GPC 2　4mGNB 3　other GNB 2
ピペラシリン（ペントシリン）

↓ β-ラクタマーゼ阻害剤との合剤へ

第5群 GPC 3　4mGNB 3　other GNB 0 (1**)
クラブラン酸/アモキシシリン（オーグメンチン）
スルタミシリン（ユナシン）
クラブラン酸/チカルシリン（オーグペニン）*
スルバクタム/アンピシリン（ユナシンS）

*：小児の適応なし
**：クラブラン酸/チカルシリンのみ

ンピシリンよりも抗菌力を増強し，米国などでは定評があるが，本邦では小児用製剤はない．その他では，米国では消費量が第1位である第5群のアモキシシリン・クラブラン酸，そしてスルタミシリンが挙がっているが，これはアモキシシリンに耐性株が多いインフルエンザ菌，大腸菌およびモラクセラ・カタラーリス，さらに肺炎球菌に対する抗菌力が優れているからである．セフェム系では，図42にその開発の流れを示したが，第3群のセファクロルよりも，第6群の使用頻度が高い．セフジトレン，セフカペンは第6群のうちで抗菌力が最も強いので定評がある．ペニシリン耐性肺炎球菌のうちで中等度耐性株には有用性が期待できるものである．ペネム系薬では，ファロペネムの使用が可能となり，近年増加しているPRSPのうちの高度耐性株にもMICは低い．ニューキノロン系薬のノルフ

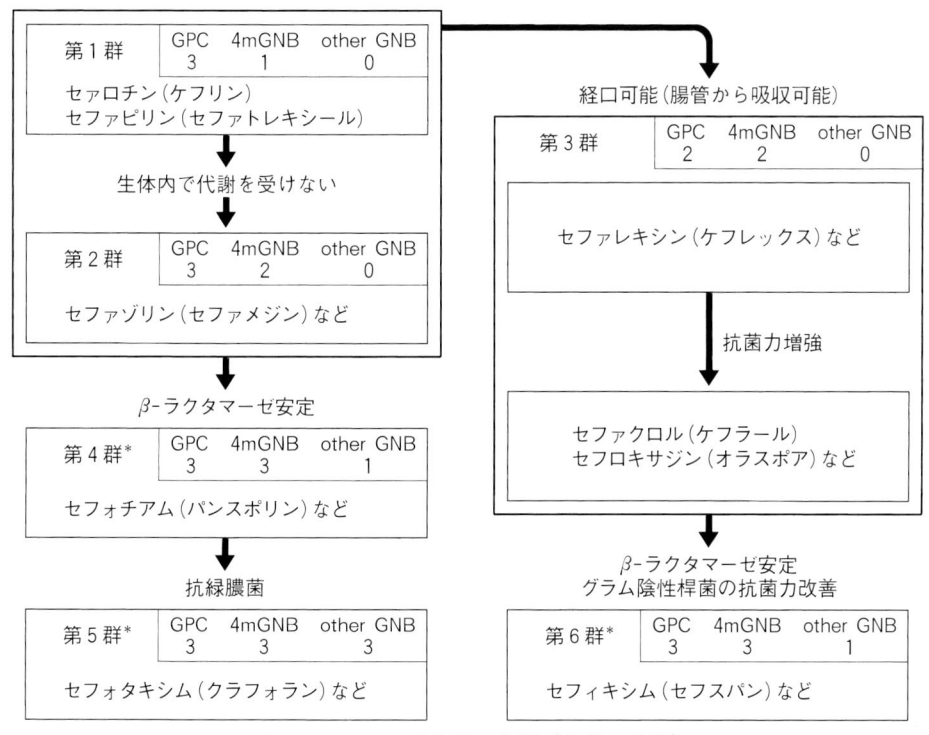

```
┌─────────────────────────────────────────┐                    ┌─────────────────────────────────────────┐
│ 第1群    GPC    4mGNB    other GNB     │────────────────────▶│ 経口可能（腸管から吸収可能）            │
│          3      1        0             │                    │                                         │
│ セファロチン（ケフリン）                │                    │ 第3群    GPC    4mGNB    other GNB     │
│ セファピリン（セファトレキシール）      │                    │          2      2        0             │
│                                         │                    │                                         │
│          ↓ 生体内で代謝を受けない       │                    │ セファレキシン（ケフレックス）など      │
│                                         │                    │                                         │
│ 第2群    GPC    4mGNB    other GNB     │                    │          ↓ 抗菌力増強                   │
│          3      2        0             │                    │                                         │
│                                         │                    │ セファクロル（ケフラール）              │
│ セファゾリン（セファメジン）など        │                    │ セフロキサジン（オラスポア）など        │
└─────────────────────────────────────────┘                    └─────────────────────────────────────────┘
          ↓ β-ラクタマーゼ安定                                           ↓ β-ラクタマーゼ安定
                                                                         グラム陰性桿菌の抗菌力改善
┌─────────────────────────────────────────┐                    ┌─────────────────────────────────────────┐
│ 第4群*   GPC    4mGNB    other GNB     │                    │ 第6群*   GPC    4mGNB    other GNB     │
│          3      3        1             │                    │          3      3        1             │
│ セフォチアム（パンスポリン）など        │                    │ セフィキシム（セフスパン）など          │
└─────────────────────────────────────────┘                    └─────────────────────────────────────────┘
          ↓ 抗緑膿菌
┌─────────────────────────────────────────┐
│ 第5群*   GPC    4mGNB    other GNB     │
│          3      3        3             │
│ セフォタキシム（クラフォラン）など      │
└─────────────────────────────────────────┘
```

図42　セフェム系薬剤の分類（藤井の分類）

ロキサシン，ホスホマイシンは細菌性腸炎に対処するためである．マクロライド系薬ではこの4剤が現在使用量が多い．ロキタマイシンは，クラリスロマイシンよりもPRSPに対して抗菌力は優れており，使用量の増加が望まれたが，現在では抗菌力が14員環の使用量の増加から，構成耐性株も増え，低下している．この系の薬剤はやはりマイコプラズマ，クラミジア感染に対処して存在しているのである．なお，クラリスロマイシンは，インフルエンザ菌にも抗菌力を示す唯一のマクロライドでもある．ミノサイクリンは，他の薬剤の使用で無効な場合のブドウ球菌，マイコプラズマ感染など，リケッチアの感染の場合，使用を考えておくべきであろう．

　注射薬では，ほとんどの小児科医が，おそらくセフェム系薬を第一選択薬としている．その理由は不明であるが，ペニシリン系で使用されているのは，主に記載している4薬剤にすぎず，使用量は低い．緑膿菌に適応があり，第3群のペニシリンに比べ，グラム陰性桿菌に優れた抗菌力をもつピペラシリンが，汎用されているが，β-ラクタマーゼに対しては若干不安定である．

　その他，クロキサシリン・アンピシリン，スルバクタム・アンピシリンも使用可能であり，おのおのメリットを保有しているが，使用量は低い．セフェム系では，使用されている代表的なものを呈示してある．一般の呼吸器感染症，尿路感染症では，第2，4群のものでも十分に対応できるが，セラチア，緑膿菌には抗

菌力は及ばない．第5群のセフェムこそ汎用されている薬剤が数多く含まれている．緑膿菌に対する抗菌力も優れ，セフタジジム，セフピロム，セフォゾプランなどが代表的なものである．セフォタキシム，セフトリアキソンは，前述したが，化膿性髄膜炎の治療には，なくてはならない薬剤である．この系の薬剤は，ブドウ球菌に対する抗菌力が劣っているが，セフピロム，セフォゾプランなどはこの点が改善されたというが，いかがなものであろうか．カルバペネム系薬では，この2剤が使用可能であり，重症感染症における empiric therapy には最も適した薬剤とされている．PRSP に対しても，第5群のセフェムよりも抗菌力は強く，敗血症，髄膜炎では頼りになる薬剤といえる．しかし，イミペネムは，痙攣の副作用のため，髄膜炎の適応がないことは繰り返し言及する．モノバクタム系薬では，アズトレオナムが，小児では使用可能であり，他の β-ラクタム系薬との間に交叉アレルギーがないことより使用の機会がある．緑膿菌を含めたグラム陰性菌には優れた抗菌力を示し，一部のグラム陰性菌が産生する ESBL 産生株にも抗菌力を保ち頼りになる場合もある．アミノ配糖体系薬剤では，呈示した4剤が多く使用されている．緑膿菌，エンテロバクター，シトロバクターなど，第5群セフェムでは，効果不十分な菌に対しても幅広い抗菌活性を示す．病巣での濃度がMIC（最小発育阻止濃度）を下回った後も，一定の間，細菌の増殖を抑制する効果（PAE）があることもこの系の薬剤の存在の理由である．腎毒性，聴器毒性も強く，血中濃度では，治療域と毒性域が近いことにより，新生児，幼若乳児では使用に注意すべきである．最後に，バンコマイシンが記載されている．MRSA 感染症が，新生児領域でも散見されている昨今，なくてはならない薬剤である．

　表80に小児の用法・用量の未承認の注射剤の一覧，および小児用の製剤がない経口薬の一覧を示した．また，表81に新生児の適応に関して用法・用量が記載されている，いない薬剤の一覧表を示している．実際の臨床の場で，小児科医が使

表80　小児の用法・用量の未承認の注射剤の一覧，および小児用の製剤がない経口薬の一覧

小児の用法，用量が未承認の注射薬

ペニシリン系	アンピシリン（ABPC），チカルシリン・クラブラン酸（TIPC/CVA）
セフェム系	セフォキシリン（CFX），セフピミゾール（CPIZ），セフェピム（CFPM），セフォセリス（CFSL）
カルバペネム系	メロペネム（MEPM）
アミノ配糖体系	ミクロノマイシン（MCR），イセパマイシン（IPS），ネチルマイシン（NTL），シソマイシン（SISO），アストロマイシン（ASTM）
モノバクタム系	カルモナム（CRMN）
グリコペプチド系	テイコプラニン（TEIC）

小児用製剤はないが，使用しそうな錠剤（PCs除く）

セフェム系	セフロキシムアキセチル（CXM-AX），セフチアムヘキセチル（CTM-HE），セフチブテン（CETB），セフェタメトポボキシル（CEMT-PI）
マクロライド系	ロキシスロマイシン（RXM）
ニューキノロン系	ノルフロキサシン（NFLX）以外

表81 新生児に対する投与

〈用法・用量の記載のある薬剤〉
　セフタジジム（CAZ）
　セフトリアキソン（CTRX）
　フロモキセフ（FMOX）
　アズトレオナム（AZT）
　アミカシン（AMK）
　バンコマイシン（VCM）
　ロキタマイシン（RKM）
　セファゾプラン（CZOP）

〈用法・用量の記載はないが"新生児，未熟児の安全性未確認"の記載がない薬剤〉
　アンピシリン（ABPC）
　セファゾリン（CEZ）
　セフメタゾール（CMZ）
　セフォタキシム（CTX）
　ラタモキセフ（LMOX）

〈"新生児，未熟児の安全性が確立されていない"の記載はないが，母子化学療法研究会の勧告がある薬剤〉
　セフォチアム（CTM）
　セフメノキシム（CMNX）
　セフチゾキシム（CZX）
　セフスロジン（CFS）
　イミペネム・シラスタチン（IPM/CS）

用している薬剤が，本当に使用してよいのか否かの参考になると思う．実際，慣用的に古くから使用している薬剤が，本当は適応がないということも多いのである．例えば正書には，敗血症の場合には，セフォタキシム＋アンピシリンを菌不明時には選択し，治療を開始すると記載されている．髄膜炎の場合も然りであるが，アンピシリンは小児の静注剤としての用法・用量が未承認であり，セフォタキシムは，新生児の投与の場合には，やはり用法・用量は添付文書に記載されていないことを御存知だったであろうか．

　また，ゲンタマイシンは小児の用法・用量こそ記載されているが，筋注用製剤としての記載であり，アミノ配糖体系薬で唯一使用可能な薬剤は，新生児ではアミカシンのみである．しばしばマイコプラズマ肺炎などで点滴静注を行うミノサイクリンも，小児の用法・用量は未承認である．その他，一般的に使用されている薬剤の中にも，本当の適応，投与法の確立が成されていないものが多いことを再確認して頂きたい．

　次に表82に小児の呼吸器感染症の3大主要菌である肺炎球菌，インフルエンザ菌，モラクセラ・カタラーリスに対する主な使用経口薬剤の最新の抗菌力を呈示する．近年増加しているPISP（ペニシリン中等度耐性肺炎球菌），PRSPに対する抗菌力は，このような状態である．PISPでは，アモキシシリン，アモキシシリン・クラブラン酸も抗菌力を保ち，セフジトレン，セフカペンが$0.39\,\mu g/mL$であるのに対し，$0.2\,\mu g/ml$である．ファロペネムは優れた抗菌力で$0.025\,\mu g/ml$を示している．PRSPではMIC80で，各薬剤のCmax以下の値を示すものは，セフカ

表82 呼吸器感染症の3大起因菌に対する主な経口薬剤の抗菌力

薬剤	菌種	50%	80%	Range
AMPC	PSSP	≦0.025	0.05	≦0.025〜0.05
CVA/AMPC	PSSP	0.05	0.05	≦0.025〜0.1
FRPM	PSSP	0.025	0.25	0.025
CCL	PSSP	1.56	1.56	0.05〜3.13
CFDN	PSSP	0.39	0.39	≦0.025〜0.39
CDTR	PSSP	0.025	0.39	0.025〜0.39
CPDX	PSSP	0.1	0.78	0.025〜0.78
CFPN	PSSP	0.1	0.2	≦0.025〜0.39
RKM	PSSP	1.56	12.5	0.05〜0.39
CAM	PSSP	3.13	100	≦0.025〜＞100
AMPC	PISP	0.1	0.2	≦0.025〜＞100
CVA/AMPC	PISP	0.2	0.2	≦0.025〜0.78
FRPM	PISP	0.025	0.025	0.025〜0.2
CCL	PISP	3.13	6.25	0.78〜25
CFDN	PISP	0.39	1.56	0.1〜6.25
CDTR	PISP	0.1	0.39	0.025〜0.78
CPDX	PISP	0.2	0.39	0.025〜0.78
CFPN	PISP	0.2	0.39	≦0.025〜1.56
RKM	PISP	0.39	12.5	0.2〜＞100
CAM	PISP	6.25	＞100	0.05〜＞100
AMPC	PRSP	0.75	1.56	0.39〜1.56
CVA/AMPC	PRSP	1.56	1.56	0.39〜1.56
FRPM	PRSP	0.2	0.39	0.025〜0.78
CCL	PRSP	50	100	12.5〜0.78
CFDN	PRSP	3.13	6.25	1.56〜1.56
CDTR	PRSP	0.39	0.78	0.025〜1.56
CPDX	PRSP	0.78	1.56	0.025〜3.13
CFPN	PRSP	0.39	0.78	0.2〜3.13
RKM	PRSP	0.39	＞100	0.2〜＞100
CAM	PRSP	3.13	＞100	0.05〜＞100
AMPC	M. cat	3.13	6.25	≦0.025〜12.5
CVA/AMPC	M. cat	0.39	0.39	≦0.025〜0.78
CCL	M. cat	3.13	12.6	0.2〜50
CFDN	M. cat	0.39	0.39	0.1〜0.78
CFPN	M. cat	0.39	1.56	≦0.025〜3.13
RKM	M. cat	0.39	0.78	0.1〜3.13
CAM	M. cat	0.2	0.39	0.1〜1.56
AMPC	H. inf	0.78	1.56	0.2〜＞100
CVA/AMPC	H. inf	0.78	1.56	0.39〜6.25
CCL	H. inf	6.25	25	0.78〜＞100
CFDN	H. inf	0.39	0.78	0.1〜6.25
CFPN	H. inf	0.05	0.2	≦0.025〜0.39
RKN	H. inf	12.5	12.5	0.78〜50
CAM	H. inf	6.25	12.5	1.56〜25

（1999年，山梨赤十字病院小児科　分離株）

ペン，セフジトレンが $0.78\,\mu\mathrm{g/ml}$，ファロペネムが $0.39\,\mu\mathrm{g/ml}$ の3剤しかないのである．インフルエンザ菌に対しては，ペニシリン系薬よりも第6群セフェムが優れ，モラクセラ・カタラーリスでは，マクロライド系薬もかなり抗菌力がある

ことを示している．表83は市中肺炎より検出された同じく3菌種に対する静注用セフェム各群(第2，4，5群)，アンピシリン，パニペネムの抗菌力を示している．前述したようにパニペネムの抗菌力は，第5群セフェムのセフトリアキソンとともに優れたものである．表84は化膿性髄膜炎の4大主要菌種に対する使用の可能性のある6薬剤のMIC80を示した．パニペネムは，インフルエンザ菌に対して$1.56\mu g/ml$とセフォタキシムなど一部の第5群セフェムより劣る抗菌力だが，他の3菌群に対しては，他剤よりも優れていることがわかる．とくにPRSPに対しての$0.1\mu g/ml$は有用性が期待されるであろう．薬剤選択の一助として頂きたい．

表83 市中肺炎の主要検出菌に対する抗菌力

菌種	株数	薬剤	≦0.025	0.05	0.1	0.2	0.39	0.78	1.56	3.13	6.25	12.5	25	50	100	>100
H. Influenzae	26	CTRX	21	1	2	2										
		CEZ									1	10	9	2	3	1
		CTM				1	12	8	1	3	1					
		ABPC				11	8	2	1	1			1	1	1	
		PAPM/BP	1		4	15	5	1								
M. (B.) catarrhalis	6	CTRX			1		3		2							
		CEZ							2	4						
		CTM					2	2	2							
		ABPC									3	2	1			
		PAPM/BP	3	2	1											
PSSP	24	CTRX	22	2												
		CEZ		14	10											
		CTM			15	7	2									
		ABPC	24													
		PAPM/BP	24													
		PCG	24													
PISP	2	CTRX		1	1											
		CEZ			1	1										
		CTM					2									
		ABPC			1	1										
		PAPM/BP	2													
		PCG				2										
PRSP	5	CTRX					5									
		CEZ				2	3									
		CTM						5								
		ABPC					4	1								
		PAPM/BP			3	2										
		PCG						5								

(1998年，山梨赤十字病院小児科　分離株)

表84 化膿性髄膜炎の主要4菌種に対する主な薬剤の抗菌力（MIC_{80}）

	インフルエンザ菌	肺炎球菌 PSSP	肺炎球菌 PISP	肺炎球菌 PRSP	B群溶連菌	大腸菌
ABPC	50	0.05	0.2	1.56	0.2	>100
CTX	0.1	0.2	0.2	0.39	—	0.2
CTRX	0.025	0.2	0.2	0.78	0.1	0.1
CAZ	0.39	6.25	6.25	6.25	0.78	0.39
CZOP	1.56	0.2	0.39	0.78	0.2	0.1
PAPM/BP	1.56	0.025	0.025	0.1	0.025	0.2

3）抗菌薬の適応

　適応には，適応菌種と適応疾患があることは周知の事実であるが，適応菌種だから，適応疾患だからといって薬剤を選択しても，臨床的効果が期待できるかというと，そうでない場合も多い．その薬剤が上市された時代では，優れた抗菌力を持っていたものが，経時的に耐性株が増加することがある場合，また開発治験時に，たまたま菌が検出され，除菌された場合に適応菌種になってしまうことがあるのである．さらには，製薬メーカーが適応疾患としてあまり"うまみ"がないものは申請しない場合には，適応疾患が少なくなった場合もある．この項では，経口薬と静注薬に分け，2）項で示した主な抗菌薬について述べる．

(1) 経　口　剤

　表85，86にペニシリン系経口剤の適応菌種，疾患を示している．この3剤の適応菌種をみてアモキシシリンが，肺炎球菌，インフルエンザ菌に有効であると考えてはならない．前項の抗菌力の項で示したように，耐性株は増加しているが故である．また，クラブラン酸アモキシシリンに肺炎球菌の適応がとれていないことに気付かれるであろう．β-ラクタマーゼ阻害剤との合剤であるが故に，アモキシシリンには肺炎球菌の適応があるので，合剤には適応が必要ではないという解釈であった．それならスルタミシリンも同様と思われるが，スルバクタムがついてはいるが，スルタミシリンは単剤との見解から，肺炎球菌の適応がとれているのである．もちろん，クラブラン酸アモキシシリンを肺炎球菌に使用しても，無効例が多いと思う小児科医はいないと信じている．次に，適応疾患をみてどうであろうか，アモキシシリンの適応疾患が，他の2剤と比べて多いことに気づかれるであろう．また，クラブラン酸アモキシシリンとスルタミシリンを比較するとスルタミシリンが成人用製剤と小児用製剤の適応がほぼ同一なのに比べ，クラブラン酸アモキシシリンは小児用製剤の適応が少なく，肺炎，猩紅熱にも適応がない．この適応疾患をみて，アモキシシリンがクラブラン酸アモキシシリンよりも優れているのだと思う小児科医がいないことを望むものである．

　経口セフェムの適応は，いかなるものであろうか，表87，88に菌種，疾患を示した．第3群セフェムのセファクロルとペネム系薬剤のファロペネムを加え，第6群のセフェムを示してある．覚えておかれるとよいのは，セフィキシム，セフテラムにはブドウ球菌の，セフテラムとセファクロルにはモラクセラ・カタラーリスの適応がないこと．臨床的な有用性はマクロライドには劣るが，セフジトレンとファロペネムには百日咳菌の適応があること．経口薬で腸球菌感染症に対処可能かは不明だが，ファロペネムには腸球菌の適応菌種があることなどである．適応疾患でもセフィキシム，セフテラムを除けば，ほぼ同様のライン・アップである．この2剤がブドウ球菌の適応がない故なのであろう．また，セファクロルを肺炎に投与する小児科医は，耐性株の増加している昨今にはいないと思うが，投

表85 ペニシリン系経口剤の適応菌種

適応菌種	AMPC	CVA/AMPC	SBTPC*
ブドウ球菌属		○	○
ブドウ球菌	○		
レンサ球菌属			○
腸球菌	○		○
溶血レンサ球菌	○		
肺炎球菌	○		○
大腸菌	○	○	○
クレブシエラ属		○	
プロテウス・ミラビリス		○	○
プロテウス・ブルガリス		○	
変形菌	○		
インフルエンザ菌	○	○	○
バクテロイデス属		○	

*○印を付けた菌のうちアンピシリン耐性菌にのみ適応
AMPC：アモキシシリン，CVA/AMPC：クラブラン酸アモキシシリン，SBTPC：スルタミシリン

表86 ペニシリン系経口剤の適応疾患

疾患	AMPC	CVA/AMPC	SBTPC
呼吸器感染症			
扁桃炎	○	○ (○)	○ (○)
咽頭炎	○	○	
咽喉頭炎		(○)	○ (○)
気管支炎	○	○ (○)	○ (○)
肺炎	○		○ (○)
胆道感染症			
胆のう炎	○		
胆管炎	○		
尿路感染症			
膀胱炎	○	○ (○)	○ (○)
尿道炎	○		
腎盂腎炎	○		
皮膚科領域感染症			
毛のう炎	○	○ (○)	○ (○)
膿皮症	○		
膿痂疹	○		
伝染性膿痂疹		○	○
せつ	○	○ (○)	○ (○)
よう	○	○ (○)	○ (○)
膿瘍	○		
蜂窩織炎	○		
化膿性爪囲炎・ひょう疽	○		○
蜂巣炎		○ (○)	○ (○)
汗腺炎			○ (○)
皮下膿瘍		○ (○)	
外科領域感染症			
リンパ節炎	○		○
リンパ管炎		○ (○)	○
骨髄炎	○		
骨膜炎	○		○
耳鼻科領域感染症			
中耳炎	○	○ (○)	○ (○)
副鼻腔炎			○ (○)
猩紅熱	○		
敗血症	○		
細菌性心内膜炎	○		

( ) は錠剤

表87 セフェム系経口剤の適応菌種

適応菌種	CFIX	CFTM-PI	CPDX-PR	CFDN	CFPN-PI	CDTR-PI	FRPM	CCL
ブドウ球菌属			○	○	○	○	○	○
レンサ球菌属			○	○	○	○	○	
腸球菌						○		
レンサ球菌属（腸球菌を除く）	○	○					○	○
肺炎球菌	○	○	○	○			○	○
ペプトストレプトコッカス属					○	○		
ブランハメラ・カタラーリス	○				○	○		
プロピオニバクテリウム属					○			
プロピオニバクテリウム・アクネス					○			
大腸菌	○	○	○	○	○	○	○	○
クレブシエラ属	○	○	○	○	○	○	○	○
シトロバクター属			○		○	○		
エンテロバクター属			○		○	○		
セラチア属	○				○	○		
プロテウス属	○	○*1	○*2		○	○*3		
プロテウス・ミラビリス				○			○	
モルガネラ属					○	○		
モルガネラ・モルガニー				○				
プロビデンシア属					○	○		
インフルエンザ菌	○	○	○	○	○	○	○	○
バクテロイデス属					○	○		
百日咳菌						○		

*1：プロテウス・ミラビリス, プロテウス・ブルガリス, モルガネラ・モルガニー, プロビデンシア・レットゲリ, プロビデンシア・インコンスタンス
*2：プロテウス・ミラビリス, プロテウス・ブルガリス, プロビデンシア・レットゲリ, プロビデンシア・インコンスタンス
*3：プロテウス・ミラビリス, プロテウス・ブルガリス

CFIX：セフィキシム, CFTM-PI：セフテラムピボキシル, CPDX-PR：セフポドキシムプロキセチル, CFDN：セフジニル, CFPN-PI：セフカペンピボキシル, CDTR-PI：セフジトレンピボキシル, FRPM：ファロペネム, CCL：セファクロル

表88 セフェム系経口剤の適応疾患

疾患	CFIX	CFTM-PI	CPDX-PR	CFDN	CFPN-PI	CDTR-PI	FRPM	CCL
皮膚科領域感染症								
表在性毛包炎			○	○	○	○		
伝染性膿痂疹・尋常性膿瘡			○	○	○	○	○	
蜂巣炎・丹毒			○	○	○	○		○
蜂窩織炎								○
リンパ管（節）炎			○	○	○	○		○
せつ			○	○	○	○		○
よう			○	○	○	○		○
毛のう炎			○	○	○	○	○	○
化膿性爪囲炎・ひょう疽				○	○	○		○
汗腺炎					○			
化膿性汗腺炎				○	○			
皮下膿瘍				○	○	○	○	
創傷感染								○
肛門周囲膿瘍			○	○	○	○		
呼吸器感染症								
扁桃炎		○	○	○	○	○	○	○
咽喉頭炎		○	○	○	○	○	○	○
気管支炎							○	
急性気管支炎	○	○	○	○	○	○		
肺炎	○	○	○	○	○	○	○	○
尿路感染症								
腎盂腎炎	○	○	○	○	○	○	○	○
膀胱炎	○	○	○	○	○	○	○	○
胆のう・胆管炎	○							
猩紅熱	○	○	○	○	○	○	○	○
百日咳						○		
耳鼻科領域感染症								
外耳炎				○	○			
中耳炎	○	○	○	○	○	○	○	○
副鼻腔炎	○	○	○	○	○	○	○	○

与される小児科医がおられれば，勇気ある決断と推察する．
　表89〜92にマクロライド系薬剤とテトラサイクリン系薬剤の主なものの適応菌種，疾患を示した．新しいマクロライドであるクラリスロマイシンとロキタマイシンには，エリスロマイシンの適応菌種ではないカンピロバクター属，クラミジア属の適応がとれている．さらに，クラリスロマイシンは，グラム陰性桿菌のモラクセラ・カタラーリス，インフルエンザ菌の適応がとれている．テトラサイ

表89　マクロライド系薬剤の適応菌種

適応菌種	EM	CAM	RKM
ブドウ球菌属		◯	◯
ブドウ球菌	◯	◯	◯
マイコプラズマ属		◯	◯
マイコプラズマ	◯		
レンサ球菌属（腸球菌を除く）		◯	◯
レンサ球菌	◯	◯	◯
肺炎球菌	◯		
ペプトストレプトコッカス属			◯
髄膜炎菌	◯		
ブランハメラ・カタラーリス		◯	
インフルエンザ		◯	
バクテロイデス属			◯
百日咳		◯	
カンピロバクター属		◯	◯
クラミジア属		◯	◯
ジフテリア菌	◯		

EM：エリスロマイシン，CAM：クラリスロマイシン，RKM：ロキタマイシン

表90　マクロライド系薬剤の適応疾患

疾患	EM	CAM	RKM	疾患	EM	CAM	RKM
皮膚科領域感染症				尿路感染症			
毛のう炎		◯	◯	尿道炎	◯		
よう	◯		◯	膀胱炎	◯		
せつ	◯		◯	腎盂腎炎	◯		
膿痂疹	◯		◯	胆のう胆管炎	◯		
蜂巣炎	◯	◯	◯	赤痢	◯		
ひょう疽	◯	◯		カンピロバクター腸炎		◯	◯
丹毒	◯	◯	◯	猩紅熱	◯	◯	
化膿性爪囲炎		◯	◯	百日咳	◯	◯	
皮下膿瘍	◯	◯	◯	耳鼻科領域感染症			
汗腺炎		◯	◯	外耳炎	◯		◯
外科領域感染症				中耳炎	◯		◯
リンパ管（節）炎	◯	◯	◯	乳様突起炎	◯		
骨膜炎	◯			副鼻腔炎	◯	◯	◯
骨髄炎	◯			ジフテリア	◯		
呼吸器感染症				破傷風	◯		
咽頭炎	◯	◯	◯				
喉頭炎	◯		◯				
扁桃炎	◯		◯				
扁桃周囲炎			◯				
気管支炎	◯	◯	◯				
肺炎	◯	◯					
マイコプラズマ肺炎		◯					
クラミジア肺炎		◯					
膿胸	◯						

表91 テトラサイクリン系薬剤の適応菌種

適応菌種	TC	MINO
ブドウ球菌	○	○
レンサ球菌	○	○
肺炎球菌	○	○
赤痢菌属		○
大腸菌	○	○
クレブシエラ	○	○
エンテロバクター		○
シトロバクター		○
プロテウス属	○	○
緑膿菌		
インフルエンザ菌	○	○
クラミジア属	○	○
リケッチア属	○	○
リケッチア	○	

TC:テトラサイクリン, MINO:ミノサイクリン

表93 その他の経口剤の適応菌種

適応菌種	FOM	NFLX
ブドウ球菌属	○	○
レンサ球菌属		○
腸球菌		○
肺炎球菌		○
大腸菌	○	○
シトロバクター属		○
シゲラ属		○
クレブシエラ属		○
エンテロバクター属		○
プロテウス属	○	○
モルガネラ・モルガニー		○
セラチア属	○	○
緑膿菌	○	○
インフルエンザ菌		○
サルモネラ属	○	○*
赤痢菌	○	
カンピロバクター属	○	○

*チフス菌, パラチフス菌を除く
FOM:ホスホマイシン, NFLX:ノルフロキサシン

表94 その他の経口剤の適応疾患

疾患	FOM	NFLX
皮膚科領域感染症		
せつ	○	
伝染性膿痂疹		○
皮下膿瘍		○
呼吸器感染症		
咽喉頭炎		○
扁桃炎		○
気管支炎		○
尿路感染症		
膀胱炎	○	○
腎盂腎炎	○	○
耳鼻科領域感染症		
中耳炎		○
副鼻腔炎		○
腸炎	○	○
赤痢	○	○

表92 テトラサイクリン系薬剤の適応疾患

疾患	TC	MINO
敗血症		○
菌血症		○
皮膚科領域感染症		
せつ	○	○
よう	○	○
蜂窩織炎	○	○
膿痂疹	○	○
膿皮症	○	○
毛のう炎	○	○
丹毒	○	
膿瘍		○
乳頭状皮膚炎		○
汗腺炎		○
ひょう疽		○
爪郭炎		○
外科領域感染症		
リンパ管（節）炎	○	○
骨髄炎	○	○
呼吸器感染症		
上気道炎		○
扁桃炎	○	○
扁桃周囲炎		○
咽頭炎	○	○
喉頭炎	○	○
気管支炎	○	○
肺炎	○	○
オウム病		○
尿路感染症		
膀胱炎	○	○
尿道炎	○	○
腎盂腎炎	○	○
腎盂炎		○
腎盂膀胱炎		○
胆のう胆管炎	○	○
腹膜炎		○
百日咳	○	
猩紅熱	○	
耳鼻科領域感染症		
中耳炎	○	○
外耳炎	○	○
副鼻腔炎	○	○
乳様突起炎	○	
赤痢		○
腸炎		○
炭疽	○	
野兎病	○	
ブルセラ症	○	
発疹チフス	○	
発疹熱	○	
感染性食中毒		○
つつが虫病	○	○
ワイル病	○	

クリン，ミノサイクリンではリケッチア属，大腸菌の適応がとれているのが，マクロライド系薬剤と異なる点である．疾患は，この2系統5剤の適応は，それほど変わらない．臨床的には有効と思われるが，ロキタマイシン，ミノサイクリンには百日咳の適応はない．また，クラリスロマイシンでは，マイコプラズマ肺炎，クラミジア肺炎が適応疾患にはないが，肺炎としての適応があるので，マイコプラズマ，クラミジア・ニューモニアの起炎菌の場合，使用可能である．その他，テトラサイクリンには，発疹チフス，つつが虫病，ワイル病など特徴的な疾患の適応がある．経口剤の最後は，ホスホマイシンとニューキノロンで唯一小児の適応があるノルフロキサシンであるが，表93, 94に適応菌種，疾患を示した．ホスホマイシンの適応菌種は少なく，7菌種のみであるが，細菌性腸炎として小児科領域でよく検出されるサルモネラ菌，カンピロバクター属には適応があり，赤痢にも使用可能である．ノルフロキサシンは，抗菌力が強いからか経口薬では，ほとんど適応がとれない腸球菌，緑膿菌もとれており，細菌性腸炎の起炎菌の上記2菌種にも適応が認められている．

(2) 注射薬

表78に示した薬剤について，注射薬についても簡単に解説する．まずペニシリン系薬剤の4つについてであるが，表95, 96に示すごとくピペラシリンが適応菌種の幅が広く，セラチア，エンテロバクター，シトロバクター，クレブシエラ，

表95 ペニシリン系注射剤の適応菌種

適応菌種	ABPC	SBT/ABPC[*2]	PIPC	MCIPC/ABPC[*4]
ブドウ球菌属		○		
ブドウ球菌	○[*1]			○[*1*3]
レンサ球菌属				
レンサ球菌			○	○
腸球菌	○		○	○
溶血レンサ球菌	○		○	○
肺炎球菌	○		○	○
肺炎桿菌			○	
大腸菌	○	○	○	○
髄膜炎菌	○			○
霊菌			○	
エンテロバクター			○	
シトロバクター			○	
プロテウス属		○		
変型菌	○		○	○
緑膿菌			○	
インフルエンザ菌	○	○		○
バクテロイデス			○	
赤痢菌	○			○

[*1]ブドウ球菌属のうちベンジルペニシリン感性菌にのみ適応
[*2]β-ラクタマーゼを産生し，アンピシリン耐性菌にのみ適応
[*3]ペニシリナーゼ産生のブドウ球菌にのみ適応
[*4]MCIPCもしくはABPCに適応をもつ菌
ABPC：アンピシリン, SBT/ABPC：スルバクタム/アンピシリン, PIPC：ピペラシリン, MCIPC/ABPC：クロキサシリン／アンピシリン

表96　ペニシリン系注射剤の適応疾患

疾患	ABPC	SBT/ABPC	PIPC	MCIPC/ABPC
敗血症	○		○	○
細菌性心内膜炎	○			
呼吸器感染症				
気管支炎	○		○	○
肺炎	○	○	○	○
膿胸			○	
咽頭炎	○			○
尿路感染症				
腎盂腎炎			○	
膀胱炎		○	○	
胆道感染症				
胆嚢炎			○	
胆管炎			○	
腹膜炎		○		
化膿性髄膜炎			○	
外耳炎	○			○
皮膚科領域感染症				
膿瘍	○			○
膿皮症	○			○

緑膿菌にまで及んでいる．腸球菌には，スルバクタム・アンピシリンを除く3薬剤に適応がある．髄膜炎菌にはアンピシリン，アンピシリン・クロキサシリンが適応をもっている．なお，スルバクタム・アンピシリンは，一応アンピシリン耐性菌で，アンピシリンの適応菌種のみに適応があるとされている．疾患はどうかというと，敗血症，化膿性髄膜炎に適応があるのはピペラシリンのみである．次に，本邦では一番使用頻度の高い静注用セフェムでは，表97，98に示すように，ほぼそのスペクトルは変わらない．緑膿菌に適応があるのは，セフタジジム，スルバクタム/セフォペラゾン，セフピロム，セフォゾプランであり，腸球菌に適応があるのは，セフォゾプランだけで，セフピロムは E. faecalis としての適応がある．フロモキセフは，第4群セフェムである故に，シトロバクター，エンテロバクター，セラチア属には適応はない．適応疾患も，ほぼ同様であるが，フロモキセフには膿胸，化膿性髄膜炎の適応はない．しかし，ブドウ球菌に対する抗菌力は，他の薬剤に比べても遜色はなく，髄液中濃度，移行率も他の薬剤に劣らないので，臨床的に使用しても有用性は変わらないと考えている．次に表99，100に現在一番重症感染症に使用されている薬剤であるカルバペネムの2剤とモノバクタム系薬剤のアズトレオナムの適応を示した．アズトレオナムは知っての通り，グラム陽性菌の適応はない．カルバペネムの2種は，ほとんどのグラム陽性，陰性菌に適応がとれている．疾患についての適応でも，ほぼ同様であるが，イミペネムだけが化膿性髄膜炎の適応が，痙攣の副作用によりとれていないことは，小児科医には周知の事実である．また，アミノ配糖体の3種についても，表101，102に示しているが，トブラマイシン，アミカシンにブドウ球菌，インフルエンザ菌の適応がないことには，驚かれるであろう．適応疾患も，ほぼ同様であり，とく

表97 セフェム系注射剤の適応菌種

適応菌種	CAZ	SBT/CPZ	CTRX	FMOX	CDZM	CPR	CZOP	CTX
ブドウ球菌属	○	○	○	○		○	○	
レンサ球菌属						○	○	
レンサ球菌属（腸球菌を除く）	○	○	○	○	○			○
肺炎球菌	○		○	○	○			○
腸球菌							○	
エンテロコッカス・フェカーリス						○		
ペプトコッカス属	○		○					
ペプトコッカス								○
ペプトストレプトコッカス属	○		○	○	○	○	○	
ブランハメラ属					○			
ブランハメラ・カタラーリス				○			○	
大腸菌	○	○	○	○	○	○	○	○
シトロバクター属	○	○	○	○	○	○	○	○
クラブシエラ属	○	○	○	○	○	○	○	○
エンテロバクター属	○	○	○	○	○	○	○	○
セラチア属	○	○	○	○	○	○	○	○
プロテウス属	○		○	○	○	○	○	○
プロテウス・ブルガリス		○						
プロテウス・ミラビリス		○						
プロテウス・モルガニー		○						
プロテウス・レットゲリ		○						
プロビデンシア属					○	○	○	
モルガネラ属					○	○	○	
シュードモナス属	○					○	○	
緑膿菌		○						
インフルエンザ菌	○	○	○	○	○	○	○	○
アシネトバクター属	○					○	○	
バクテロイデス属	○	○	○	○	○	○	○	
バクテロイデス								○

CAZ：セフタジジム，SBT/CPZ：スルバクタム/セフォペラゾン，CTRX：セフトリアキソン，FMOX：フロモキセフ，
CDZM：セフォジジム，CPR：セフピロム，CZOP：セフォゾプラン，CTX：セフォタキシム

表98 セフェム系注射剤の適応疾患

疾　患	CAZ	SBT/CPZ	CTRX	FMOX	CDZM	CPR	CZOP	CTX
敗血症	○	○	○	○	○	○	○	○
感染性心内膜炎	○	○		○		○		
亜急性細菌性心内膜炎					○			○
蜂巣炎					○			
外科領域感染症								
リンパ管（節）炎					○			
肝膿瘍	○	○			○		○	
肛門周囲膿瘍					○			
呼吸器感染症								
扁桃炎		○	○	○	○			
咽喉頭炎		○	○	○	○			
扁桃周囲膿瘍	○	○	○	○	○	○		
咽後膿瘍	○	○	○	○	○	○		
気管支炎	○	○	○	○	○	○	○	○
肺炎	○	○	○	○	○	○	○	○
膿胸	○	○	○		○	○	○	○
尿路感染症								
腎盂腎炎	○	○	○	○	○	○	○	○
膀胱炎	○	○	○	○	○	○	○	○
複雑性膀胱炎	○	○	○	○	○	○	○	
尿道炎				○				○
胆道感染症								
胆囊炎	○	○	○		○	○	○	○
胆管炎	○	○	○		○	○	○	○
腹膜炎	○	○	○		○	○	○	○
化膿性髄膜炎	○		○		○	○	○	○
中耳炎	○		○	○	○		○	
副鼻腔炎	○		○	○	○		○	

表99 その他のβ-ラクタム系注射剤の適応菌種

適応菌種	AZT	IPM/CS	PAPM/BP
ブドウ球菌属		○	○
レンサ球菌属		○	○
腸球菌属			○
腸球菌		○	
ペプトコッカス属		○	
ペプトストレプトコッカス属		○	○
髄膜炎菌	○		
ブランハメラ・カタラーリス			○
大腸炎	○	○	○
シトロバクター属	○	○	○
クレブシエラ属	○	○	○
エンテロバクター属	○	○	○
セラチア属	○	○	○
プロテウス属	○	○	○
モルガネラ属			○
プロビデンシア属			○
シュードモナス属		○	○
緑膿菌	○		
インフルエンザ菌	○	○	○
アシネトバクター属		○	
バクテロイデス属		○	○

AZT：アズトレオナム，IPM/CS：イミペネム/シラスタチン，
PAPM/BP：パニペネム/ベタミプロン

表100 その他のβ-ラクタム系注射剤の適応疾患

疾患	AZT	IPM/CS	PANP/BP
敗血症	○	○	○
感染性心内膜炎		○	○
深在性皮膚感染症			
蜂巣炎・丹毒			○
リンパ管（節）炎			○
外科領域感染症			
肝膿瘍		○	○
肛門周囲膿瘍			○
整形外科領域感染症		○	○
呼吸器感染症			
咽喉頭炎			○
気管支炎	○	○	○
扁桃周囲膿瘍			○
咽後膿瘍			○
肺炎	○	○	○
膿胸		○	○
尿路感染症			
腎盂腎炎	○	○	○
複雑性膀胱炎	○	○	○
胆道感染症			
胆嚢炎	○	○	○
胆管炎	○	○	○
腹膜炎	○		○
化膿性髄膜炎	○		○
骨髄炎		○	○
中耳炎	○		
副鼻腔炎	○		○

表101 アミノ配糖体系注射剤の適応菌種

適応菌種	GM	TOB	AMK
ブドウ球菌	○		
大腸菌	○	○	○
クレブシエラ	○	○	○
エンテロバクター	○	○	○
シトロバクター			○
セラチア	○		○
プロテウス属			
緑膿菌	○	○	○
インフルエンザ菌			
結核菌			
変型菌	○	○	○

GM:ゲンタマイシン, TOB:トブラマイシン, AMK:アミカシン

表102 アミノ配糖体系注射剤の適応疾患

疾患	GM	TOB	AMK
敗血症	○	○	○
皮膚科領域感染症			
皮下膿瘍		○	
せつ		○	
よう			
蜂窩織炎		○	
膿痂疹			
創傷・熱傷の二次感染	○	○	○
外科領域感染症			
リンパ節炎			
骨髄炎			
呼吸器感染症			
扁桃炎			
気管支炎		○	
肺炎	○	○	○
百日咳			
肺結核およびその他結核症			
尿路感染症			
腎盂腎炎	○	○	○
膀胱炎	○		○
尿道炎			○
腹膜炎	○	○	○
中耳炎	○		

に3種の間で差はない．やはりグラム陰性桿菌による敗血症に対する薬剤,複雑性尿路感染症に対処する薬剤の感はぬぐえない．最後として表103, 104にホスホマイシンとバンコマイシンの適応である．バンコマイシンの適応菌種はMRSAのみであるが,腸球菌およびペニシリン耐性肺炎球菌(PRSP)にも強い抗菌力を示すことも知っておくべきである．適応疾患をみると,バンコマイシンには髄膜炎の適応がある．MRSAにおける髄膜炎の選択薬剤は,本剤しかないのであろう．また2000年6月よりテイコプラニン(TEIC)の小児科領域でのphase 4 studyが始まり,適応がとれることが待たれる．なお,ホスホマイシンの静注を,細菌性腸炎にて行う医師がいると聞く．この適応疾患からみても考えられないのであるが,注意して頂きたい．

表103　その他の注射剤の適応菌種

適応菌種	FOM	VCM
ブドウ球菌	○	
MRSA		○
大腸菌	○	
セラチア	○	
緑膿菌	○	
変型菌	○	

FOM：ホスホマイシン，VCM：バンコマイシン

表104　その他の注射剤の適応疾患

疾患	FOM	VCM
敗血症	○	○
感染性心内膜炎		○
皮膚科領域感染症		
熱傷・手術創などの表在性二次感染		○
外科領域感染症		
骨髄炎		○
関節炎		○
呼吸器感染症		
気管支炎	○	
細気管支炎	○	
肺炎	○	○
膿胸	○	○
尿路感染症		
膀胱炎	○	
腎盂腎炎	○	
腹膜炎		○
髄膜炎		○

4）抗菌剤の併用療法

　一般的には，抗菌薬療法は単剤で治療するのが原則である．しかし，多剤耐性菌の出現時，悪性腫瘍や悪性血液疾患患児，臓器移植などによる免疫抑制剤使用患児，新生児，未熟児など，なんらかの理由により免疫不全状態にある児の起炎菌不明時では，empiric therapy において，2，3薬剤あるいはそれ以上の抗菌薬を併用しているのは事実である．しかし，併用療法には，一応の適応と限界，そして，投与の順序などの理論もあり，また副作用発現の問題なども考慮し，安易に併用療法は採用すべきではないと考える．併用療法は"難治感染症"の場合に行われるのだということを忘れてはならない．例えば，入院治療の適応となった市中肺炎の治療の際，いわゆる一般細菌か，あるいはマイコプラズマ，クラミジア・ニューモニアに依るものか，入院の時点では，原因菌は判らないのは当然であるが，この時点から，β-ラクタム系薬剤＋マクロライド系薬剤の併用を行う小児科医がなんと多いかを御存知だろうか．これは empiric therapy と呼べるものではなく，いわゆる予防投与であり，自分の知識のなさと原因菌検索の努力をしていない証明でしかないのである．まして，この併用は拮抗作用を有することも知らないで，まったく信じられないことである．

併用療法の利点の主なものは，①抗菌活性の増強―相乗効果，②副作用の軽減，③耐性化への防御，④抗菌域のひろがり，⑤抗生物質の使用期間の短縮，などである．この内で最も重要であるのは①④であるが，③も忘れてはならない．併用療法により，速やかな菌消失と臨床症状の改善をみた場合は，かえって抗生物質の使用量の低下を導くのである．

　抗菌薬の併用効果は，相乗作用(Synergism)，相加作用(Additive)，拮抗作用（Antagonism）に分けられるが，in vitro の結果（成績）であり，臨床的有用性は確立していないことを知っておかねばならない．

　また，併用療法では併用薬剤の組合せ，使用間隔，併用の順序が大事なのである．図 43 に緑膿菌に対するホスホマイシンとノルフロキサシンの FIC index 算出法と判定基準を示し解説する．FIC index が 0.5 以下の時に併用が抗菌力の相乗効果をもたらすと考えると，ホスホマイシンの前処理（先行投与）により細胞壁にまず作用し，他の薬剤の透過性を高めると解釈されれば判りやすいであろう．ニューキノロンだけでなく，β-ラクタム剤も同じように考えてもよい．そして，よく行われるアミノ配糖体系薬剤と蛋白合成阻害剤の併用も知っておかねばならないことがある．それは，β-ラクタム剤の殺菌作用は細胞壁の伸長時にあり，細胞壁の内容の増加を細胞壁の合成が支えきれない要因もあるので，アミノ配糖体系薬剤などの蛋白合成阻害剤を先に使用して蛋白合成が止まると菌が溶解しにくくなり，相乗効果がみられなくなるので，時間をおいてこの 2 薬剤は投与せねばならないのである．また，アミノ配糖体系薬剤を先に投与する利点を考える場合，アミノ配糖体系薬剤はあまり菌量に影響されず，MIC が変化することがないので，まず感染症の初期は菌量が多いと考え，先に投与するという解釈もある．

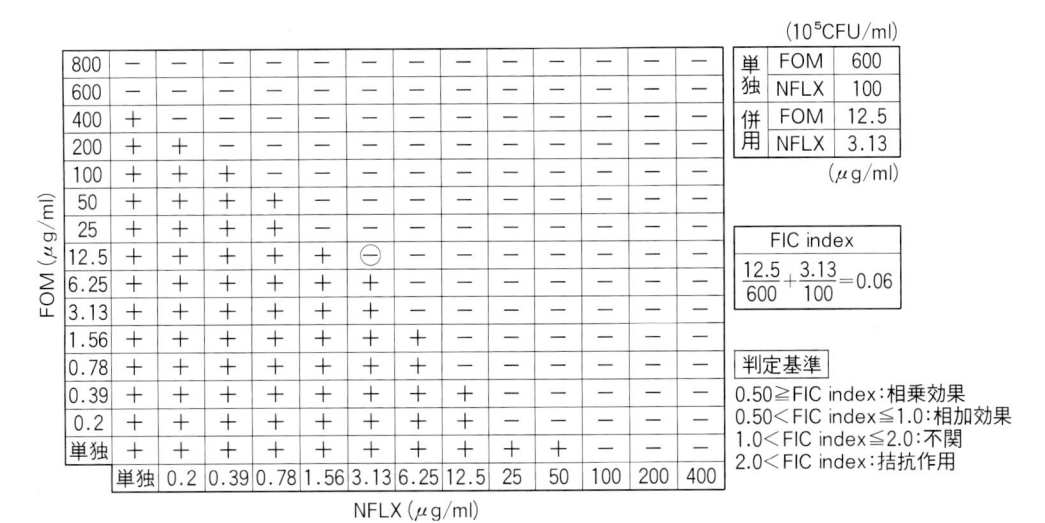

図43　緑膿菌 No. 34に対する FOM と NFLX の FIC index 算出方法と判定基準
（「抗菌薬を理解するために」（橋本　一，林　　泉監修），国際医学出版，1998より引用）

さらに，併用療法で治療効果をあげるために重視すべきものには，Time above MIC（MICを超える作用時間），Post antibiotic effect（PAE）などがある．一般に蛋白合成阻害剤は，グラム陽性，陰性菌の両方にPAEをもつが，β-ラクタム剤ではグラム陽性菌にしかPAEをもたないとの知識も，併用療法にとって必要であり，併用療法の一方の薬剤としての蛋白合成阻害剤（例えば，アミノ配糖体）の必要性が，それらの知識により理解されるであろう．

併用療法の適応感染症は，難治感染症および重症感染症などであるが，一体どのような感染症のときに併用すべきなのであろうか．適応疾患というものではなく，併用療法を行わねばならない症例を多く含む感染症と考え，それらの感染症を表105に示した．

また，小児科領域で行える併用療法の組合せを図44に示した．

表105　併用療法が行われている小児感染症

1）緑膿菌感染症
2）MRSA感染症
3）PRSP感染症
4）ESBLsなどの多剤耐性グラム陰性菌感染症
5）腸球菌感染症
6）髄膜炎
7）新生児，未熟児の重症感染症
8）血液疾患，悪性腫瘍時の合併の感染症
9）敗血症（単剤で治療無効と考えられる）

1）相乗効果がある組合せ

- β-ラクタム剤* ＋ アミノ配糖体
- β-ラクタム剤 ＋ FOM
- β-ラクタム剤 ＋ VCM
- β-ラクタム剤 ＋ NFLX
- FOM ＋ NFLX
- アミノ配糖体 ＋ NFLX
- カルバペネム系薬 ＋ VCM

*PCs, CEPs

2）拮抗作用のある組合せ

- β-ラクタム剤 ＋ 他のβ-ラクタム剤
- β-ラクタム剤 ＋ テトラサイクリン系
- β-ラクタム剤 ＋ マクロライド系
- アミノ配糖体 ＋ テトラサイクリン系
- アミノ配糖体 ＋ マクロライド系

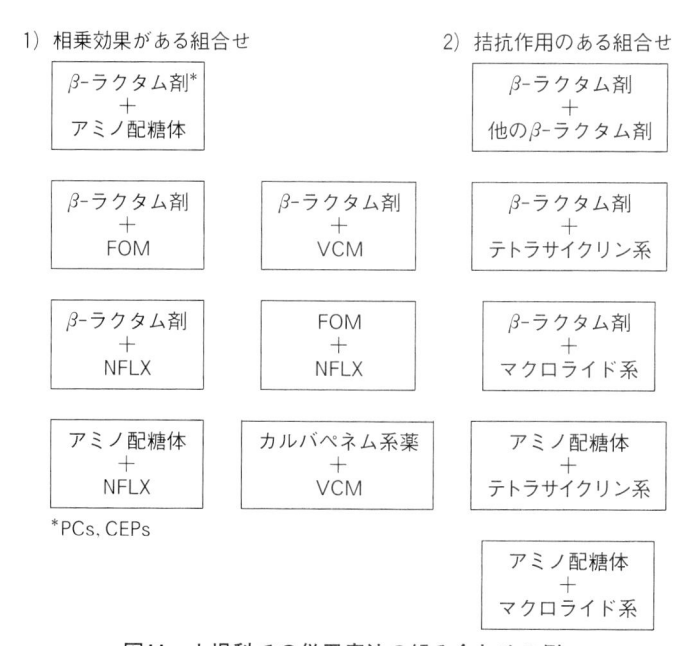

図44　小児科での併用療法の組み合わせの例

5）抗菌薬の投与方法

　投与の方法は，経口，静注（点滴静注）の2種類がある．経口投与は図45に示すように軽症，中等症を中心に，呈示してある疾患に行われるが，小児期は年齢に幅があり，同一疾患でも重症度が異なることが問題である．例えば6ヵ月までの幼若乳児，新生児では，上気道炎でも，入院し静注療法を行うべきである．また，乳児，幼児でも，保護者が自宅にて管理できない場合，兄弟が多く安静が保てない場合などは，経口投与であっても，入院治療とすることも多いのである．最も大事なことは，軽症と判断して漠然とした経口薬の長期投与での治療の失敗である．薬剤を変更し，計7日間以上の外来治療は，患者の予後に重大な影響を及ぼすに違いない．

　静注療法は，原則として入院にて行われる．中等度および重症の診断を呈示された疾患である．敗血症，髄膜炎はいうまでもないが，呼吸困難を伴う肺炎，気管支炎，皮膚全体が侵されるSSSS（ブドウ球菌性熱傷様皮膚症候群），経口薬の移行が悪い化膿性リンパ節炎なども対象となるであろう．

　細菌性腸炎は，一応外来にて経口治療の欄に示したが，下痢の回数，便性の状態，脱水の有無などで，入院治療がよいと判断した場合は，入院として経口薬投与を行うべきである．最後に，静注療法でも，外来で行う市中肺炎例，複雑性尿路感染症例があることを知っておかれるとよい．米国では小児のQOLの向上，経済的負担の軽減などを理由に，半減期の長いセフトリアキソンなどを投与し，有効な成績を得ている．本邦では，保健制度上ほとんどの地域で3歳までは医療費は無料であるが故に，経済的負担の軽減は理由にならないが，核家族の増加，両親が仕事をもっているためなどの理由から，検討の余地はあると信じている．

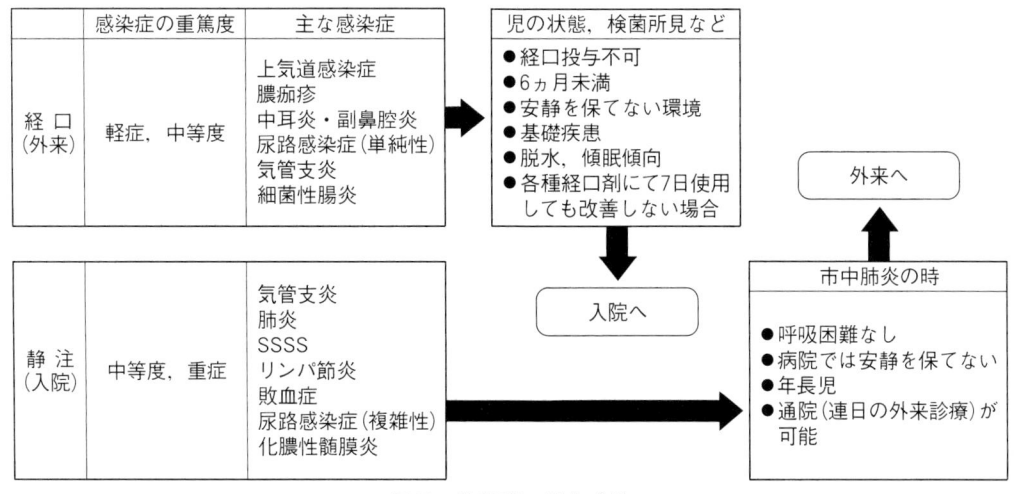

図45　抗菌薬の投与方法

6）抗菌薬選択のポイント

　経口薬，静注用薬剤の選択にとらわれず，小児期は新生児から中学生までの年齢の幅が広いことにより，各年齢層における起因菌が，各疾患により異なることを知っておくことから，抗菌薬の選択は始まるといってよい．経口薬の場合には，軽症，中等症の上気道炎，中耳炎，皮膚軟部組織感染症，尿路感染症，腸管感染症が対象となるであろうが，これらの感染症の主な起炎菌を知っていれば抗菌薬の選択はたやすい．しかし，年齢層により服用性の問題が付け加わる．乳幼児で

表106　小児科領域の感染症の

疾　　患		主な原因菌
上気道炎・扁桃炎		A群レンサ球菌
		肺炎球菌（PISP，PRSP）
		肺炎球菌（PSSP）
		β-ラクタマーゼ非産生インフルエンザ菌
		β-ラクタマーゼ産生インフルエンザ菌
		モラクセラ・カタラーリス
気管支炎・中耳炎・副鼻腔炎		肺炎球菌，インフルエンザ菌
肺炎	新生児	ブドウ球菌（MSSA）
		ブドウ球菌（MRSA）
		B群レンサ球菌，大腸菌
	乳児	インフルエンザ菌，肺炎球菌
	幼児・学童	肺炎球菌
		β-ラクタマーゼ非産生インフルエンザ菌
		β-ラクタマーゼ産生インフルエンザ菌
		C. pneumoniae，マイコプラズマ
	基礎疾患のある児	緑膿菌，セラチア，腸内細菌，黄色ブドウ球菌(MSSA)
		黄色ブドウ球菌（MRSA）
百日咳		百日咳菌
皮膚軟部組織感染症	化膿性リンパ節炎（SSSS）	MSSA
		MRSA
	その他（膿痂疹など）	MSSA，A群溶連菌
尿路感染症	単純性	大腸菌，*Klebsiella pneumoniae*，*Proteus mirabills*
	複雑性	上記3菌種，緑膿菌，セラチア，インドール陽性 *Proteus*
腸管感染症		サルモネラ
		カンピロバクター
敗血症	新生児	ブドウ球菌，B群レンサ球菌，大腸菌
	乳幼児	ブドウ球菌，肺炎球菌，インフルエンザ菌
	学童	ブドウ球菌，緑膿菌，クレブシエラ
髄膜炎	新生児	GBS，大腸菌，ブドウ球菌
		リステリア
		腸球菌
	乳幼児・学童	大腸菌，GBS，PSSP
		PISP，PRSP
		髄膜炎菌
		緑膿菌

は，薬剤のざらつき，懸濁性が重要であり，同じ群の薬剤でも服用性が異なるのである．第6群のセフェムでは非エステル型のセフィキシム，セフジニル，ペネム系薬のファロペネムなどが，ペニシリン系ではアモキシシリン，マクロライド系ではミデカマイシンなどの服用性が優れているという．また，服用性が悪い薬剤では牛乳，アイスクリームを共に服用した場合，改善することを覚えておかれたい．

　一般的に呼吸器感染症では，肺炎まで含めて，肺炎球菌，インフルエンザ菌，モラクセラ・カタラーリスの3菌種が，単独あるいは混在して検出されるので，

原因微生物と選択薬剤

第一選択薬
経口 β-ラクタム系薬，マクロライド
セフジトレンピボキシル，アモキシシリン・クラブラン酸，ファロペネム
アモキシシリン，第6群セフェム
アモキシシリン
トシル酸スルタミシリン，アモキシシリン・クラブラン酸，第6セフェム
スルタミシリン，アモキシリン・クラブラン酸，マクロライド
（外来）第6群セフェム，スルタミシリン，アモキシシリン・クラブラン酸，ファロペネム （入院）第4，5群セフェム
セフォチアム，セフォタキシムナトリウム，フロモキセフナトリウム
バンコマイシン，アルベカシン
セフォチアム，セフォタキシム
4群セフェム
ピペラシリンナトリウム，アンピシリン・スルバクタム，第4，5セフェム
マクロライド，ミノサイクリン（経口，静注）
硫酸セフピロム，セフタジジムなど5群セフェム
バンコマイシン，アルベカシン
（外来）マクロライド （入院）ピペラシリンナトリウム，セフォペラゾンナトリウム
セファゾリンナトリウム，塩酸セフォチアムヘキセチル
塩酸ミノサイクリン（静注），フロモキセフナトリウム，セフメタゾールナトリウム＋ホスホマイシン
アモキシシリン，第3群セフェム，セフゾナム
第3群セフェム，第6群セフェム，ノルフロキサシンまたは塩酸セフォチアムヘキセチル，フロモキセフナトリウムを代表とする第4セフェム
硫酸セフピロム，セフタジジムなど第5群セフェム，ピペラシリン
ホスホマイシン，ノルフロキサシン
マクロライド，ホスホマイシン
フロモキセフナトリウム，第5群セフェム
第4，5群セフェム＋アミノ配糖体，カルバペネム
第4，5群セフェム＋アミノ配糖体，カルバペネム
セフトリアキソン，セフォタキシム
アンピシリン
アンピシリン，セフォゾプラン
セフトリアキソン，セフォタキシム，アンピシリン
パニペネム・ベタミプロン
アンピシリン
セフタジジム，アズトレオナム＋アミノ配糖体

この3菌種に抗菌力がある薬剤を選択すべきである．もちろん，肺炎球菌では約60％にPISP, PRSPが検出され，インフルエンザ菌では，約15％程度にβ-ラクタマーゼ産生株があること，モラクセラ・カタラーリスではほぼ100％，ブドウ球菌でも約70％にβ-ラクタマーゼ産生株が存在していることを知ったうえで選択すべきである．尿路感染症は単純性では，経口薬で対処可能だが，膀胱尿管逆流現象(VUR)，重複尿管などの基礎疾患がある場合には，起炎菌が異なってくるので第4, 5群セフェムの静注療法が妥当となるのである．また，敗血症，髄膜炎は，年齢により病状が明瞭でなく，"not doing well"の状態を把握し，診断する重篤な疾患であり，診断と共に適切な薬剤を投与しなければ予後に影響を及ぼすといわれている．年齢にもよるが，PRSPにはカルバペネム系薬剤は優れている一方，インフルエンザ菌には若干抗菌力が弱いことから，Empiric therapyでは，パニペネム＋セフォタキシム（セフトリアキソン）の投与法も今後は考慮すべきと考える．また，両疾患の場合，緑膿菌感染が最も選択薬剤に苦慮するであろう．アミノ配糖体系薬剤と第5群セフェム，あるいはカルバペネム系薬との併用が余儀なくされるであろう．

　経口薬，静注用製剤のどちらの使用にしても，慢然とした投与は避けなければならない．症状，検査結果を経時的に観察し，有効でない場合には菌の検索を再度行い，抗菌薬の抗菌力を測定しつつ，速やかに薬剤の変更へと頭を切り替えねばならない．各疾患の主な起炎菌と主な選択薬を表106に，また主な経口抗菌薬と静注抗菌薬の一日投与回数・投与量をそれぞれ表107, 108に示したので参考にしていただきたい．また，経口薬の表には食前，食後投与時のCmaxの高低を付

表107　主な経口抗菌剤の一日投与量および投与回数

グループ名	一般名	商品名	食事影響*	一日投与量	一日投与回数
ペニシリン系	アンピシリン	ビクシリン	F＞NF	25〜50mg/kg	4
	アモキシシリン	サワシリン	F＞NF	20〜40mg/kg	3〜4
	スルタミシリン	ユナシン	F＜NF	15〜30mg/kg	3
	アモキシシリン・クラブラン酸	オーグメンチン	F＞NF	30〜60mg/kg	3〜4
セフェム系	セファレキシン	ケフレックス	F＞NF	25〜50mg/kg	4
	セファクロル	ケフラール	F＞NF	20〜40mg/kg	3
	セフテラムピボキシル	トミロン	F≧NF	9〜18mg/kg	3
	セフィキシム	セフスパン	F≧NF	3〜6mg/kg	2
	セフポドキシムプロキセチル	バナン	F＞NF	9〜18mg/kg	3
	セフジニル	セフゾン	F＞NF	9〜18mg/kg	3
	セフジトレンピボキシル	メイアクト	F≦NF	9mg/kg	3
	セフカペンピボキシル	フロモックス	F≦NF	9mg/kg	3
ペネム系	ファロペネム	ファロム	F＞NF	15〜30mg/kg	3
マクロライド系	エリスロマイシン	エリスロマイシン	F＞NF	25〜50mg/kg	4〜6
リンコマイシン系	メデカマイシン	メデマイシン	F＞NF	20〜40mg/kg	3〜4
	ロキタマイシン	リカマイシン	F＞NF	20〜30mg/kg	3
	クラリスロマイシン	クラリス	F≦NF	10〜15mg/kg	2〜3
テトラサイクリン	ミノサイクリン	ミノマイシン	F＞NF	2〜4mg/kg	1〜2
その他	ホスホマイシン	ホスミシン	F＞NF	40〜120mg/kg	3〜4
	ノルフロキサシン	バクシダール	F＞NF	6〜12mg/kg	3

＊　Cmaxが食前・食後投与でどちらが高いかを表す（F：食前, NF：食後）

表108 主な静注用製剤の一日投与量と投与回数

一般名	商品名	小児一回投与量(mg/kg) ( )は髄膜炎時の投与量	1日投与量			乳児期以降	投与経路
			0〜3日	4〜7日	8日<		
アンピシリン	ビクシリン	25〜50（50〜75）	2〜3	2〜3	2〜3	4	静注[*4]
ピペラシリン	ペントシリン	50〜75（75〜100）				4	静注[*4]
セファゾリン	セファメジン	10〜40	2	2	2	3〜4	静注[*4]
セフォチアム	パンスポリン	20〜40	2〜3	3〜4	3〜4	4	静注[*4]
セフメタゾール	セフメタゾン	20〜40	2	3	3〜4	3〜4	静注[*4]
セフォタキシム	クラフォラン	20〜40（50〜75）	2	3〜4	4	4	静注[*4]
セフトリアキソン[*1]	ロセフィン	20〜40（50〜60）	1〜2	2	2	2	静注[*4]
セフタジジム[*1]	モダシン	20〜40（50）	2〜3	3〜4	4	4	静注[*4]
セフピロム	ブロアクト	20〜40				4	静注[*4]
セフォゾプラン[*1]	ファーストシン	10〜20（50）	1〜2[*2]	2〜3[*3]	3〜4	3〜4	静注[*4]
アズトレオナム[*1]	アザクタム	10〜40	2	2〜3	2〜3	4	静注[*4]
ラタモキセフ	シオマリン	20〜40	1〜2	2〜3	2〜3	3〜4	静注[*4]
フロモキセフ[*1]	フルマリン	20〜40	2	2〜3	4	4	静注[*4]
イミペネム・シラスタチン	チエナム	10〜30	2	2〜3	3〜4	4	点滴静注
パニペネム・ベタミプロン	カルベニン	10〜30（30〜40）				4	点滴静注
ゲンタマイシン	ゲンタシン	2.5				3	点滴静注
アミカシン[*1]	硫酸アミカシン	4〜8	1〜2	2	2	2	点滴静注
トブラマイシン	トブラシン	3				3	点滴静注
ミノサイクリン	ミノマイシン	2〜4				2	点滴静注
クリンダマイシン	ダラシン	5〜10				3〜4	点滴静注
バンコマイシン[*1]	バンコマイシン	15	2	2	3	4	点滴静注
アルベカシン	ハベカシン	2〜3				2	点滴静注

[*1]新生児の用法・用量の記載がある　　[*2]0日齢　　[*3]1〜7日齢　　[*4]点滴も可

記してあるので，投与の際には参考になると考える．

参考文献

1) 豊永義清：小児科領域感染症に対する抗菌薬の使い方．上田　泰，松本文夫，柴　孝也編．臨床医のための抗微生物化学療法，pp 177-183，ライフサイエンス，1998．
2) 豊永義清：肺炎①小児の場合．永武　毅編．感染症診断臨床ガイド，pp 43-56，医薬ジャーナル社，1999．
3) 豊永義清：各科領域における PRSP 感染症の治療　3）小児科領域，　a）上気道炎，副島林造編．肺炎球菌感染症ハンドブック，pp 86-99，医薬ジャーナル社，1997．
4) 豊永義清：薬物動態の面から．小児科臨床　42：226-240，1989．
5) 田中　誠：三浦真治，山崎美喜雄ほか：小児細菌性上気道感染症におけるペニシリン耐性肺炎球菌の検出率及び各種経口薬剤の抗菌力について（第2報）．山梨医学　27：151-158，1999．
6) 藤井良和：β-ラクタム剤の詳細と選択．藤井良和，西村忠史，砂川慶介編．小児の化学療法，pp 109-122，金原出版，1991．

［豊永　義清］

索　引

和文索引

▶ア◀

アイ・プロテクション　196
アシネトバクター　201
アズトレオナム　85, 214
アトピー性皮膚炎　152, 158
アミカシン　209
アミノ酸糖体系注射剤
　適応菌種　227
　適応疾患　227
アミノ配糖体系薬剤　209,
　214
アモキシシリン・クラブラン
　酸　212
アルキルジ(アミノエチル)グ
　ルシン塩酸塩　186
アルコール系消毒薬　186
アルデヒド系消毒薬　186
アルベカシン　209
悪性腫瘍　151

▶イ◀

1類感染症　183, 184
イソプロパノール　186
イミペネム　214
イルガサンDP-300　187
インチミン　40
インフルエンザ菌　20, 72, 74,
　192, 193, 197, 215, 234
　β-ラクタマーゼ産生　22
　BLNAR　22
　BLPACR　22
　b型ワクチン　200
易熱性エンテロトキシン　41
胃炎
　Helicobacter pyloriと―
　　―　54
胃腸炎　192, 193
　黄色ブドウ球菌性――
　　52
苺舌　114
一次結核症　131
一次処理　190
一般媒介物感染　191
咽頭ジフテリア　122
咽頭炎　17, 194
咽頭蓋陰影　22
喉頭蓋炎　19
咽頭培養　25

▶ウ◀

ウェルシュ菌　192, 193
　食中毒　53

▶エ◀

A群β溶血連鎖球菌　92
A群溶連菌　17, 113, 193,
　194, 195,
A群連鎖球菌の診断
　血清学的診断　115
　細菌培養　115
　迅速診断法　115
A群連鎖球菌感染症　178
　劇症型――　114
　全身性――　114
エタノール　186, 188, 189
エルシニア・エンテロコリテ
　ィカ　192
エルシニア感染症　178
エルシニア腸炎　49
エンテロトキシン　41
エンテロバクター　73, 201
壊死性腸炎　192
炎症性サイトカイン　76, 77,
　169, 173
　インターロイキン1(IL-1)
　　76
　インターロイキン6(IL-6)
　　76
　インターロイキン8(IL-8)
　　76
　腫瘍壊死因子(TNF)　76
炎症性メディエーター　169
塩化ベンザルコニウム　187,
　188, 189
塩化ベンゼトニウム　187,
　188, 189
塩酸アルキルアミノエチルグ
　リシン　188, 189
塩素系消毒薬　187

▶オ◀

O157　198
オートクレーブ　190
黄色ブドウ球菌　20, 33, 72,
　91, 195
　メチシリン感受性　33
　メチシリン耐性　33
黄色ブドウ球菌性胃腸炎　52

▶カ◀

ガウン　196, 198
ガス壊疽ウマ抗毒素　200
カタル期　118
カテーテル
　中心静脈――　152
　尿道――　152
カルバペネム系薬　209, 214
カンピロバクター　192
カンピロバクター髄膜炎　73
カンピロバクター腸炎　48
ガンマグロブリン製剤　157
化学予防　139, 200
化膿性髄膜炎　214, 217
牙関緊急　125
画像診断　106
芽胞形成菌　188
顆粒球コロニー刺激因子　157
顆粒球減少　152
回復期　119
外転神経麻痺　74
喀痰採取　25
学校検診　140
活性酸素　76
川崎病　172
川崎病様症状　50
乾燥BCGワクチン　200
乾燥ボツリヌスウマ抗毒素
　200
患者移送　197, 198, 199
患者配置　197, 198
感染経路　190
感染経路別予防策　192
感染源　186
感染症
　皮膚・創部――　195
感染症の予防及び感染症の患
　者に対する医療に関する
　法律　183
感染症発症動向調査　185
感染性心内膜炎　10, 158
　原因菌　11
　疾患の概念　10
　診断と検査　12
　治療　12
　病態生理　10
　予防　14
　臨床症状　11
感染性髄膜炎　71
感染対策チーム　199
感染対策委員会　199
環境　196

監視培養　6, 154
肝膿瘍　57
間接接触感染　191
関節炎　104

▶キ◀
ギラン・バレー症候群　49, 81
器具　196, 199
気管支炎　24, 232
　急性——　24
　遷延性——　24
　反復性——　24
　慢性——　24
起炎菌
　化膿性関節炎の——　105
　化膿性骨髄炎の——　105
偽膜　122
偽膜性腸炎　51
拮抗作用　228, 229, 230
逆流腎症　61
急性咽頭炎　113
急性喉頭蓋炎　20
急性糸球体腎炎　118
急性扁桃炎　113
共同凝集法　21
局在型破傷風　126
菌血症　1, 75

▶ク◀
クモ膜　71
クモ膜下腔　71
クラブラン酸／アモキシシリン　208
グラム陰性菌　33, 188
グラム陽性菌　33, 188
クラリスロマイシン　213
グリコペプチド系薬　210
グリシン系消毒薬　186
グリセオール　86
クリプトコッカス　80
クリプトコッカスLAテスト　80
クループ症候群
　喉頭蓋炎　19
　細菌性気管炎　19
グルコン酸クロルヘキシジン　187, 188, 189
グルタルアルデヒド　188, 189
グルタルアルデヒド消毒薬　186
クレゾール石けん　187. 188
クレブシエラ　33, 73
クロストリジウム・ディフィシル　192, 193, 195, 196, 197
クロラムフェニコール　209, 211
空気感染　191, 197
空気予防策　197

▶ケ◀
ケモカイン　173
ケルニッヒ徴候　78
ゲンタマイシン　211
下痢　192, 195
下痢原性大腸菌　40
経験的予防策　194
経口抗菌剤
　一日投与回数　234
経口剤（ペニシリン系，セフェム系，マクロライド系以外の）
　適応菌種　222
　適応疾患　222
経口薬剤の抗菌力　215, 216
劇症型A群レンサ球菌感染症　114
結核　131, 192, 197
結核菌　188, 195, 202
結核性髄膜炎　80, 131, 192, 193
　治療　137
結節性紅斑　50
結膜炎　192
血液疾患　151
血液培養　165
血液病原体　196
血管内皮細胞　174
血小板活性化因子　76
血中濃度のモニタリング　211
嫌気性連鎖球菌　33

▶コ◀
コアグラーゼ陰性ブドウ球菌　201
コレラ　184, 192
コレラワクチン　199
コレラ菌　193
呼吸器感染症　192
呼吸窮迫症候群　164
後弓反張　125
交差感染　196
交通性水頭症　74
光輝細胞　62
口囲蒼白　114
喉頭ジフテリア　123
喉頭蓋炎　192
好中球　174
抗がん剤投与　152
抗サイトカイン療法　175
抗炎症性サイトカイン　171, 173
抗炎症薬　175
抗菌剤の併用療法　228
抗菌薬
　系統分類　206
　経口投与　231
　種類　205
　静注療法　231
　選択のポイント　232
　適応　218
　投与方法　231

特徴　205, 206
副作用　210
予防投与　14
抗菌力
　経口薬剤の——　215, 216
　セフェム系薬剤の——　208
抗酸菌　192
抗生剤　108
抗毒素血清療法　124
抗破傷風免疫グロブリン　200
抗利尿ホルモン　74
梗塞　74
硬膜下水腫　75, 81
膠原病　151
高サイトカイン血症　172
骨髄炎　103
　慢性——　105
骨髄抑制　152
昆虫媒介物感染　191

▶サ◀
3類感染症　183, 194
サイトカイン
　炎症性——　77
サルモネラ菌　47, 192, 193
　S. Enteritidis　47
　S. Typhimurium　47
サルモネラ腸炎　47
最終処理　190
細気管支炎　193
細菌学的検査　106
細菌抗原迅速診断　17
　共同凝集法　21
　ラテックス凝集法　21
細菌性胃腸炎　40
細菌性気管炎　19, 22
細菌性髄膜炎　71
　神経学的後遺症　71
　聴力障害　71
　脳性麻痺　71
細菌性赤痢　45
細菌培養　115
細血管障害性溶血性貧血　43
細胞間接着分子　174
三種混合ワクチン　200

▶シ◀
ジ（アルキルアミノエチル）グリシン塩酸塩　186
ジアゼパム　86
ジフテリア　122, 184, 193, 197, 198
　咽頭——　122, 123
　皮膚——　123
　鼻——　122
ジフテリアトキソイド　200
ジフテリア菌　122
ジフテリア抗毒素　200
シャント
　V-P——　73, 77
　褥創　193
子宮内膜炎　193, 194
市中肺炎　231

索　引

志賀毒素　43
志賀毒素吸着剤　44
志賀毒素産生性大腸菌　43
指定感染症　184
紫外線照射　190
持続的血液ろ過透析　176
次亜塩素酸ナトリウム　187, 188, 189, 190
受動免疫　200
集団隔離　197, 198
集団食中毒　48
出血　74
初感染結核　201
猩紅熱　114, 178, 194, 197
小児の用法・用量　214
小児科領域感染症
　原因微生物　232
　選択薬剤　232
小児型結核症　131
小児結核　131
小児肺結核　135
　短期治療　135
消化性潰瘍
　Helicobacter pylori と——　54
消毒　186
消毒薬
　4級アンモニウム塩系——　187
　アルコール系——　186
　アルデヒド系——　186
　塩素系——　187
　環境　189
　グリシン系——　186
　グルタルアルデヒド——　186
　診療器具　189
　手指　188
　ビグアナイド系——　187
　皮膚，創傷部　188
　フェノール系——　187
　ヨウ素　187
上気道炎　232
常在細菌叢　3
食中毒　47, 192, 193
　ウェルシュ菌——　53
　感染型——　39
　集団——　48
　セレウス菌——　53
　生体内毒素型(中間型)——　39
　毒素型——　39
褥瘡　198
心筋炎　123
新感染症　184
新生児に対する投与　215
新生児の用法・用量　214
新生児感染症　161
新生児破傷風　126
新生児敗血症　161, 163
真菌　188
神経後麻痺　123
人工活動免疫　199
腎盂腎炎　61

▶ス◀

スーパーオキサイド　174
スーパー抗原　169, 177
スタッカート　119
ステロイド(糖質コルチコイド)　176
スライデックステスト　21
スルタミシリン　212
スルバクタム／アンピシリン　208
水腎症　61
水中毒　86
水頭症　74
　交通性——　74
　閉塞性——　74
髄液移行　83
髄液検査　166
髄液耳漏　77
髄液糖　79
髄液乳酸　79
髄液鼻漏　77
髄膜炎　71, 145, 193, 195, 197, 232
　カンピロバクター　73
　亜急性——　71
　感染性——　71
　急性——　71
　結核性——　80
　細菌性——　71
　肺炎球菌性——　78
　反復性——　71
　無菌性——　72
髄膜炎菌　193, 195
髄膜炎菌ワクチン　200
髄膜炎菌性髄膜炎　77, 78
　C7欠損症　77
　C9欠損症　77
髄膜脳炎　74

▶セ◀

セパシア　201
セファクロル　212
セファゾリン　84
セフェム系経口剤
　適応　218
　適応菌種　220
　適応疾患　220
セフェム系注射剤
　適応菌種　225
　適応疾患　225
セフェム系薬剤　213
　抗菌力　208
　分類　213
セフォゾプラン　214
セフォタキシム　208, 214
セフカペン　212, 215
セフジトレン　212, 216
セフゾナム　84
セフタジジム　214
セフチゾキシム　84
セフトリアキソン　208, 214, 217, 231
セフピロム　214

セラチア　73, 201
セレウス菌食中毒　53
　下痢型——　53
　嘔吐型——　53
生物物質隔離　192
声門上炎　20
静注用製剤
　一日投与量　235
　髄膜炎時の投与量　235
　投与回数　235
赤沈　165
赤痢　193
赤痢菌　45, 192
　S. boydii　45
　S. dysenteriae　45
　S. flexneri　45
　S. sonnei　45
節　96, 193
節腫症　96
接触感染　190
接触予防策　198
先天性心疾患　10
先天性皮膚洞　77
洗浄喀痰培養　25
全身型破傷風　125
全身性A群レンサ球菌感染症　114
全身性炎症反応症候群　1, 169
全身播種型　144

▶ソ◀

創傷　193, 194
相加作用　229
相乗効果　230
相乗作用　229
粟粒結核　132

▶タ◀

タイプN95微粒子マスク　197
多剤耐性菌　193, 194, 195, 198
多臓器不全　82, 169
多発性汗腺膿瘍　97
多発性硬化症　81
多発性骨髄炎　145
耐熱性エンテロトキシン　41
大腸菌　33, 72, 162, 192, 193
第1種感染症指定医療機関　185
第2種感染症指定医療機関　185
丹毒　114
単純X線撮影
　ウオータース位　36
　コールドウェル位　36
炭疽病　193
胆管炎，胆囊炎　56
胆囊結石　56
断層心エコー(UCG)　12

▶チ◀

チオメチルテトラゾール基を

もつ薬剤　209
中耳炎　34, 232
　　急性——　34
　　慢性——　34
聴力障害　87
腸チフス　184, 193
腸チフス・パラチフス混合ワクチン　199
腸炎　194
　　Clostridium difficile による——　51
　　エルシニア——　49
　　カンピロバクター——　48
　　サルモネラ——　47
　　ビブリオ——　50
腸炎ビブリオ　192, 193
腸管感染症　232
腸管凝集性大腸菌　44
腸管細胞侵入性大腸菌　42
腸管出血性大腸菌　43, 184, 192, 198
腸管性病原体　195
腸管毒素原性大腸菌　41
腸管病原性大腸菌　40
腸球菌　193, 201
直接接触感染　191

▶ツ◀
ツベルクリン二段階法　202
ツ反陽性者　140

▶テ◀
Tリンパ球　169
Tリンパ球受容体　177
デキサメサゾン療法　86
テトラサイクリン系薬　209
　　適応菌種　222
　　適応疾患　222
手洗い　196, 198
手袋　196, 198
伝染性膿痂疹（とびひ）　91
　　A群β溶血連鎖球菌による——　92
　　黄色ブドウ球菌による——　91

▶ト◀
トキシン（トキシック）ショック症候群　99, 193, 194
トキソイド　199
とびひ　91, 92
トブラマイシン　209, 211
トロボキサン　76
塗抹検査　155
動眼神経麻痺　74
特定感染症指定医療機関　185
特発性胸膜炎　132

▶ナ◀
生ワクチン　199
内因性感染　157

軟性下痢　193
難聴　81

▶ニ◀
2類感染症　183, 184
ニューキノロン　223
ニューキノロン系薬　209
二種混合ワクチン　200
乳酸　80
乳児ボツリヌス症　55
乳頭浮腫　78, 79
尿管水腫　61
尿路感染症　59, 193, 232

▶ネ◀
ネオプテリン　79, 80
ネフローゼ症候群　151, 152
猫ひっかき病　102
熱傷　194
熱傷皮膚症候群　193, 194
粘膜傷害　152

▶ノ◀
ノルフロキサシン　210
脳ヘルニア　74, 79
脳圧亢進症状　74
脳炎
　　髄膜——　74
脳梗塞　76, 81
脳室炎　74
脳症　43
脳神経障害　78
脳軟膜　71
脳浮腫　76, 85
膿痂疹　114, 193, 198
膿瘍　193, 198

▶ハ◀
パニペネム　217
パラチフス　184
パラ百日咳　120
バンコマイシン　84, 214
バンコマイシン・ホスホマイシン
　　適応菌種　228
　　適応疾患　228
バンコマイシン耐性　199
バンコマイシン耐性腸球菌　210
ハンセン病　194
破傷風　125, 194
　　局在型——　126
　　新生児——　126
　　全身型——　125
破傷風トキソイド　128, 200
破傷風ヒト免疫血清グロブリン　127
破傷風菌　125
破傷風抗毒素　200
敗血症　1, 169, 193, 232
　　化学療法　7

血液培養　6
原因菌　4
疾患の概念および定義　1
新生児の——　161
診断と検査　6
治療　7
病態生理　3
補助療法　8
予防　9
臨床症状　6
敗血症の危険因子　164
　　B型溶レン菌　164
　　早期産　164
　　早期破水　164
　　母体の発熱　164
　　絨毛膜羊膜炎　164
敗血症性ショック　160
肺ペスト　197
肺炎　27, 193, 194, 197, 232
　　管理基準　31
　　胸水培養　27
　　血液培養　27
肺炎マイコプラズマ　28
肺炎球菌　20, 72, 74, 193, 215
　　ペニシリン耐性の——　84
肺炎球菌ワクチン　200
肺炎球菌性髄膜炎　78
肺炎桿菌　33
肺感染症　143
　　診断基準　143
肺硝子膜症　164
梅毒　184
白血球数
　　immature (band) netrophil (I/T) 比　165
鼻アスピレーター　37
鼻ジフテリア　122
瘢痕性萎縮　61

▶ヒ◀
B因子　75
B群溶連菌　72, 113, 162, 194
B細胞機能異常　152
ビグアナイド系消毒薬　187
ビブリオ腸炎　50
ピラジナミド　135
皮下埋込型ポート　152
皮内反応　145
皮膚・創部感染症　195
皮膚ジフテリア　123
皮膚感染症　114, 143
皮膚軟部組織感染症　232
皮膚非定型抗酸菌症　100
非化膿性続発症　118
非結核性抗酸菌症　141
非定型抗酸菌症　141, 148
飛沫感染　191
鼻咽腔培養　25
脾摘　200
百日咳　118, 194, 232
百日咳ワクチン　200
百日咳菌　33, 195
百日咳脳症　119
標準予防策　191

標準予防策　195
表在リンパ節炎　142
病原体対策　186

▶フ◀

V-Pシャント　73,77
ファデレクトテスト　21
ファロペネム　209,212,216
フィッシャー症候群　81
フェイス・シールド　196
フェニトイン　86
フェノール　188
フェノール系消毒薬　187
ブドウ球菌　193
ブドウ球菌症　194
ブドウ球菌性癤　198
ブドウ球菌性中毒性皮膚壊死剥離症　94
ブドウ球菌性熱傷様皮膚症候群　94
ブドウ球菌性猩紅熱　94
ブルジンスキー徴候　78
ブルセラ症　194
プロスタグランディンE2　76
プロテアーゼ　76
　　IgA――　75
プロテウス　73,201
不活化ワクチン　199
普遍的予防策　191
腐蝕　105
副鼻腔炎　35,232
　　亜急性――　35
　　急性――　35
　　慢性――　35

▶ヘ◀

β-ラクタマーゼ産生　22
β-ラクタマーゼ産生株　234
β-ラクタマーゼ耐性　201
β-ラクタム系注射剤(ペニシリン系，セフェム系，以外の)
　　適応菌種　226
　　適応疾患　226
β-ラクタム系薬　205
ペスト　194
ペストワクチン　200
ペニシリン系経口剤
　　適応菌種　218.219
　　適応疾患　218,219
ペニシリン系注射剤
　　適応菌種　223
　　適応疾患　224
ペニシリン系薬剤　208
　　分類　212
ペニシリン結合蛋白　25
ペニシリン耐性肺炎球菌　84,200
ペニシリン中等度耐性肺炎球菌　215
ペネム系薬　209
ヘリコバクター・ピロリ　194

ヘルペス脳炎　79
ペントバルピタール　86
併用療法　155,230
　　抗菌剤の――　228
閉鎖腔感染症　194
閉塞性水頭症　74
扁桃炎　232

▶ホ◀

ホスホマイシン　223
ホスホマイシン・バンコマイシン
　　適応菌種　228
　　適応疾患　228
ボツリヌス　194
　　乾燥――抗毒素　56
　　乳児――症　55
ボツリヌス菌　192,193
ボツリヌス症　55
ポピドンヨード　187,188,189
ホルマリン　186
ポロクサマーヨード　187
補体系のH因子　75
蜂蜜　55
蜂窩織炎　194,198
膀胱炎　60
膀胱尿管逆流現象　60
発疹　195

▶マ◀

マイコプラズマ産物　177
マイコプラズマ性肺炎　29
マクロライド系薬剤
　　適応菌種　221
　　適応疾患　221
マクロライド少量長期投与　36
マスク　196,198
マンニトール　86
慢性肉芽腫症　152
無菌性髄膜炎　72
無呼吸発作　119

▶ミ◀

ミノサイクリン　209
ミノマイシン　86

▶メ◀

メチシリン耐性黄色ブドウ球菌　201
メチシリン耐性黄色ブドウ球菌感染症　184
免疫不全患者　194
免疫不全症候群　151
　　先天性免疫不全症候群　151
　　続発性免疫不全症候群　151

▶モ◀

モノサイト／マクロファージ　169
モノバクタム系薬　209,214
モラキセラ・カタラーリス　33,215
毛包炎　95
網膜出血　11

▶ヤ◀

野兎病　193

▶ユ◀

疣贅　10

▶ヨ◀

4級アンモニウム塩系消毒薬　187
4類感染症　183
4類感染症　184
ヨウ素消毒薬　187
予防接種　199
溶血性尿毒症症候群　43
溶連菌　113
溶連菌性咽頭炎　197

▶ラ◀

ライム病　101
ライ症候群　79
ラテックス凝集反応　80
ラテックス凝集法　21

▶リ◀

リウマチ性心疾患　10
リウマチ熱　118,194
リステリア　73,193
リドカイン　86
リネン　189,196
リファンピシン　86
リポポリサッカライド　172
リンパ球数の絶対的増加　119
淋菌　192
淋菌性眼炎　194
淋病　194

▶ル◀

類上皮腫　79
類鼻疽　194

▶レ◀

レジオネラ　33,193,202
レジオネラ病　194
レスピラトリー・プロテクション　197
レプリーゼ　119
連鎖球菌　113
　　A群――　113
　　B群――　113
攣咳期　119
攣縮発作　125

痙笑　125

▶ ロ ◀

ロキタマイシン　213

緑膿菌　33, 73, 188, 201
労働衛生　196

欧文索引

▶ A ◀

ABPC　84
ADA　80
ADH 分泌異常症候群　81, 85
airbone transmission　191
ampicillin　166
ampicillin 耐性菌　201
artificial active immunity　199
ASK　115
ASO (anti streptolysin O)　115
AZT　85

▶ B ◀

bacteremia　1
BCG 接種　133
Blistering distal dactylitis　93
BLNAR　22
BLPACR　22
Bordet-Gengou 培地　119
Bordetella pertussis　118
Burkholderia cepacia　193

▶ C ◀

CD14dim + CD16 (FcγR II) + モノサイト／マクロファージ　172
cefotaxim　166
CHDF (continuous hemodiafiltration)　176
chemoprophylaxis　200
Clostridium botulinum　55
Clostridium difficile による腸炎　51
Clostridium perfringens　53
Clostridium tetani　125
CMX　84
common vehicle transmission　191
compromised host　160
contact transmission　190
Corynebacterium diphtherae　122
CRP　80, 165
CTRX　84
CTX　84
CZON　84
CZX　84

▶ D ◀

decontamination selective ―― 158
total ――4, 158
direct-contact transmission　191
DNase-B　115
double bag　190
DPT　121
DPT 3 種混合ワクチン　118
DPT ワクチン　128
droplet transmission　191

▶ E ◀

E. coli
　Enteroaggregative ―― 44
　Enterohemorrhagic ―― 43
　enteroinvasive ―― 42
　enteropathogenic ―― (EPEC)　40
　enterotoxigenic ―― 41
　Shigatoxin-producing ―― 43
EAggEC (enteroaggregative E. coli)　44
early onset infection　162
EHEC (enterohemorrhagic E. coli)　43
EIEC (enteroinvasive E. coli)　42
empiric therapy　155, 166
EPEC (enteropathogenic E. coli)　40
ETEC (enterotoxigenic E. coli)　41
extended spectrum of β-lactamase (ESBLs) 産生菌　202, 208, 214

▶ G ◀

Gb3　43
GCSF　157
gentamicin　166

▶ H ◀

H. influenzae　216, 217
Helicobacter pylori
　胃炎，消化性潰瘍と――54
HICPAC (Hospital Infection Control Practice Advisory committee) 感染防止対策　191
HIV　195
HLA-B27　50
HUS　43

▶ I ◀

ICT (infection control team)　199
IgA プロテアーゼ　75
IgG　162
IL-1　79, 173
IL-10　173
IL-1ra (IL-1 receptor antagonist)　173
IL-6　173
inactivated vaccine　199
India ink 染色法　80
indirect pathogenicity　19
indirect-contact transmission　191
interleukin-6　166
intimin　40
isolation　192

▶ L ◀

late onset infection　162
Listeria monocytegenes　162
live vaccine　199
LPS (lipopoly saccaride)　172
LT (heat-labile enterotoxin)　41

▶ M ◀

MBC　83
membrane attack complex　75
membranous laryngotracheobronchitis　22
MODS (multiple organ dysfunction syndrome)　169
MRSA　73, 74, 188, 201, 210
MRSA 腸炎　52

▶ N ◀

NF-κB　176
nosocomial infection　162
NVE (native valve endocarditis)　11

▶ O ◀

opisthotonus 125
Osler 痛斑 11

▶ P ◀

PAE (post antibiotic effect) 230
PAF 76
PAPM/BP 217
passive immunity 200
PBP 25
PCG 84
PCG 耐性肺炎球菌 25
PISP 215, 216, 217, 234
primary tuberculosis 131
procalcitonin 166
Protease inhibitor 176
PRSP (penicillin resistant Streptococcus pneumoniae) 25, 200, 215, 216, 217, 234
pseudomembranous croup 22
Pseudomonas aeruginosa 162
PSSP 216, 217
PVE (prosthetic valve endocarditis) 11
PZA 135

▶ R ◀

risus sardonicus 125
Ritter 新生児剝脱性皮膚炎 94

Roth 斑 11

▶ S ◀

selective decontamination 158
sepsis 1
septicemia 1
SIRS (systemic inflammatory response syndrome) 1, 82, 169
ST (heat-stable enterotoxin) 41
standard precautions 191
Staphylococcus aureus 52, 91, 162
Staphylococcus epidermidis 162
STEC (Shigatoxin-producing E. coli) 43
streptococcal pyrogenic exotoxin C 179
Streptococcus pneumoniae penicillin resistant—— 200
Streptococcus pyogenes 92
Stx1 43
Stx2 43
Synsorb Pk 44

▶ T ◀

TCR (T cell receptor) 177
thumb sign 22
TIG (human tetanus immunoglobulin) 127
time above MIC 230

TNF (tumor necrosis factor) 169
TNF-α 79
toxoid 199
transmission-based precautions 192
trismus 125
TSST-1 (toxic shock syndrome toxin-1) 169, 179

▶ U ◀

universal precaution 191

▶ V ◀

vaccination 199
vancomycin 耐性菌 201
VCM 84
vector borne transmission 191
vegatation 10
VRE 210
Vβ レパートリー 178

▶ W ◀

whooping 119

▶ Y ◀

Y. enterocolitica 49
Y. pseudotuberculosis 49

今日の治療
小児の細菌感染症   ISBN4-8159-1587-3 C3347

平成12年7月5日　初版発行　　　　　　　　　〈検印省略〉

編著者─── 久 保 政 勝
発行人─── 永 井 忠 雄
印刷所─── 株式会社太洋社
発行所─── 株式会社 永 井 書 店
〒553-0003 大阪市福島区福島8丁目21番15号
電話大阪(06)6452-1881(代表)/Fax(06)6452-1882
東京店
〒101-0062 東京都千代田区神田駿河台2－4
(明治書房ビル)

Printed in Japan　　　　　　　　　　　© KUBO Masakatsu, 2000

R 〈日本複写権センター委託出版物・特別扱い〉
本書の無断複写は著作権法上での例外を除き，禁じられています．
本書は日本複写権センターの特別委託出版物です．本書を複写される場合は，その都度事前に日本複写権センター(電話03-3401-2382)の許諾を得てください．